吴门名医祝怀冰膏丸方稿

欧阳八四 杨海洲 魏明刚 主编

祝怀冰 著

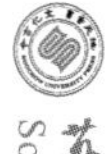

苏州大学出版社
Soochow University Press

图书在版编目(CIP)数据

吴门名医祝怀冰膏丸方稿 / 祝怀冰著 ; 欧阳八四, 杨海洲, 魏明刚主编. -- 苏州 : 苏州大学出版社, 2024. 11. -- ISBN 978-7-5672-4992-9

Ⅰ. R289.6

中国国家版本馆 CIP 数据核字第 2024T99A91 号

书　　名: 吴门名医祝怀冰膏丸方稿
Wumen Mingyi Zhuhuaibing Gaowanfang Gao

著　　者: 祝怀冰

主　　编: 欧阳八四　杨海洲　魏明刚

责任编辑: 赵晓嬿

助理编辑: 樊慧娟

出版发行: 苏州大学出版社(Soochow University Press)

社　　址: 苏州市十梓街 1 号　**邮编:** 215006

印　　刷: 镇江文苑制版印刷有限责任公司

邮购热线: 0512-67480030

销售热线: 0512-67481020

开　　本: 787 mm×1 092 mm　1/16　**插页:** 2　**印张:** 19.5　**字数:** 371 千

版　　次: 2024 年 11 月第 1 版

印　　次: 2024 年 11 月第 1 次印刷

书　　号: ISBN 978-7-5672-4992-9

定　　价: 78.00 元

图书若有印装错误,本社负责调换

苏州大学出版社营销部　电话: 0512-67481020

苏州大学出版社网址　http://www.sudapress.com

苏州大学出版社邮箱　sdcbs@suda.edu.cn

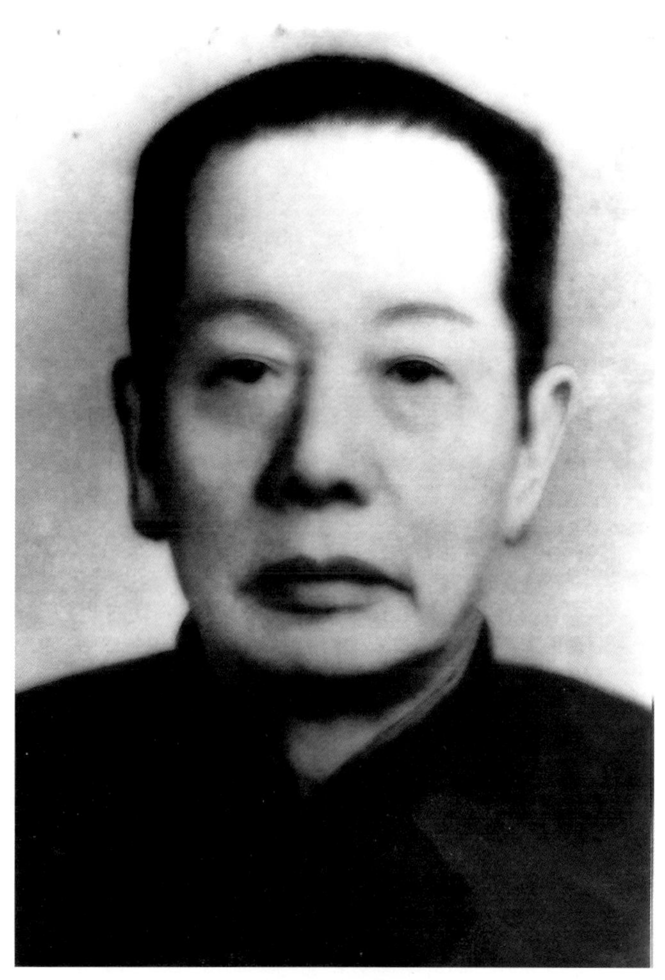

祝怀冰先生照片

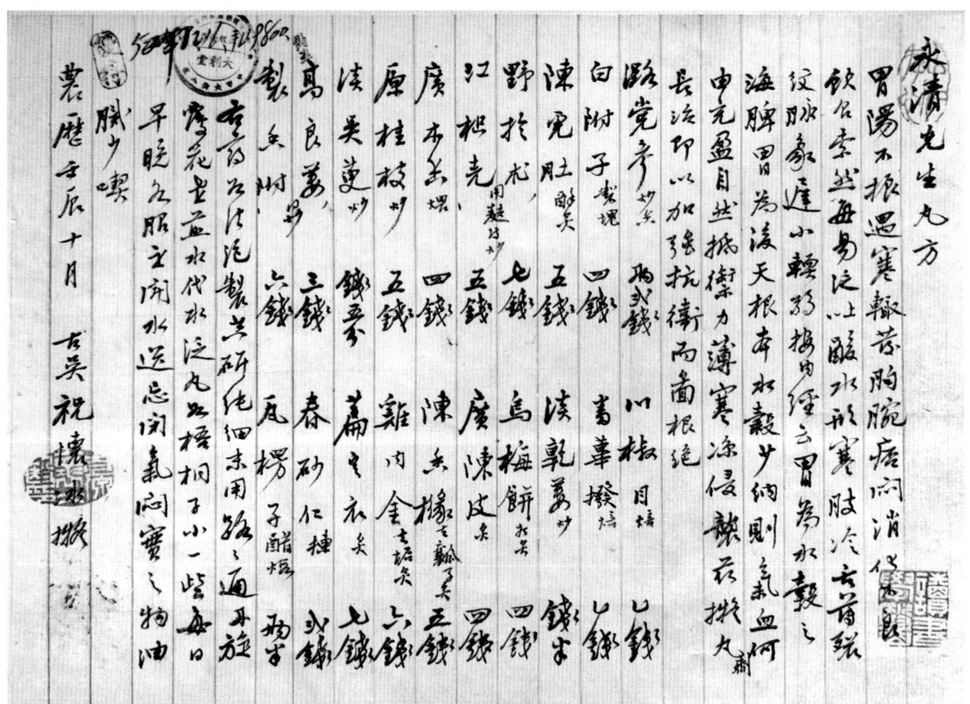

祝怀冰先生丸药方手稿

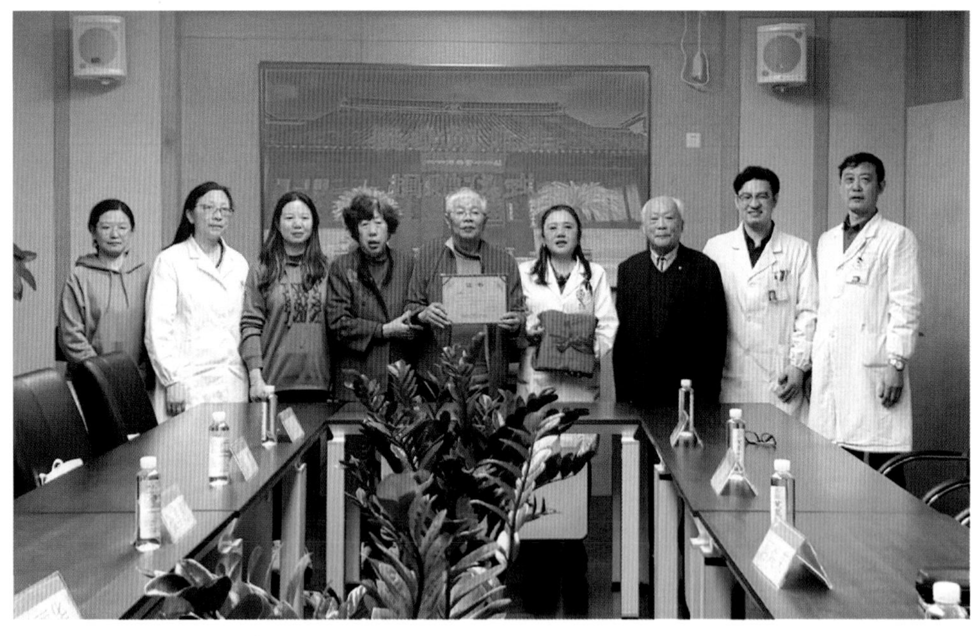

祝怀冰先生《膏丸方稿》（三册）捐赠仪式
（左五为《膏丸方稿》的捐赠者，祝怀冰先生之子祝孝刚先生）

编写组

主　审：黄　菲　何焕荣

主　编：欧阳八四　杨海洲　魏明刚

副主编：浦明之　周　曼　王　莹　王禹力

编　者：（按姓氏笔画排序）

王　莹　王禹力　计璐娟　石　洋

吉玲玲　孙　柳　李一林　杨海洲

吴元建　张　晖　欧阳八四　周　曼

赵　静　胡天燕　祝　皓　夏　平

徐青青　浦明之　魏明刚

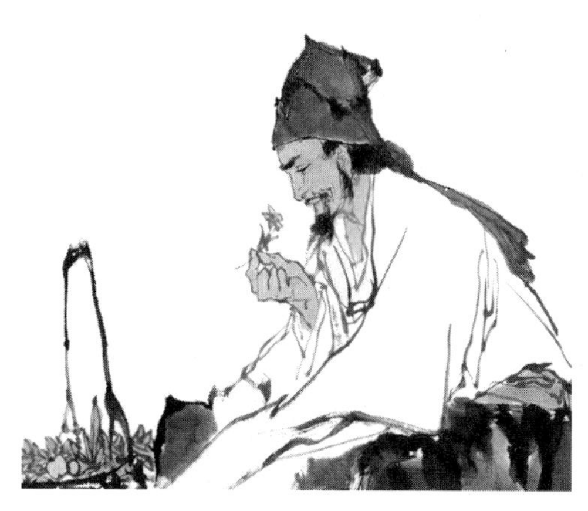

序言一

习近平总书记指出，中医药学凝聚着深邃的哲学智慧和中华民族几千年的健康养生理念及其实践经验，是中国古代科学的瑰宝，也是打开中华文明宝库的钥匙，一定要保护好、发掘好、发展好、传承好。

苏州中医药文化底蕴深厚，杏林鼎盛，名家辈出。自周迄今，苏州有记载的名医有千余家，多善于著述及总结前人经验和个人行医心得，流传下来的吴医古籍有 1 000 余种，学术成就独树一帜，自元末明初开始，逐渐形成了颇具特色的吴门医派并传承至今。名医辈出的医家群体，汗牛充栋的医学著作，探索创新的理论体系，成就了“吴中医学甲天下”的美誉。

近百年来，随着现代医学的快速发展和巨大进步，中医药事业面临着重大挑战，但吴门医派始终血脉不绝、传承不辍。苏州市委、市政府高度重视吴门医派的传承创新发展，近年来出台了《苏州市传承发展吴门医派特色实施方案》，设立了每年 1 000 万元的吴门医派传承发展基金，建设了吴门医派传承教育平台、传承科研平台、传承产品平台三大平台。自 2020 年开始，苏州启动了吴门医派脉络梳理项目及古籍保护、整理、研究与利用工作，整理名老中医的“经验笔记”，推进“活态传承”，已完成 120 余小时吴中医家访谈，整理吴门医派医家、吴门特色技艺相关资料 70 余万字，完成了 70 余条脉络梳理。同时，利用现代科技对吴门医派经方验方、中药制剂等进行深入开发，将更多吴门中药“标品化”并制成新药，推出了“吴门膏滋”系列四季膏方、茶饮方、酒方、防疫方等创新产品，受到市民的广泛欢迎。此外，还积极开展“天下吴医”欧洲巡展，吴门医派在意大利、法国、罗马尼亚等诸多国家留下足迹，拓展了国际影响力，在新时代焕发出新的生机和活力。

医学典籍是医家智慧的结晶，也是我们在新时代推进中医药传承创新发展的智慧源泉和知识宝库。自 20 世纪 80 年代以来，苏州编辑出版了大型吴医古籍丛书——《吴中医集》，收录了 40 多部医学古籍，篇幅达 500 多万字，获得了广泛好评。后又相继出版了《吴中名医录》《吴中十大名医》《吴中秘方录》等书，使中医古籍整理工作有了良好开端。吴门医派研究院自成立以来，一直致力于围绕吴门医派在理论、专病、专药、文化上的特色优势，开展多学科、多层次的科学和文化研究，近年来出版了《吴中名医碑传》《吴中医家与医著》《吴门医派代表医家研究文集》等多部著作。此次，吴门医派研究院又推出了“吴门医派传承发展系列”丛书，这正是“传承精华，守正创新”的体现。我们要切实把吴门医派这一祖先留给我们的宝贵财富继承好、发展好、利用好，更好地彰显吴门医派学术内涵，传播吴门医派文化，扩大吴门医派影响力，擦亮吴门医派金字招牌，并以中国中医科学院大学建设为契机，加快推动中医类国家区域医疗中心和国家医学中心建设，构建优质高效中医药服务体系，培育高素质中医药人才队伍，推动苏州中医药事业高质量发展，为苏州打造“健康中国典范城市”作出新贡献。

苏州市卫生健康委员会党组书记、主任 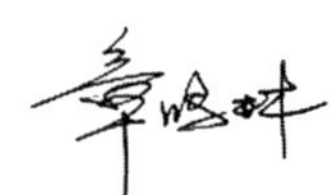

2024 年 6 月

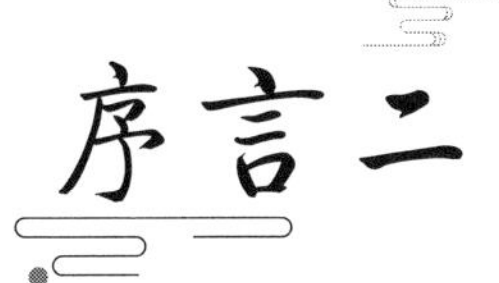

序言二

苏州位于长江下游，四季分明，气候温和，土地肥沃，物产丰富。作为我国久负盛名的历史文化名城，2 500 多年的风云激荡、兴废存亡，孕育了名重天下、精彩纷呈的吴文化。苏州的魅力，在于她浩瀚江湖、小桥流水的自然风情，更在于其灵动融合、创新致远的人文精神。

“吴中”是苏州的古称，人们习惯将这片土地上的医生称为“吴医”。《吴医汇讲》载录了 30 多位吴医 100 余篇医学文稿，从而使“吴医”为天下周知。如果说“吴中医学”是吴地传统医学行为的自然结果，那么“吴门医派”就是蕴含了吴地医家群体学术精髓的理论体系，温病学说、络病理论、痰病学说、脾胃分治论等，犹如一颗颗太湖珍珠，在医学桂冠上熠熠闪光。从吴中医学到吴门医派，是吴中医家对传统中医理论的突破和升华，体现了吴中医家对真理的探索精神和对学术创新的追求精神。

吴门医派肇始于元末明初，鼎盛于明清，发展于中华人民共和国成立后。吴中医学的发展历程，也是中华医药传承发展的剪影，体现了中华医药传承创新发展的灵魂。吴门医派有着庞大的医家群体和鲜明的学术主张，在中医学术流派中占据着重要的历史地位，对近现代苏州地区中医临床实践和学术理论，乃至苏州城市文化都有着深刻的影响，和苏州评弹、吴门画派等一样，成为吴文化的重要组成部分，不断为中华传统文化注入新的活力。

文化需要传承，文化自信是一种力量。国家将振兴传统文化提高到战略层面，昭示着文化传承是中华民族伟大复兴的重要举措。医学需要发展，发展的根基在于继承。党的十八大以来，以习近平同志为核心的党中央，坚持以人民为中心的发展思想，把中医药工作摆在更加突出的位置，出台了一系列支持中医药传承发展的纲领性文件。《中共中央 国务院关于促进中医药传承创新发展的意见》更是指出，传承创新发展中医药是新时代中国特色社会主义事业的重要内容，是中华民族伟大复兴的大事。中医药振兴发展迎来天时、地利、人和的大好时机，切实把中医药这一祖先留给我们的宝贵财富继承好、发展好、利用好，是广大中医人乃至全社会的共同责任。

苏州市中医医院、苏州市吴门医派研究院是吴门医派的主阵地、主战场，也是吴门医派传承创新发展的排头兵、领头羊。秉承“两院一体、共同发展”的理念，传统与现代相彰，传承与创新并举。我院始终坚持“以名医带名科，以名科铸名院”的发展战略，落实《苏州市传承发展吴门医派特色实施方案》，不断深化中医药改革，传承发展吴门医派特色，发挥中医药防病治病的特色优势，进一步健全中医药服务体系，提升中医药服务能力和质量，推动全市中医药事业高质量发展，加快建成省内领先、全国知名的现代化综合性中医院。

翻开历史的画卷，吴中名医，灿若群星，吴中医籍，汗牛充栋。时不我待，吴门医派的历史遗存，亟待我们加以挖掘整理。广大吴医人用担当兑现承诺，用行动书写使命，对标工作要求，“梳理挖掘古典医籍精华，推动中医药传承创新发展，增进人民健康福祉”，将陆续整理出版“吴门医派传承发展系列”丛书，传承精华发古义，守正创新融新知。

苏州市中医医院院长 徐俊华

2024 年 6 月

中医之膏剂与丸剂（代前言）

研究中医方剂，必然涉及组方和制剂两方面。“在辨证辨病确定立法的基础上，根据组方原则和结构，选择适宜药物组合而成的药方和制剂。”这是全国科学技术名词审定委员会中医药学名词审定委员会在《中医药学名词》中给“方剂”下的定义。

组方是中医治病理法方药中极为重要的一环，所谓“方以药成”“方从法出”，以君臣佐使为法度，七方、十剂、八阵，以尽八法之用。吴中医家徐灵胎在《医学源流论》中言：“昔者，圣人之制方也，推药理之本原，识药性之专能，察气味之从逆，审脏腑之好恶，合君臣之配偶。”“或用以专攻，或用以兼治，或相辅者，或相反者，或相用者，或相制者，故方之既成，能使药各全其性，亦能使药各失其性。操纵之法，有大权焉。此方之妙也。”确为肯綮之语。

制剂的现代含义，一般是指将药物原料经过加工制成具有一定规格、可以直接用于临床的药品。从“方剂”的角度来分析，制剂更多的是指剂型，也就是中药作用于人体的最后形式。或汤剂，或散剂，或丸剂，或酒剂，林林总总，以适合病情需要或药物特点而确定。《神农本草经》是我国现存最早论述剂型理论的药物学专著，在其佚文中载：“药性有宜丸者，宜散者，宜水煮者，宜酒渍者，宜膏煎者，亦有一物兼宜者，亦有不可入汤酒者。并随药性，不得违越。”意在说明药性决定了剂型的选择，如朱砂、雄黄、麝香之类不入汤剂，所用多在丸剂、散剂。至于疾病性质对剂型选择的影响，李东垣在《珍珠囊补遗药性赋》中的一段文字颇有说服力：“大抵汤者荡也，去久病者用之；散者散也，去急病者用之；丸者缓也，不能速去其病，用药徐缓而治之也。”

丸、散、膏、丹、汤、酒、露、锭等剂型是中医传统的八大剂型，在早期的中医医籍中就有了各自的记载。如我国现存最早的方书《五十二病方》中就有了散剂、丸剂、丹剂、汤剂、膏剂、搽剂等15种剂型，《黄帝内经》中有膏剂、丸剂、散剂、药巾剂、汤剂、熨剂等7种剂型，《伤寒论》中有散剂、丸剂、汤剂、灌肠剂、栓剂等5种剂型，等等。所有剂型中以汤剂（汤液）最为常见，从现有文字记载来看，汤剂出现得也最早。相传是伊尹发明了汤剂，《针灸甲乙经》言："伊尹以亚圣之才，撰用《神农本草》以为《汤液》。"膏剂与丸剂也是中医治病常用的方剂剂型，以下即对此做一简要阐述。

一、膏剂

膏剂是中医膏方制作后的最后形式。膏，本指油脂、脂肪、浓稠的糊状物等，《说文解字》云："膏，肥也。""脂，戴角者脂，无角者膏。"《春秋纬元命苞》云："膏者，神之液也。"《周易·鼎》云："雉膏不食。"《后汉书·华佗传》中"既而缝合，傅以神膏"之"膏"，亦指油脂一类，引申为药膏。此外，《广雅·释言》云："膏，泽也。"《集韵·号韵》云："膏，润也。"意指具有润泽、滋养之意。《左传·襄公十九年》中"小国之仰大国也，如百谷之仰膏雨焉"之"膏"即为滋润之意。

追溯膏剂的历史源流，早期的膏剂多用于外伤疾病的治疗，如《五十二病方》中的肪膏、脂膏、彘膏、猪膏、豹膏、蛇膏等，书中称制用膏糊剂为"膏之"。如治伤痉为"冶黄黔（芩）、甘草相半，即以彘膏财足以煎之。煎之（沸），即以布足（捉）之，予（抒）其汁，□傅□。"《灵枢·痈疽》云："发于腋下赤坚者，名曰米疽，治之以砭石，欲细而长，疏砭之，涂以豕膏，六日已，勿裹之。"《灵枢·经筋》治疗筋脉纵弛："治之以马膏，膏其急者，以白酒和桂以涂其缓者。"此类外用膏方，一般称为膏药，古代称为"薄贴"。外用膏药主要有黑膏药、软膏药两种。黑膏药多以植物油、黄丹为基质，经高热炼制成黑色，再放入配料桶中，配入药料而成。软膏药多以猪、羊等动物油脂或白蜡、黄蜡等为基质，和入中药细粉、水煎液或流浸膏等，加热混合搅匀而成。现代临床也常用膏药贴敷治疗哮喘、腹水、肿瘤、关节炎等病症，取其平喘利水、软坚止痛之功。"冬病夏治"的三伏贴、"冬病冬防"的三九贴也早已成为广大民众喜爱的中医特色疗法。

与《五十二病方》同时代的《养生方》《杂疗方》两书中有用蜜或枣膏的记载。所谓枣膏就是将煮烂的大枣捣烂成泥状物，在《养生方》中又称"枣脂"，或可称为后世内服膏方之滥觞。至东汉时期，张仲景在《金匮要略》中记载的大乌头煎（乌头、蜜）、猪膏发煎（猪膏、乱发），都是用水煎药物后去除药渣，然后浓缩药液，加入蜜或猪膏而成，属于内服治病膏剂，其制作方法与现代制膏方法相似。

南北朝时期陶弘景在《本草经集注》中对膏药的制作做了详尽的说明，提出以治病的需要来确定剂型和给药途径的理论，"疾有宜服丸者，宜服散者，宜服汤者，宜服酒者，宜服膏煎者，亦兼参用，察病之源，以为其制耳"，并规定了汤、丸、散、膏、药酒的制作常规，为现代制剂工艺奠定了基础。

唐宋时期，膏方开始由疗疾向调补延伸，如《备急千金要方》中的地黄煎、《圣济总录》中的栝楼根煎和酸枣仁煎等均具有较好的补虚康复、养生延老作用。明清时期为膏方的成熟阶段，膏方命名逐渐正规，制作愈臻规范，数量大大增加，临床应用更加广泛，并且开始注重膏方矫味与收膏的研究。如明代的王肯堂在《证治准绳》中提出将药物研末、充分浸泡，在收膏时加入杏仁汁、姜汁、枣肉等，可提高中药出膏率并矫正口感。清代膏方逐渐成为临床治疗疾病的常用手段，《理瀹骈文》对膏方的治病机理、配制工艺、应用方法等均做了详细的论述。晚清张聿清则提倡用阿胶、鹿角胶、龟板胶等胶类药收膏，提升膏剂的黏稠度，同时降低膏剂的副作用，这是膏方发展过程中的一次重大变革。

近现代，膏方的应用开始普及，秦伯未及其弟子收集整理了关于膏方性质、制备工艺、适应证等内容，著成《秦伯未膏方集》《秦伯未先生膏方选集》。秦老认为："膏方者，博雅润泽也。""膏方之集合多种药物，面面俱顾，一齐着力，故天下惟混合物最合于身体营养。"全国各地著名药店均有自制膏方，如首乌延寿膏、葆春膏、洞天长春膏、十全大补膏等都有很好的治疗与补益效果。随着社会经济的发展，人民生活水平日益提高，对健康的需求尤为迫切，膏方在中医辨证论治、"治未病"理念的指导下广泛应用于内、外、妇、儿等多系统的疗病补虚、滋补养生，在强身健体、防治亚健康和慢性病方面发挥了重要的作用。

江苏省中医药发展研究中心、江苏省中医药学会制定的《江苏中医膏方临床应用专家共识》（T/JSACM 001-2021），认为中医膏方具有"未病先防，既病防变，病后防复"的作用，在中医临床领域占有重要地位。中医膏方的发展，大体经历了萌芽、完善、成熟三大阶段。先秦至东汉时期是膏方的萌芽阶段，以外用膏方为主。唐宋金元时期是内服膏方从萌芽走向不断完善的阶段。唐代《备急千金要方》中的个别"煎"已与现代膏方大体一致，如苏子煎。宋朝"膏"逐渐替代"煎"，用途日趋广泛，如南宋《洪氏集验方》收载的琼玉膏，是一直沿用至今的名方。金元时期，内服膏方的称谓正式改为"膏方"。明清时期膏方日益充实和成熟，膏方的命名正规，制作规范，内服膏方逐步成为主流，应用范围逐渐扩大。流传至今的膏方有洪基《摄生总要》的"龟鹿二仙膏"，龚廷贤《寿世保元》的"茯苓膏"，以及张景岳《景岳全书》的"两仪膏"等。

膏方一般由二十余味或更多味的中药组成，属大方、复方范畴，是在大型复方汤剂的基础上，根据人的不同体质、不同临床表现而确立不同处方，具有营养滋补和治疗预防等综合作用的中药方剂。"正气存内，邪不可干""正气夺则虚""邪之所凑，其气必虚""秋冬养阴""冬藏精""藏于精者，春不病温"等，为膏方的发展与应用提供了坚实的理论基础。人体正气虚弱，则对外界的适应能力下降，免疫功能及防病抗病能力低下，而膏方主要由补益类中药、胶类、黄酒等浓缩收膏而成，多具有补虚扶弱之功。临床上，凡气血不足、五脏亏损、素体虚弱者，或因外科手术、妇女产后以及大病、重病、慢性消耗性疾病等出现虚弱症状者，均可用膏方调养。具体应用时因配伍的不同，而具有补气、补血、补阴、补阳等不同功效。

同时，膏方不仅用于虚证，也能治疗实证，如外邪侵袭或自身脏腑功能失调，导致湿热、痰浊、瘀血等蓄积体内引起的各种病症，也可通过内服膏剂治疗。如“芫花煎”由峻逐水湿的芫花配温热辛散之干姜，加蜜制成内服膏剂，用以“治三十年咳”；“清空膏”由羌活、防风、柴胡、川芎、甘草、黄连、黄芩组成，用以治疗年深不愈之头痛；“如神宁嗽膏”由天门冬、杏仁、贝母、百部、百合、款冬、紫菀组成，用以治疗阴虚火动所致吐血咯血或咳嗽痰涎喘急之症。

此外，膏方在抗衰延年、纠正亚健康状态方面也有着显著功效，无论是老年人气血衰退、精力不足、脏腑功能低下者，还是中年人各脏器功能随着年龄增加而逐渐下降者，抑或是青年人压力大、精力透支者，均可适当服用膏方以改善生理系统功能。

总之，经过秦汉时期的萌芽、唐宋时期的发展、明清时期的成熟与近现代的普及，膏方体系日臻完善。其名称从变化到统一，用法从外用到内服，应用范围从单一治疗到疗养结合，制作过程从探索到现代技术控制，广泛应用于内、外、妇、儿等多系统的疗病补虚、滋补养生。膏方具有注重整体、全面调理、辨证施治等优点，既可防治疾病，又能保健养生，越来越得到人们的青睐，已深入千家万户。随着膏方的健康有序发展，其作为中医药事业多元发展的一部分、健康产业的重要一环，将始终在保障与增进人民健康方面发挥积极的作用。

二、丸剂

《说文解字》对“丸”的解释为：“圜，倾侧而转者。”丸剂作为一种以药物细粉或药材提取物加适宜的黏合剂或其他辅料制成的球形或类球形中药剂型，具有慢病缓治、峻药缓释、服用方便、易于储藏和携带等特点，是一种非常重要的传统剂型。通过历代医家在临床应用中不断积累总结，完善了丸剂理论、丸剂剂型、合和技术，使中药丸剂逐渐走向成熟。

丸剂的最早记载见于先秦时期的《五十二病方》，书中涉及了丸剂的名称、处方、规格、服用方法等。丸剂给药方法既有内服，也有外用，且十分注意内服丸剂的大小规格。“犬筮（噬）人伤者：取丘（蚯）引（蚓）矢二升……并熬之，而以美醯□□□□之，稍垸（丸），以熨其伤。犬毛尽，傅（敷）伤而已。”

“以般服零，最（撮）取大者一枚，寿（捣）。寿（捣）之以舂，脂弁之，以为大丸，操。”“冶麋（蘼）芜本、方（防）风、乌豙（喙）、桂皆等，渍以淳酒而垙之，大如黑叔（菽）而吞之。始食一，不智（知）益一。”又如，《五十二病方》中制丸用到的脂、酒、醋等黏合剂，至今仍是制备丸剂的常用赋形剂。

“以四乌鲗骨一藘茹，二物并合之，丸以雀卵，大如小豆，以五丸为后饭，饮以鲍鱼汁，利肠中及伤肝也。”这是《素问·腹中论》中记载的妇科第一方四乌鲗骨一藘茹丸，也是最早以“丸”作为一种剂型的表述，包括了处方的组成、丸剂的赋形、制剂规格、用法用量等内容。此阶段丸剂还处于萌芽阶段，未根据具体的病情、药物特性等形成丸剂用药的理论体系。

《神农本草经》首次阐述剂型理论后，丸剂理论初见雏形，当时已经有医家注意到某些药物因其药性适宜制丸以治疗疾病。从此，后代医家对丸剂的应用展开了探索，并为丸剂治疗特定疾病奠定了理论基础。至汉代，张仲景较早采用了不影响药物疗效的制丸方法。如《伤寒论》中用于下蓄血、除腹满的抵当丸，由大黄、桃仁、水蛭、虻虫组方，四味捣末为丸，利用的就是动物自身的胶质作为黏合剂，类似的还有鳖甲煎丸等。对丸剂大小的论述，有“梧桐子大”者，如乌梅丸；有“弹子大”者，如薯蓣丸；有“鸡子黄许大”者，如理中丸；有“小豆大”者，如大黄䗪虫丸；有“兔屎大”者，如桂枝茯苓丸；等等，可视为对丸药制剂的规格化。当然，汉代丸剂的黏合剂主要还是蜜。《金匮要略》收载丸剂 18 首，其中蜜丸 15 首；《武威汉代医简》载有 7 首丸方，其中 5 首丸剂辅料为蜜，由此可见一斑。

晋代葛洪的《肘后备急方》中采用了既有黏合力又有疗效作用的黏合剂，在选择黏合剂方面有了新的发展。如治“卒忤，停尸不能言者……鸡冠血和真朱，丸如小豆，内口中。”其中的鸡冠血既是黏合剂又可以发挥一定的药效。同时，《肘后备急方》中出现了现代浓缩丸的雏形，推动了中药丸剂的进一步发展。南北朝时期陶弘景在《本草经集注》中提出了丸剂应用理论的双重定义：“疾有宜服丸者，宜服散者，宜服汤者，宜服酒者，宜服膏煎者，亦兼参用，察病之源，以为其制耳。”即丸剂的应用既可以因“药性”宜丸，也可以因“疾”宜服丸，发展了丸剂理论。

唐宋金元时期，丸剂种类丰富，制备时更注重细节，基本构架了后世丸剂的剂型。孙思邈在《备急千金要方》中注重丸剂所用药量的耗损：“凡药治择熬炮讫，然后称之以充用，不得生称。”“凡湿药，燥皆大耗，当先增分两，须得屑乃称之为正。”又对炼蜜方法进行了规范化处理：“凡用蜜，先火煎，掠去沫，令色微黄，则丸经久不坏，掠之多少，随蜜精粗，遂至大稠，于丸弥佳。”还对丸剂的服用剂量也作了规定："凡丸药皆如梧桐子，补者十丸为始，从一服渐加，不过四十丸，过亦损人。"唐代丸剂的赋形剂种类更是繁多，《外台秘要》中的丸剂赋形剂有近50种之多。唐代丸剂的发展状况为宋代丸剂的鼎盛奠定了扎实的基础，也为后世丸剂的改革和发展指引了方向。宋代，丸剂的理论、辅料、制作、服法等方面基本定型，金元时期的医家也深受宋代影响，丸剂的核心理论"丸者，缓也"逐渐确立。此时丸剂中蜜丸、糊丸、水丸所占比重较大，蜡丸、浓缩丸、包衣丸数量也较唐代增加；辅料以炼蜜、糊、液体辅料为主，动物来源的辅料占比较低；服法方面开始注重药汤的应用。王好古在《汤液本草·东垣先生用药心法》中高度概括了丸剂核心理论："圆者缓也，不能速去之，其用药之舒缓而治之意也。"

明清时期，承接了前代医家在丸剂方面的成就。明代医家陈嘉谟进一步论述了"丸者，缓也"的理论："丸，作成圆粒也。治下焦疾者，如梧桐子大；治中焦疾者，如绿豆大；治上焦疾者，如米粒大。因病不能速去，取其舒缓，逐旋成功。故曰：丸者，缓也。"明代在丸剂制作方面更加重视包装与保存问题，丰富了"密蜡封之，勿令泄气"的贮存理论与方法内涵，对丸药的保质、保效具有重要意义，进一步提高了丸药的实用价值，促进了丸剂临床应用方式的多元化。清代，丸剂在制作方式、辅料应用等方面已基本定形，辅料种类不似宋代丰富。清代改进了水丸的制作方式，提出"水泛为丸"，辅料呈现出了由博返约的特点。

经方中丸剂的制作大致可以分为两类，即直接制丸法和提炼制丸法。直接制丸法即将所有药物捣筛成中药细末，再加入适宜的赋形剂或其他辅料制作而成。此制作方法简单方便，也是经方丸剂中最常见的制作方法，如大陷胸丸"右四味，捣筛二味"，薯蓣丸"右二十一味，末之"。提炼制丸法是指用液体浸润药物以加强某些功效，或使有效成分被更好地提取出来的一种制丸技术。如乌梅丸"以苦酒渍乌梅一宿，去核，蒸之五斗米下"，鳖甲煎丸"取煅灶下灰一斗，清酒一斛五斗，浸灰，候酒尽一半"。丸剂的服用方法可分为饮服法和煮丸法。饮服法即选择相应的送服物助丸剂吞服，一般多为温水、清酒、枣膏汤等，如崔氏八味丸"酒下十五丸"，皂荚丸"以枣膏和汤服三丸"。煮丸法是指将丸剂同溶剂一起煎煮后服用的方法，如抵当丸"以水一升，煮一丸，取七合服之"。

丸剂的现有剂型有蜜丸、水丸、糊丸、浓缩丸等多种。蜜丸是指将药物细粉用炼制过的蜂蜜作为赋形剂而制成的丸剂，是丸剂中使用最多的一种，蜜丸性质柔润，作用缓和，兼有矫味和补益的作用，非常适用于慢性病；水丸是指将药物细粉以水或处方规定的水性液体，如酒、醋、药汁等作为赋形剂，用泛制法制备的丸剂，又称水泛丸，相对于蜜丸、糊丸，水丸易于崩解，吸收更快，适用于多种疾病，是一种临床上比较常用的丸剂；糊丸是指将药物细粉用米糊或面糊等作为赋形剂而制成的丸剂，糊丸黏性大，干燥后质地坚硬，在胃中崩解速度比蜜丸、水丸缓慢，延长了药物的作用时间，又减少了药物对胃肠的刺激；浓缩丸是指将方中的某些药物煎汁浓缩成膏，再与其他药物细粉混合干燥、粉碎，以水或酒，或蜜，或方中部分药物煎出的药汁作为赋形剂制成的丸剂，其优点是药物有效成分含量高，体积小，易于服用。随着医药领域技术的快速发展，很多汤剂、蜜丸、水丸等剂型都不断改进为浓缩丸。中药浓缩丸结合了传统中医药与现代科技技术，既体现了现代制药技术的先进性，又保留了传统中医药的优点，在临床上是使用较多、较具发展前景的一种剂型。

总之，丸剂萌芽于春秋战国时期，经过两汉南北朝时期的发展，唐宋时期逐渐成熟，及至金元及明清时期，丸剂在剂型理论及制作工艺上更是实现了飞跃发展。丸剂因具有制备工艺简便、药效缓和持久等特点，即使在众多新剂型不断发展的今天，依然是临床上广泛使用的剂型之一，在满足患者病情需要、保障临床疗效方面发挥着重要作用。丸剂既是古代制剂技术的结晶，又是现代化中药剂型开发的桥梁。随着科技发展与时代进步，丸剂正处于现代化制剂转型的关键阶段，应重视和立足于经典理论，在其指导下开展相关研究，做到古为今用，与时俱进。只有将传统丸剂与新的制剂技术相结合，才能提高中药丸剂基础研究与制剂研发水平。

欧阳八四

2024 年 10 月

总目录

整理说明

1. 本书录自祝孝刚先生捐赠的其父祝怀冰手稿——《膏丸方稿》，共三册。首册封面有“辛卯冬月　怀冰”字样，钤有“祝怀冰”红色印章。第二册封面有“一九五五年冬月”字样。第三册封面缺如。此次整理确定书名为《吴门名医祝怀冰膏丸方稿》。

2. 《膏丸方稿》首册大小为19.5 cm×23.5 cm，正文共159页；第二册大小为18.5 cm×22.5 cm，正文共143页；第三册大小为22.5 cm×24.0 cm，正文共167页。稿本中最早案例为民国十七年（1928），最晚案例为1958年，前后约30年，案例主要集中在20世纪50年代。目录中“补遗”部分，为收集到的祝怀冰散落案例。

3. 手稿全书未分卷，竖排抄录，通篇无句读，无目录，膏方、丸方杂录，计10万余字。第一册膏方98案，丸方62案；第二册膏方、丸方各71案；第三册膏方162案，丸方35案；补遗膏方8案，丸方2案。本书共收录膏方339案，丸方170案。此次整理为横排，手稿中的繁体字转化为规范简体字，加以句读，并将膏方、丸方分别归类整理，且根据案例中内容添加标题，列于案首，编目于书前，以方便阅读。

4. 整理过程中对手稿中明显的误字径直加以改正，不出注。对异体字，则径改为通用字，如“埜”与“野”、“厀”与“膝”、“乙”与“一”之类。对一些难以理解、生僻的词句，适当加以注释。对易引起误解的词句表达，则做适当调整，如“舌苔薄绛”调整为“舌绛苔薄”之类。

5. 手稿中一些药名，如“连乔”“玉金”“白夕利”“旋复花”“黑山枝”“苏更”“牛七”“钩勾”“黄蘗”“茆根”“查炭”“紫威花”等，按照现行常规表述，改为“连翘”“郁金”“白蒺藜”“旋覆花”“黑山栀”“苏梗”“牛膝”“钩藤”“黄柏”“茅根”“楂炭”“紫薇花”等。

6. 药名前后不一致者，如“元参”与“玄参”、“太子参”与“珠儿参”、“怀山药”与“淮山药”、“冬瓜子”与“冬瓜仁”、“紫贝”与“紫背”等之类，为规范起见，根据手稿中多数表述，改为“元参”“太子参”“怀山药”“冬瓜子”“紫贝”等；“党参”“潞党参”“西潞党”，以及“黄芪”“大有芪”“有芪”“绵有芪”“绵芪”之类，则未加改动。

7. 原稿中涉及一些现在已经禁用的药物，如虎骨、虎胫骨、虎肚、犀角等，为保持原貌，未做删减处理。

8. 有些膏丸方中涉及一些药物的炮制方法，如生地及熟地用砂仁炒松、白术用枳壳炒制等之类，而一些方剂未具体写出炮制方法，则根据手稿前文内容及所列方剂要求，加上“炒”“同炒”“炒松”“拌炒”“拌”“制”等具体方法。

9. 手稿中一些胶类用药，如鳖甲胶、龟板胶等，在一些膏丸方中，往往简写成鳖甲、龟板等，为避免歧义，则加上“胶”。

10. 用药分量，自然以病之轻重而定。手稿中有些药物有分量记述，有些则未记有分量，以原手稿为准。尤其是在一些膏丸方中，仅有一两味药物未出分量，也不妄加揣摩。所有方药中未做“两”“钱”“分”与现今通用计量单位“克”之间的转换，意在保持手稿面貌。

11. 案例中涉及一些患者的姓名、年龄、住址、诊疗时间等内容，考虑到患者的隐私权，故删去其地址信息，出现全名者，大多以“姓氏+某”“姓氏+某某”的形式处理，不体现全名者，则予以保留；原稿案中大多未标出诊疗时间，标出者仅在同一患者案例中列出，以示诊疗的前后，其余者则删去诊疗时间；部分案例有患者的性别、年龄信息，均予保留。

12. 对案例需要作出整体说明的，以“按”列出；对一些需要作出必要解释的，则以注释列出。

膏滋方

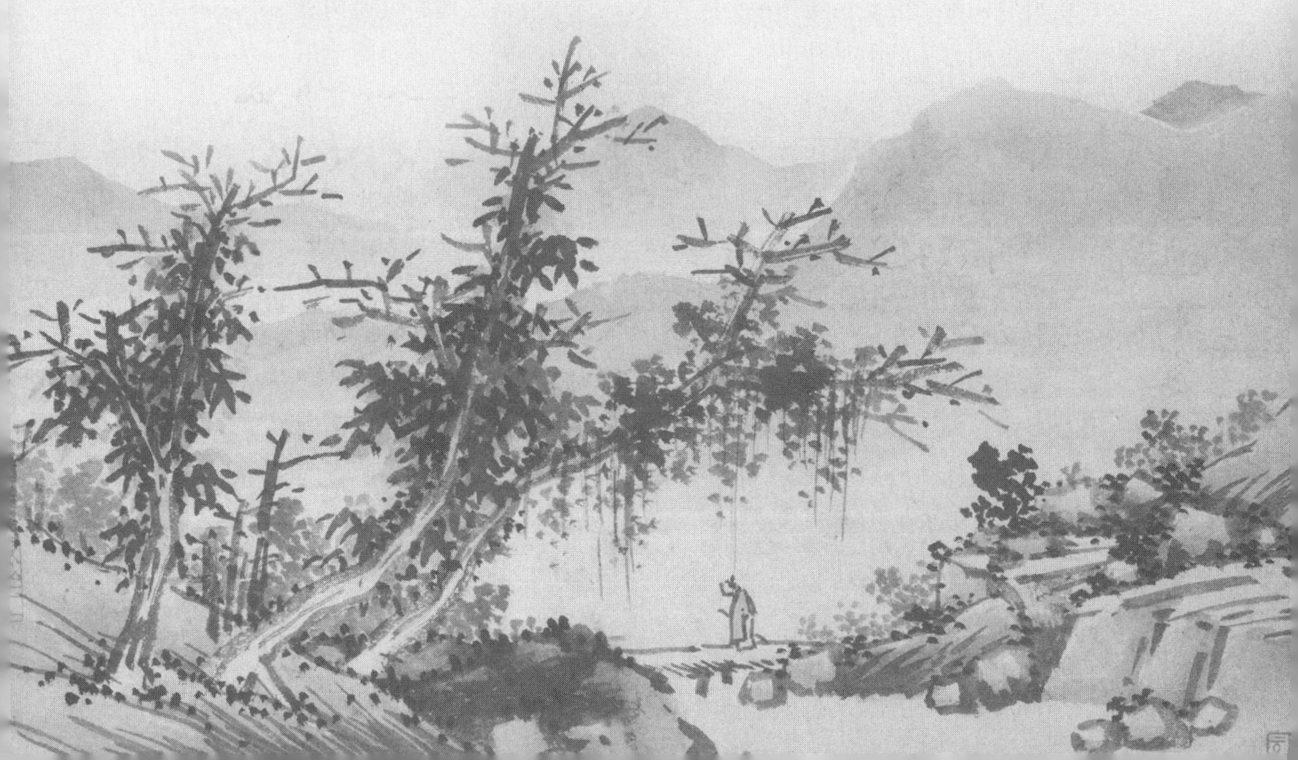

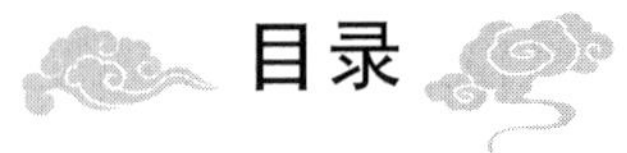

目录

第二册

第三册

补遗

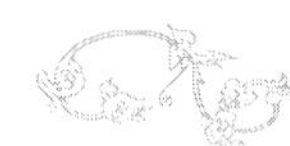

第一册

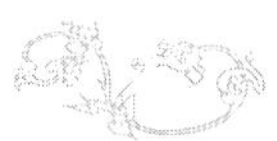

诸药精选道地，依法炮制，用自来水浸一宵，浓煎三四次，滤去渣滓，并成一锅再煎，煎剩净汁大半，烊化入之，以文火徐徐收成老膏，滴水成珠，安置瓷钵中。每日早晚各取一调羹，百沸水化服，生萝卜忌食，感冒暂停。

按：此段文字列在篇首，乃是膏滋药制作之大法，以及服用方法与注意事项，具体膏滋方下不再列出。原稿中“诸药”为“右药”，乃因竖写之故而径改，下文亦是。“烊化入之”，是指膏方中所有胶类药烊化溶解后，掺入药液中制成膏剂。

1. 肝木不驯，肾水失涵

倪先生　平素操劳，五志之火常旺，因之上盛下虚，头脑眩晕，步履飘忽，心绪紊乱，匪夷所思，一派肝木不驯，肾水失涵之态。际此冬令蛰藏，拟以育阴潜阳，防患杜渐。

吉林弯须[1] 一两五钱　党参 二两　黄芪 二两

生熟地 各四两，砂仁炒松　首乌 五两　枸杞 三两

〔1〕吉林弯须：人参的一种。人参为五加科植物人参的细支根及须根，味甘，微苦，性微温，具有大补元气、生津止渴等作用，因其产地、部位、加工方法、品相以及种植方式等不同，名称也各不相同，如吉林参、高丽参、台参条、西洋参之类，参条、参须、参头之类，白参、红参之类，天参、地参、良参、切参之类，移山参、野山参之类，等等。后文中对各种人参的称号不再出注。

滁菊二两　沙苑三两　料豆三两　生石决七两
灵磁石十两　牡蛎十两　生铁落十二两　猪脑二只
桑叶二两　黑芝麻三两　白芍二两　当归一两五钱
枣仁一两五钱　远志一两五钱　白术一两五钱　枳壳一两五钱
茯苓神各二两　山药二两　丹皮二两　山栀一两五钱
山萸肉一两　绿萼梅一两五钱，后下　枸橘梨[1]一两五钱
陈香橼一两五钱　牛膝三两　元武胶三两　鳖甲胶二两
阿胶二两　文冰[2]一斤

2. 略受刺激，肝阳略升

徐四少奶奶　去年以清补，养血安神平肝，差幸一载健康，操劳如常，近则略受刺激，肝阳略升，今已渐平。继服膏方，仍守原意增删。

吉林参五钱　原皮西洋参二两　潞党参二两　大有芪二两
生熟地各四两，砂仁炒松　何首乌四两　紫丹参二两
全当归二两　原白芍二两　远志肉二两　柏子仁二两
酸枣仁二两　龙眼肉三两　甘枸杞三两　白滁菊二两
潼蒺藜四两　九孔石决十两　紫贝齿六两
灵磁石十两，辰砂二钱拌　冬桑叶二两　黑芝麻三两
料豆衣三两　海藻叶二两　抱木神[3]二两　带心翘一两五钱
野于术二两，枳壳炒　原枝山药二两　鸡内金二两
香附米[4]一两五钱　旋覆花一两五钱　川断二两
厚杜仲二两　阿胶二两　元武胶三两　鳖甲胶二两
霞天胶二两　白炼蜜四两　白文冰一斤　生铁落半斤，煎水煎药

---

〔1〕枸橘梨：中药名，即枸橘李，又称枸橘、臭橘、臭杞、野橙子等，首出《本草纲目》，其记载“枸橘处处有之，树、叶并与橘同，但干多刺。三月开白花，青蕊不香。结实大如弹丸，形如枳实而壳薄，不香。人家多收种为藩篱，亦或收小实，伪充枳实及青橘皮售之，不可不辨”。本品为芸香科枳属植物枸橘的果实，味苦辛性温，功在疏肝止痛，消积化滞，常用于治疗脘腹胀痛、疝气疼痛、食积、便秘等病症。

〔2〕文冰：即白文冰，指上好的冰糖。

〔3〕抱木神：中药名，即茯神，为多孔菌科植物茯苓抱有松根的干燥菌核，味甘淡性平，功在宁心安神，渗湿健脾，常用于治疗失眠心悸、痰饮水肿、小便不利等病症。

〔4〕香附米：中药名，香附之异称，亦有雀头香、莎草根、香附子、雷公头等名称。香附为莎草科植物莎草的干燥根茎，味辛，或微苦，或微甘，性平，功在疏肝解郁，调经止痛，理气调中，为妇科常用良药。《景岳全书》中以香附米醋制为丸，即醋附丸，治疗月经不调，腹中急痛。

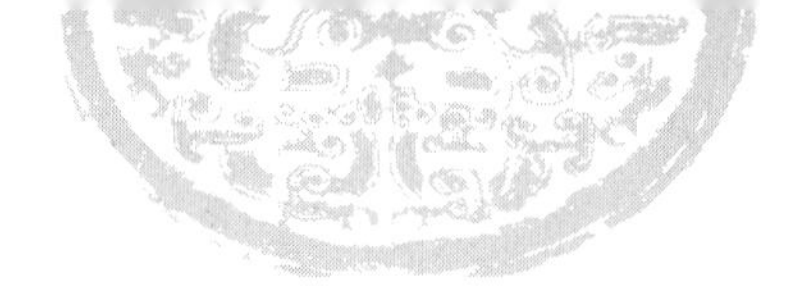

3. 右额筋掣，寐时尚然

徐四少奶奶　数年连服清补养血安神平肝之剂，肝阳虽未全部平息，头昏眩晕、心旌跳惕、夜间失眠等病况均较减退，唯右额筋掣不靖，寐时尚然，多梦，吃力，背部作痛。舌苔现颇洁净，脉仍弦大不驯。今冬调理，可以酌量情形，将原方加减治之。

吉林弯须二两	原皮西洋参一两	潞党参三两	绵有芪三两
大生地六两，砂仁末五钱炒		大熟地四两	首乌四两
枸杞四两	滁菊三两	沙苑四两	料豆三两
石决五两	磁石七两	桑叶三两	粉丹皮一两五钱
黑芝麻四两	绿梅花二两	海藻叶三两	龙眼三两
红枣三两	远志三两	枣仁三两	当归二两
白芍二两	茯神三两	老钩藤二两	枳壳一两五钱
于术二两	山药二两	川断二两	杜仲二两
猪脑二只	铁屑[1]	阿胶三两	元武胶三两
鳖甲胶二两	霞天胶二两	炼蜜四两	冰糖一斤四两

按：以上是徐四少奶奶历年所服膏方的两案，从案中所言，血虚阳盛是其本，第三册亦有其“多产营虚，崩冲亏损”一案，推测其形成之因，或是禀赋薄弱，或是多产失养，故而养血安神、清心平肝治则贯穿始终。又据气血所依附关系，益气生血亦是其所侧重。

4. 气血两亏，肝脾肾虚

龚某某　舌绛苔薄，裂纹略浅，仍未弥缝，切脉左数右软，较前觉旺。左气海穴处依然抽掣不适，大便已实，手足劲力未充，左手掌觉不暖，头晕耳鸣，失眠，足跟痛。一派胥[2]是气血两亏，肝脾肾皆虚，再进膏滋，以补不足。

别直头[3]	太子参	党参砂仁炒	黄芪
熟地附子炒	首乌	于术枳壳炒	山药
茯苓神	当归	白芍	连节麻黄
虎胫骨	桑寄生	桑枝	牛膝

---

〔1〕铁屑：即生铁落，据前文所载，用量可为“半斤”，用之煎水煎药。

〔2〕胥：在此作全、都之意，如万事胥备。

〔3〕别直头：别直参参头，别直参即高丽参，又称朝鲜参，味甘性温，具有大补元气、补益脾胃、生津安神等功效。

补骨脂　胡桃　葫芦巴　巴戟天

山萸肉　诃子　肉果[1]　甘草

五味子　木香　扁豆衣　鸡内金

谷芽　阿胶　霞天胶　龟鹿二仙胶

冰糖

5. 常病积虚，气营并亏

龚某某　常病积虚，气营并亏，如头眩耳鸣，目花面憔，咳嗽怕冷，四肢不暖，精神疲乏，懒于动作，纳少运弱，便不正常，眠不宁贴，苔薄裂纹，肢节酸软，脉象左部迟小软，右部尚可。拟重于调治，多方兼顾。

太子参四两　潞党参六两　南沙参三两　黄芪四两

生熟地各六两　附片二两　桂枝二两　首乌六两，炮姜制

枸杞三两　滁菊　沙苑四两　山萸肉二两

葫芦巴四两　巴戟天三两　菟丝子三两　益智仁三两

补骨脂三两　五味子　红枣三两　于术五两，枳壳炒

山药五两　茯苓四两　广木香二两　当归三两

白芍　川断三两　杜仲三两　狗脊三两

牛膝三两　甘草一两五钱　鹿角胶二两　阿胶三两

霞天胶二两　鳖甲胶二两　白文冰一斤四两

6. 心脏较弱，寝寐时短

龚某某　自去年服药后，精神较振，不时而抱采薪[2]，胃肠消化稍佳，便略正常，而心脏较弱，寝寐时短，浑体筋络不舒，头晕耳鸣，左腰觉痛，足酸疲乏，四肢不暖，气机短促，动则更甚，苔薄脉软。今冬调理，拟以强心安神，益气和络，佐以健运。

党参四两　黄芪四两　熟地六两　附块二两

河车一具　首乌四两　枸杞一两　沙苑三两

山萸肉一两五钱　五味子五钱　灵磁石六两，辰砂一钱五分拌

---

〔1〕肉果：中药名，即肉豆蔻，味辛性温，功在暖脾胃，固大肠，此方中用此药，重在温中理气。以此药组方的著名方剂有《内科摘要》中的四神丸，以及《医略六书》中的肉果理中汤。

〔2〕不时而抱采薪：此句原稿本作“不是时抱采薪”，据上下文文理改，意为不时而有小恙。采薪，原意为砍柴，引申为生计，如采薪之忧。又为自称有病的婉辞。

远志三两　牡蛎七两　枣子仁三两　柏子仁二两
龙眼五两　红枣八两　茯苓三两　当归一两五钱
桂枝一两五钱　于术四两　山药五两　甘草一两五钱
木香一两二钱　诃子一两五钱　补骨脂一两五钱　川断二两
杜仲二两　狗脊二两　牛膝二两　阿胶二两
元武胶二两　霞天胶一两五钱　鳖甲胶一两五钱　文冰一斤

按：本案心肾亏虚，兼有气虚络滞，气阴不足之明证矣。第三册中亦有龚先生“气营并虚，左体失养”一案，左体失于荣养而致左手足酸软疲惫，举动乏力，似有中风之嫌。

7. 气虚下陷，腠理不密

孙某某　里痔便前下坠，肛门梗痛，颇感苦楚，幸而大便尚溏，不更[1]则腹中胀疼，胃纳良窳[2]不定，有时汗出甚多，苔薄脉软。一派尽是气虚下陷，腠理不密，膏滋调治，拟益气固表为主，疏运为辅。

太子参　党参　黄芪　甘草
五味子　生熟地砂仁炒松　首乌　于术枳壳炒
茯苓　山药　扁豆衣　鸡内金
谷芽　牡蛎　小红枣　黑穞豆衣
油当归　白芍　枣仁　瘪桃干
胡桃肉　无花果　陈阿胶　鳖甲胶
龟板胶　霞天胶　白蜜　白文冰

8. 胸痞腹胀，运化不继

沈师母　背部时觉形凛，手足日常不暖，胸痞腹胀，运化不健，胃病易发，着风左偏头痛，脉象沉细软弱。及时调治，拟温养继运，胃病无由而发，使消化自然健强矣。

太子参　党参砂仁炒　有芪　熟地附片炒
首乌防风制　于术枳壳炒　山药　茯苓

〔1〕更：更衣，古人对上厕所的雅称。

〔2〕窳：音yǔ，器空也，病也，恶也，惰也。《史记·五帝本纪》云：“舜耕历山……陶河滨，河滨器皆不苦窳。”在此作坏、不好等解。

桂枝　　白芍　　干姜　　真虎肚[1]
鸡内金　　香橼　　苏梗　　香附
吴萸　　乌药　　枸橘梨　　乌贼骨
椿根皮[2]　　牡蛎　　沙苑　　谷芽
霞天胶　　陈阿胶　　饴糖　　文冰

9. 肺肾两亏，肝胃内热

夏某某（壬辰秋月）　肺肾两亏，肝胃内热，平时动气动火，气火上升，不能摄纳，遂致咳呛气喘并作，咯血时见，喉痒，痰多白沫，头眩心跳，四肢颇冷，形寒，右膝屈伸欠舒，中脘饱胀噫嗳，气逆作痛，苔黄厚，便不实，脉细软，腰酸背痛。年方不惑，已呈衰弱之态，此乃用之过度，禀赋不足。冬令培植，拟以兼顾并调。

台参须　　蛤蚧尾　　紫河车　　太子参
潞党参　　南沙参　　淡元参　　天麦冬各
绵芪　　玉竹　　五味子　　白及
大青叶　　功劳叶　　熟地　　首乌
藕节　　茜草炭　　灵磁石　　海蛤壳
女贞子　　墨旱莲　　甜冬术枳壳炒　　川断
杜仲　　冬瓜子　　款冬花　　茯苓
甘草　　木香　　枇杷叶　　阿胶
元武胶　　鳖甲胶　　猪肺　　白炼蜜
白文冰

10. 劳神伤气，肺肾两亏

夏某某（癸巳大寒）　劳神伤气，肺肾两亏，病深悠久，频年咯血，逢节[3]易发，无奈无时休养，以资节劳，而今心脏亦弱，动辄头晕，心惕不能控制。舌苔黄白腻厚，脉象软小无力。今冬从事调理，拟以心肺肾三脏同治。

---

〔1〕真虎肚：中药名，即虎肚，为猫科动物虎的胃，首出《本草纲目》，主治反胃吐食。《丹台玉案》中以此煨存性研末，用老生姜取汁和为细丸，制成虎肚回生丹。

〔2〕椿根皮：中药名，又名椿皮、香椿皮、椿根白皮等，为楝科植物香椿根皮或树皮的韧皮部，味苦涩，性寒，功在清热燥湿，涩肠止血，常用于治疗湿热泻痢、便血淋浊、崩漏带下、皮肤疮癣等病症。

〔3〕节：节气，谷雨、清明之类。

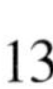

吉林参一两　党参一两五钱　绵芪一两五钱　首乌三两
生熟地各三两　南沙参一两五钱　元参一两五钱　玉竹一两五钱
五味子三钱　天参一两五钱　黄精一两五钱　枸杞七钱
沙苑二两　于术一两五钱　山药二两　茯苓一两五钱
远志三两　酸枣仁二两，川连二钱炒　磁石七两
蛤壳五两　牡蛎十两　陈皮五钱　枇杷叶三十片
金樱子一两五钱　覆盆子一两五钱　猪肺一具　竹沥半夏一两
阿胶二两　元武胶一两五钱　鳖甲胶一两五钱　文冰一斤

11. 胃气不和，肾藏不固

夏某某　心肺宿恙，均不严重，而胃气不和，中脘胀闷，肾藏不固，时易漏泄，相火偏旺，水火失调，腰酸背痛，头晕项强，马口[1]流液，溲后遗沥，有如粉质，设或行动，气机急促。舌苔前薄根厚，脉象细软。拟以巩固肾关，滋养精气为治。

老山人参　蛤蚧尾二对　紫河车一具　党参二两
有芪四两　大熟地二两　首乌五两　山药三两
山萸肉二两　茯苓三两　白术三两，枳壳炒　枸杞子三两
沙苑子三两　金樱子三两　覆盆子三两　菟丝子三两
灵磁石十二两　南沙参三两　五味子八钱　天麦冬各一两五钱
元参三两　远志三两　枣仁二两　柏子仁三两
桑螵蛸四两　牡蛎十五两　香附二两　香橼一两五钱
良姜五钱　半夏一两五钱　陈皮一两　莲肉三两
芡实三两　桂圆四两　红枣四两　阿胶一两
元武胶二两　鳖甲胶二两五钱　霞天胶二两五钱　线鱼胶一两五钱
饴糖五两　白文冰一斤

按：以上三案为夏先生一人多年膏方，壬辰年（1952）在前，癸巳年（1953）在后，第三案文中时间不详，据何焕荣老先生回忆，患者面色皖白，此方为甲午年（1954）冬季所立。肺肾两亏，频年心肺宿疾，病深悠久，膏滋调理，补肺益肾，养阴宁心，一如既往。

〔1〕马口：方言，指尿道口。

12. 肝肾内亏，八脉不荣

姚师母　前以丸药调治，经期已准，色深有块，惟左腹略觉酸痛，上部偏右头痛，目酸干燥，无神耳鸣，心宕肉瞤，睡不宁贴，腰酸乏力，骨节疼楚，带下甚多，怕冷，容易伤风咳嗽，苔白脉细。肝肾八脉内亏，兹乘冬令培植，拟养血平肝，巩固八脉。

太子参三两　党参三两　绵芪三两，防风一两五钱同炙
生熟地各五两，砂仁六钱炒松　首乌五两　枸杞二两
沙苑三两　山萸肉一两五钱　丹参三两　当归三两
白芍三两，桂枝三钱炒　川芎一两五钱　龙眼三两
红枣三两　远志三两　枣仁三两　柏子仁三两
石决四两　滁菊二两　料豆衣二两　牡蛎七两
于术三两，枳壳一两五钱同炒　山药四两　茯苓神各三两
乌贼七两　椿根皮三两　白鲜皮三两　覆盆子三两
菟丝子三两　金樱子三两　五味子五钱　川断三两
狗脊三两　杜仲三两　香附三两　香橼三两
金铃子三两　旋覆花一两五钱　豨莶草三两　海桐皮三两
阿胶三两　线鱼胶二两　元武胶三两　白文冰一斤四两

13. 肝肾阴亏，劳动伤气

吴先生　今夏咯血，连发两次，嗣后咳嗽连绵，痔疮便后下垂，不易吸收，每每下血，此乃天穿地流，中原无砥柱之权，脾肺失统之能。神疲乏力，咳嗽，失眠，舌绛芒刺，苔黄中裂，食后饱胀，有时作痛，背肩足膝均作酸疼，便行不实，溲溺常黄，脉细软数。肝肾阴亏，劳动伤气，际兹冬令封藏，拟以培植清养，数面并顾。

合弯须三两　太子参三两　党参三两　黄芪三两
生熟地各五两，砂仁五钱炒松　首乌五两
甜冬术三两，枳壳一两五钱同炒　山药三两　茯苓三两
南沙参三两　天麦冬各三两　玉竹三两　黄精三两
元参三两　五味子五钱　灵磁石五两　牡蛎五两
女贞子三两　墨旱莲三两　茜草根三两　侧柏叶三两

陈藕节四两　陈地榆三两　无花果二十枚　粉甘草一两五钱
枸杞二两　沙苑二两　当归三两　白芍三两
红枣三两　香橼三两　木香一两五钱　扁豆花三两
桑枝三两　秦艽一两五钱　诃子二两　桑寄生二两
牛膝三两　阿胶四两　元武胶三两　鳖甲胶二两
猪肺一只　白文冰一斤四两

14. 肝肾阴亏，肝阳时升

张某某　头昏眩晕，曾经胀痛，右目失明，左目昏花，记忆不良，寐无长寣[1]，腰部疼痛，屈伸不利，满体关节不舒，得冷较适，胸膺痞胀，运化不健，便行结实，夜间溲勤。苔白常厚，脉象左软右数。肝肾阴亏，肝阳时升，乙癸不克相济，冬令封藏之际，拟以养阴疏肝，健运安神。

太子参三两　党参三两　有芪三两　生熟地各八两，砂仁末拌炒
首乌八两　枸杞四两　白滁菊三两　沙苑四两
料豆衣三两　石决六两　牡蛎六两　石蟹[2]三两
密蒙花[3]三两　青葙子三两　谷精珠[4]三两　当归二两
白芍二两　桑叶三两　黑芝麻四两　茯苓神各三两
女贞子三两　墨旱莲三两　于术三两，枳壳一两八钱同炒
山药三两　香橼二两　绿梅花二两　香附二两
木香二两　川断三两　杜仲三两　狗脊三两
桑枝三两　秦艽一两五钱　桑寄生一两　桑螵蛸四两
莲肉三两　芡实三两　猪脊筋十五条　阿胶二两
霞天胶二两　元武胶二两　鳖甲胶二两　文冰

---

〔1〕寣：音 hū，吴地方言，睡觉之意，如睡一寣。

〔2〕石蟹：中药名，又称灵石蟹、蟹化石、大石蟹、石螃蟹等，首出《日华子诸家本草》，为古生代节肢动物弓蟹科石蟹及其近缘动物的化石，味咸性寒，功在清热利湿，去翳明目，常用于治疗湿热淋浊、带下、痈肿、漆疮、目赤、青盲、翳膜遮睛等病症。

〔3〕密蒙花：中药名，为马钱科植物密蒙花的干燥花或花蕾，又名蒙花、小锦花、黄饭花等，味甘性凉，功在祛风凉血，润肝明目，常用于治疗目赤肿痛、多泪羞明、青盲翳障、烂弦风眼等病症。

〔4〕谷精珠：中药名，为谷精草科植物谷精草干燥带花茎的头状花序，也称谷精草，味甘性寒，功在清热安神，明目退翳，常用于治疗肠炎、胃炎、失眠、齿风痛、头风痛、目盲翳膜、诸疮疥等病症。

15. 肝肾阴亏，虚阳上僭

张某某（癸巳初冬） 肝肾阴亏，虚阳上僭，头昏脑晕，目光涣散，视物模糊，记忆辄忘，寐无长寤，便不正常，浑体疼痛，关节不舒，苔黄渐化，脉象较起。去年服后尚称舒宜，今冬症状偏重上部，拟方即以养阴平肝为主，佐以健运安神，用药简化。

党参三两　绵芪三两　生熟地各一两，砂仁末四钱炒松

首乌一两　枸杞三两　滁菊[1]一两　沙苑六两

石决二两　紫贝一两五钱　天麻一两五钱　密蒙花三两

草决明三两　谷精珠三两　女贞子三两　墨旱莲三两

桑叶三两　黑芝麻四两　灵磁石八两　牡蛎十两

龙眼六两　灵石蟹[2]各三两　料豆衣三两，熟　于术三两，杵

山药三两　茯苓三两　粉草一两五钱　秦艽一两五钱

桑枝三两　川断三两　杜仲三两　黄菊三两

狗脊二两　威灵仙二两　桑寄生二两　阿胶三两

元武胶三两　鳖甲胶二两　文冰一斤四两

16. 早岁操劳，气阴暗耗

张某某　去年以养阴疏肝，健运安神，头昏眩晕、目光昏花依然未有窳良，腰酸背痛，关节疼楚，腹中鸣响，少腹气胀，熬夜受寒手足觉冷，夜溺特多，肾气内亏，膀胱收束无力。年甫耳顺[3]，早岁操劳，气阴暗耗。舌苔白黄，脉象细软。今冬调理，拟补益精血，温养筋络。

太子参二两五钱　党参一两五钱　生熟地各五钱，砂仁三钱炒松

首乌四两　绵有芪三两　当归二两　大白芍二两

桂枝七钱　山萸肉一两二钱　冬术二两，枳壳一两二钱同炒

山药二两　茯苓二两　鸡血藤二两　伸筋草一两五钱

桑枝二两　络石藤一两五钱　秦艽一两五钱　桑寄生二两

川断二两　厚杜仲二两　狗脊二两　五味子

[1] 滁菊：本方下文又列“黄菊三两”，故在此可理解为滁白菊。

[2] 灵石蟹：中药名，据后文“各”字，当为灵磁石、灵石蟹的合称。

[3] 耳顺：原文作“而顺”，据文意改，指人年六十岁。语出《论语·为政》：“吾十有五而志于学，三十而立，四十而不惑，五十而知天命，六十而耳顺，七十而从心所欲，不逾矩。”

制附片六钱	胡桃肉三两	益智仁二两	葫芦巴二两
菟丝子一两五钱	桑螵蛸三两	枸杞二两	沙苑子三两
香附一两五钱	吴萸五钱	猪脊筋十条	霞天胶一两五钱
阿胶二两	元武胶二两	白文冰一斤	

17. 营虚肝旺，平素湿热

朱师母　营虚肝旺，平素湿热又重，前以右胁肋痛，肝气拂逆，迭进疏肝理气，肝气痛已告痊，惟舌心热痛，舌尖裂纹，根苔白厚，耳时鸣响，头发脱落，左肘酸痛，屈伸不利，脚有湿气，交冬右足发冷，每每易于伤风咳嗽，大便干结，皮肤枯憔，脉象细数。冬令调治，拟养阴平肝，理气化湿。

党参三两	黄芪三两，防风炒	生熟地各六两，砂仁末拌炒	
首乌二两	丹参三两	当归四两	白芍三两
川芎一两五钱	枸杞三两	滁菊三两	沙苑三两
绿梅花二两，焙	山萸肉二两五钱	山药三两	茯苓三两
于术三两，枳壳炒	黄精三两	香附三两	香橼二两
麻仁三两	郁李仁三两	龙眼三两	川连三钱
红枣三两	远志三两	枣仁三两	枸橘梨一两五钱
乌药一两五钱	桑寄生三两	秦艽二两	桑枝三两
牛膝三两	阿胶三两	元武胶三两	霞天胶二两
鳖甲胶二两	文冰一斤	炼蜜六两	

18. 肾亏血热，肝火内旺

姚师母　肾亏血分内热，肝火内旺，浑体筋络抽掣，失于濡养，疼痛时作。四年前跌伤左臂，尤觉郑重，右手背筋结，左乳房结核，牙床筋痛，腰酸带下，经事不调，超前落后，无有定期，目常流泪。苔黄尚净，脉象弦数。膏滋调治，拟养血舒筋，平肝和痛。

党参三两	绵芪三两	生地六两	熟地七两
首乌六两	当归四两	白芍三两	丹参三两
川芎一两五钱	鸡血藤三两	片姜黄一两五钱	陈乳香一两五钱
明没药一两五钱	箬血竭一两五钱	桑枝三两	秦艽二两
桑寄生三两	伸筋草二两	威灵仙二两	络石藤二两
甘枸杞二两	滁菊一两五钱	沙苑子二两	料豆衣二两

香附二两　香橼二两　乌贼骨三两　樗白皮[1]三两
川断三两　杜仲三两　金狗脊三两　白术三两，枳壳炒
原山药三两　茯苓三两　粉甘草一两　红枣三两
龙眼三两　丝瓜络一两五钱　阿胶三两　霞天胶二两
元武胶三两　猪脊筋十五条　鳖甲胶二两　冰糖一斤

19. 肺胃内热，鼻衄吐血

郑小姐　肺胃内热，秋间鼻衄，吐血颇多，现今略有咳嗽，有痰，透视右肺迟弱，易于感冒，右目散光，神疲乏力，经前腹痛，略有带下。舌绛芒刺，脉右弦数。冬令调治，拟养阴清化。

党参三两　有芪三两，防风炒　太子参一两五钱　南沙参三两
元参二两　五味子五钱　天麦冬各二两　玉竹二两
枳壳二两，冬术炒　原枝山药二两　茯苓二两　陈藕节三两
侧柏二两　茜草二两　地榆二两　女贞子二两
墨旱莲二两　旋覆花一两五钱　海石三两　海蛤壳四两，青黛末拌
桑皮三两　枇杷叶三十片　冬瓜子一两五钱　光杏仁二两
象贝二两　知母二两　沙苑子一两五钱　远志一两五钱
当归二两五钱　白芍二两　生熟地各二两，砂仁炒　首乌四两
乌贼三两五钱　椿根皮一两五钱　丝瓜络一两　橘白一两
阿胶三两　元武胶二两　鳖甲胶二两　炼蜜四两
冰糖一斤

20. 脑后筋掣，左甚于右

张师母　肝主一身之筋，肝脉循胁肋，上升至头顶，卧后筋络抽掣，左甚于右，多烦则满体、胁肋、乳房疼痛，右手臂不能高举，寐无长寤，眠时多梦，苔常白厚，耳鸣心跳，牙龈浮肿，易于颧赤火升，带下甚多，便行干坚，脉细数。冬令培植，拟养阴平肝，宣络理气。

台弯须二两　党参三两　黄芪三两　生地三两

〔1〕樗白皮：中药名，首出《药性论》，又名樗皮、臭椿皮、山椿皮、苦椿皮等，为苦木科植物臭椿的根或树干的内皮。本品味苦涩，性寒，功在清热燥湿，涩肠杀虫，常用于治疗久痢久泻、肠风便血、崩漏带下、遗精白浊、蛔虫等病症。樗，音 chū。

熟地四两　首乌一两　枸杞二两　滁菊一两五钱
沙苑三两　石决三两　当归三两　白芍一两五钱
丹参二两　川芎一两　桑叶二两　黑芝麻三两
料豆衣一两五钱　远志一两五钱　枣仁二两　柏子仁二两
川断二两　杜仲二两　红枣三两　茯苓神各二两
于术二两　山药二两　桑寄生二两　秦艽一两五钱
桑枝三两　宣木瓜一两半　香橼一两五钱　绿梅花一两半
枸橘梨一两五钱　香附二两　丝瓜络一两五钱　阿胶三两
元武胶二两　鳖甲胶二两　文冰一斤

按：本册后文亦有张师母“肾亏肝旺，心脏衰弱”一案，两案相参，肝肾阴虚，肝阳上僭之证明矣，调治之法，或养阴，或平肝，或兼而有之。

21. 血虚之体，肝盛脾弱

王某某　血虚之体，肝阳偏盛，脾运又弱，消化不健，头脑有时略觉昏眩，颧有时略觉火升，饮食不馨，便不正常，结溏无定，足部筋络抽搐，背部筋络板紧，受寒腹鸣便泄，经期尚准，色淡，临时[1]腹稍沃涩。舌苔薄白，脉象左弦右软。冬令调理，拟养血为主，佐以疏肝运脾。

党参三两　黄芪三两　大生地四两　熟地七两
首乌四两　丹参三两　当归四两　川芎一两
白芍二两　茺蔚子二两　香附二两　香橼二两
广木香一两五钱　艾叶一两五钱　甘枸杞二两　滁州菊一两五钱
沙苑子三两　红枣三两　龙眼三两　枣仁二两
远志一两五钱　枳壳二两　于术三两　山药三两
茯苓神各一两五钱　川断二两　杜仲二两　狗脊二两
五加皮二两　秦艽一两五钱　桑枝三两　桑寄生二两五钱
丝瓜络一两　怀牛膝二两　豨莶草一两五钱　海桐皮一两五钱
阿胶四两　元武胶一两五钱　鳖甲胶一两五钱　霞天胶二两
白文冰一斤半

〔1〕临时：在此指月事来临之时。

22. 经事衍期，数月一讯

王某某　经事衍期，数月一讯，色紫量少，此血亏之一大因素。头部空晕，记忆健忘，目糊无力，迎风流泪，时常升火，寐无长寤，往往咳嗽，心绪虚怯，手臂腿部筋络抽掣酸疼，食欲呆钝，容量窄小，便行溏而不畅，略有带下。舌绛中间裂痕颇深，脉软迟小。际兹蛰藏，拟及时调摄，当以养血理经为主体，襄以兼顾并症。

党参一两五钱	绵芪一两五钱	生地六两，砂仁炒	熟地八两
首乌五两	当归四两	丹参三两	川芎一两二钱
白芍二两	龙眼五两	胡桃四两	红枣六两
山萸肉一两	枸杞七钱	沙苑三两	桑叶一两
黑芝麻三两	磁石四两，辰砂拌	远志二两	枣仁二两
于术二两，枳壳炒	茯苓二两	山药三两	桑枝二两
秦艽一两五钱	桑寄生一两五钱	川断二两	杜仲二两
狗脊二两	牛膝二两	木香一两	牡蛎四两
紫河车一具	益母草一两五钱	阿胶四两	元武胶二两
鳖甲胶二两	文冰一斤		

23. 阴亏之体，肝阳易升

杨太太　阴亏之体，肝阳易升，兼之琐屑烦劳，五志之火，常动不息，因此头右疼痛，烦劳时发，连及后脑，得汗略解，动则恶心泛吐，目干流泪，易于感冒，多食饱胀，便行干结，不能爽适，日中溲少，夜来甚勤，手指屈伸不利，握拳不紧。舌质绛紫，地露裂纹，深刻异常，脉左弦旺。冬令调理，拟养血平肝，益气健运。

吉林参二两	党参三两	绵芪三两	生地六两，砂仁炒
熟地七两	首乌五两	枸杞四两	滁菊三两
沙苑子四两	料豆衣三两	桑叶三两	黑芝麻四两
丹皮二两	石决五两	灵磁石六两	夏枯草二两
香橼二两	绿萼梅二两	乌梅一两	枸橘梨一两五钱
于术三两，枳壳炒	茯苓神各二两	山药三两	粉甘草一两
当归二两	白芍三两	川芎一两	枣仁二两
远志二两	龙眼三两	川断二两	杜仲二两
桑螵蛸四两	阿胶三两	霞天胶二两	元武胶三两
鳖甲胶二两	文冰一斤四两		

24. 营阴亏弱，肝阳上升

唐师母　营阴亏弱，肝阳上升，平时辛劳，五志之火，常动不息，加之悲伤，气更悒郁不达，所以体易不适，头脑昏晕，筋络抽掣，头顶湿热，耳鸣心跳，寝寐不安，胸膺痞胀，经常参前。舌苔淡黄，中有裂纹，质绛芒刺，口干少液，脉弦细软。今冬调治，拟养阴平肝，理气化湿。

党参三两　黄芪三两　生地六两，砂仁末五钱炒松
熟地五两　首乌五两　枸杞三两　滁菊三两
沙苑子三两　料豆衣二两　当归三两　白芍二两
丹参二两　远志二两　枣仁三两　龙眼三两
石决四两　桑叶二两　黑芝麻三两　龙胆草五钱
香附二两　川连六钱　绿萼梅二两　香橼一两五钱
佛手一两五钱　郁金一两二钱　白术三两，枳壳一两五钱同炒
山药三两　茯苓神各二两　川石斛二两　连翘一两五钱
五加皮一两五钱　豨莶草一两五钱　海桐皮一两五钱　黑山栀一两五钱
阿胶三两　龟板胶三两　鳖甲胶三两　文冰一斤四两

25. 血虚肝阳，兼有胃病

王师母　血虚肝阳，兼有胃病，平素操劳，心脏又弱，头痛目花，额抽筋掣，胸脘胀痛，气机不和，苔白花剥，腰酸乏力，心跳，闻声惊惕，白带时下，脉象软缓。兹拟养血理气，平肝和胃。

党参三两　元参三两　丹参三两　大生地三两
熟地四两，砂仁末四钱炒　首乌四两　枸杞二两
滁菊一两五钱　沙苑二两　料豆二两　当归二两
白芍二两　川芎一两　龙眼二两　远志二两
枣仁二两　茯神二两　柏子仁二两　高良姜七钱
香附二两　原桂枝六钱　吴萸三钱　川断肉二两
杜仲二两　狗脊二两　桑枝三两　秦艽一两五钱
桑寄生二两　白术二两　枳壳一两二钱　山药二两
甘草一两　椿根皮二两　乌贼骨四两　香橼二两
路路通一两五钱　霞天胶一两五钱　阿胶二两　元武胶二两
白文冰一斤

26. 心脾肾亏，平素有湿

汪先生　头昏眩晕，心旌跳跃，记忆薄弱，动易汗泄，气怯短浅，舌绛苔薄，肢力疲软，食量式微，睡眠不足，夜半辄醒，不耐寒暖，足趾有湿瘰，今岁未发，脉小软迟。综上数点，已是心脾肾三脏亏弱状态显著极矣，平素有湿，将兹冬令培植，拟兼顾并调。

党参四两	太子参二两	绵芪三两	熟地六两，砂仁炒松
首乌五两	山药四两	于术三两，枳壳一两五钱同炒	
茯苓三两	枸杞二两	滁菊一两五钱	沙苑子五两
料豆衣二两	远志三两	枣仁三两	柏子仁三两
龙眼三两	红枣三两	当归一两五钱	白芍一两
桂枝五钱	五味子三钱	山萸肉一两五钱	附块五钱
牡蛎六两	川石斛二两	紫河车一具	扁豆衣一两五钱
秦艽一两五钱	桑枝二两	牛膝二两	豨莶草二两
海桐皮二两	白鲜皮二两	五加皮二两	阿胶三两
元武胶三两	鳖甲胶二两	冰糖一斤	

27. 头昏眩晕，心绪紧张

李某某　头昏眩晕，心绪紧张，呵欠频作，阳气不充，或时喉痒，并不咳嗽，胁肋略有胀痛，腰膂腿膝酸软，浑体乏力疲惫，睡眠、食量未退，纳谷不馨，便行正常。舌苔薄白，质绛裂纹，脉左弦数，右部较缓。综察病况，肾亏气虚，冬令培植，拟以兼顾。

党参三两	有芪三两	首乌四两	生熟地各三两，砂仁炒松
太子参二两	南沙参二两	淡元参二两	大天冬一两五钱
于术二两，枳壳一两五钱同炒		山药四两	山萸肉一两
茯苓二两	甘草一两	黄精一两五钱	枸杞一两五钱
黄菊一两	沙苑子四两	料豆衣一两五钱	龙眼三两
红枣三两	远志一两五钱	枣仁二两	紫河车一具
川断二两	杜仲二两	狗脊二两	怀牛膝二两
扁豆衣一两五钱	旋覆花一两五钱	猪肺一具	猪脑一个
猪脊筋十五条	饴糖四两	阿胶二两	元武胶二两
霞天胶二两	鳖甲胶一两五钱	白冰十二两	白炼蜜二两

28. 禀赋不裕，心肺肾弱

王某某　襁褓克奶，稚龄痎疟，兼之营养缺如，纵然发育健全，禀赋早不充裕，运动努力，气机受伤，因而咯血，血虽久止，胸闷窒痹，噫嗳泛酸，食后饱胀，消化迟钝，多用脑力，头热火升，眩晕心跳，气海络痛，腰酸背疼，脚膝疲软，睡眠多梦，时觉形寒，气营不调，肾关不固，间歇遗滑。舌绛苔白，中间裂纹，脉软无力。综合病情，心肺肾三脏皆病，青年当之，理宜急起直追，补本治病，双管齐下。

台弯须二两　潞党参四两　黄芪五两　南沙参三两
淡元参三两　首乌五两　生熟地各一两，砂仁炒　山萸肉一两五钱
大天冬二两　五味子五钱　黄精二两
于术三两，枳壳一两五钱炒　山药四两　茯苓四两
甘草一两半　枸杞一两五钱　白滁菊一两五钱　沙苑子五两
料豆衣二两　远志三两　酸枣仁三两　柏子仁三两
龙眼三两　红枣三两　金樱子三两　覆盆子三两
菟丝子三两　牡蛎十两　石莲子[1]二两　莲须[2]一两
芡实三两　川断三两　杜仲三两　狗脊三两
牛膝三两　乌药一两五钱　旋覆花　海蛤壳六两
郁金一两二钱　猪脑两只　猪肺一只　猪脊筋十五条
阿胶三两　元武胶二两　鳖甲胶二两　霞天胶二两
线鱼胶三两　饴糖四两　冰糖一斤四两

29. 头昏眩晕，胸闷气短

宋某某　头昏眩晕，多劳即易脱力，胸闷气短，呼吸稍觉宽舒，时或有梦遗泄，心跳，神疲乏力，腰背疼楚，足膝酸软。舌苔淡黄，脉象软数。冬令调治，拟益气补肾，宽中和络。

---

〔1〕石莲子：中药名，又称甜石莲、壳莲子、带皮莲子，首出《名医别录》。本品为睡莲科植物莲的老熟果实，味甘涩，微苦，性寒，功在开胃止呕，涩精止泄，常用于治疗噤口痢、呕吐不食、遗精淋浊、久痢虚泻、崩漏带下等病症。

〔2〕莲须：中药名，为睡莲科植物莲的干燥雄蕊，味甘涩性平，功在固肾涩精，常用于遗精滑精、吐衄泻痢、带下尿频等。《神农本草经疏》云："莲蕊须，一名佛座须。味甘涩，气温。《本经》不收，而古方固真补益方中，往往用之。详其主治，乃是足少阴经药，亦能通手少阴经，能清心入肾，固精气，乌须发，止吐血，疗滑泄。同黄柏、砂仁、沙苑蒺藜、鱼胶、五味子、覆盆子、生甘草、牡蛎作丸。治梦遗精滑最良。"

党参二两	黄芪二两	首乌四两	熟地五两，砂仁炒
于术二两，枳壳炒	山药三两	茯苓二两	甘草一两
枸杞一两	黄菊一两二钱	沙苑三两	料豆一两五钱
酸枣一两五钱	远志一两五钱	五味子三钱	山萸肉一两
龙眼二两	红枣二两	芡实二两	湘莲二两
牡蛎四两	菟丝子一两五钱	川断一两五钱	杜仲一两五钱
桑枝二两	秦艽一两	狗脊一两五钱	牛膝一两五钱
旋覆花一两二钱	青皮七钱	金樱一两五钱	覆盆一两五钱
阿胶二两	元武胶一两五钱	霞天胶一两五钱	猪脊筋十条
猪脑一个	饴糖三两	文冰十二两	

30. 久劳成疾，遂致肾亏

吴某某　昔日努力伤气，而今久劳成疾，遂致肾亏，气虚未臻，暮年已呈衰状。腰酸背痛，右少腹角时觉胀疼，倦怠欲卧，右气海穴[1]有时作痛，晨起有痰，劳动之体，早年受伤难以恢复。苔薄质绛，脉象软小。今岁冬令调治，拟以补益培元，理气固肾。

太子参二两	党参三两	绵芪三两	紫河车一具
苁蓉一两五钱	菟丝子三两	金樱子二两	覆盆子二两
巴戟天三两	锁阳一两五钱	枸杞一两五钱	山萸肉一两五钱
五味子五钱	补骨脂一两五钱	川断二两	杜仲二两
狗脊二两	首乌四两	熟地六两	沙苑三两
茯苓二两	牡蛎六两	于术二两	山药三两
甘草一两	金铃子二两	香附二两	小茴香五钱
橘核二两	荔枝核二两	旋覆花一两五钱	丝瓜络一两五钱
桑枝二两	秦艽一两五钱	阿胶二两	元武胶二两
霞天胶二两	鳖甲胶一两五钱	文冰一斤	饴糖四两

31. 发育肥胖，中气不充

汪小姐　今秋面浮，腹大肢肿，咳呛不能平息，彻夜无寐，喘满并作，势颇严重。自经平降纳气之剂，喘即平定，寝寐亦安，浮肿渐瘪。惟病之所凑，其气

〔1〕右气海穴：气海穴属任脉经，单穴，在此可理解为气海穴右侧，以对应上文“右少腹角”。

必虚，发育肥胖，中气不充，平素带多，此刻夜溺较勤。舌绛苔薄，脉象软缓。综合情况，脾肺肾三脏不健，当兹冬令封藏之际，宜及时培养，以图根绝后患，用药即以三脏着想，以资巩固气体[1]。

太子参　党参　有芪　五味子
麦冬　生熟地各　山萸肉　沙参
元参　于术枳壳炒　山药　茯苓
首乌　当归　白芍　龙眼
远志　柏子仁　红枣　乌贼骨
椿根　五加皮　冬瓜皮　豨莶草
牡蛎　川断　杜仲　旋覆
陈皮　桑螵蛸　磁石　海石
阿胶三两　元武胶二两　霞天胶一两五钱　鳖甲胶一两五钱
饴糖　文冰一斤

32. 精神疲乏，不能劳动

朱某某　今秋两次精神疲乏，不能劳动，时作头晕，目视无力，记忆薄弱。胸闷，噫嗳则舒，受寒作泛，食少味淡，气急心跳。喉燥引起咳呛，舌白无华，面色憔苦，腰酸不耐久坐，气候沉闷，易于发热出汗。大便经常溏薄，经事落后，带下不多，脉左软数，右沉小缓。今冬调理，拟以兼顾。

太子参一两　党参二两　有芪三两　首乌四两
生熟地各三两，砂仁五钱炒　山萸肉一两五钱　枸杞一两
黄菊一两五钱　五味子五钱　沙苑三两　料豆衣一两五钱
于术三两，枳壳一两五钱炒　山药三两　茯苓一两五钱
甘草一两　当归一两五钱　丹参一两五钱　川芎一两
白芍一两　龙眼四两　远志一两五钱　枣仁一两五钱
红枣四两　胡桃四两　补骨脂二两　川断二两
杜仲二两　狗脊二两　牛膝一两五钱　木香一两五钱
扁豆衣一两五钱　诃子一两五钱　香附一两五钱　香橼一两五钱
猪腰子一对　阿胶二两　元武胶二两　霞天胶一两
鳖甲胶一两五钱　饴糖四两　冰糖一斤

[1] 气体：在此指中气不充之体。

33. 产后满月，恶露未净

朱某某　产后满月，恶露未净，手足着寒，兼之劳力，因而酸痛，足踝下冷。睡眠不够，精神疲乏，头常昏眩，舌绛味苦，口干少液，喉痒作咳，大便隔日干解，脉象缓软。自乳营虚，产后调理宜温，拟衡情[1]增删。

太子参一两五钱	党参二两	有芪三两	
生熟地各五两，砂仁三钱炒松		首乌五两	枸杞一两
沙苑四两	山萸肉一两五钱	于术二两	茯苓二两
山药三两	当归二两	白芍一两，桂枝五钱炒	
川芎一两五钱	丹参三两	龙眼三两	胡桃三两
红枣八两	枣仁二两	远志二两	川断二两
狗脊二两	杜仲二两	桑寄生二两	秦艽一两五钱
牛膝二两	宣木瓜二两	川石斛二两	阿胶三两
元武胶三两	鳖甲胶二两	白文冰一斤	饴糖四两
白蜜四两			

34. 自乳营虚，睡眠不足

朱某某（乙未冬月）　自乳营虚，睡眠不足，服务辛劳，精神疲乏，面憔形瘦，头昏疼痛，左足踝依然觉冷，腰酸少力，带下不多。舌苔薄白，脉象左部弦数，右部软小。再拟温养健运。

太子参二两	潞党参五两	大有芪三两	
生熟地各六两，砂仁三钱拌炒		何首乌五两	甜冬术三两
怀山药四两	白茯苓三两	山萸肉一两半	全当归三两
大白芍二两，桂枝一两同炒		巴戟天三两	葫芦巴三两
紫丹参三两	酸枣仁二两	远志肉二两	川石斛三两
川断肉三两	厚杜仲三两	金狗脊三两	桑寄生三两
纹秦艽二两	嫩桑枝三两	怀牛膝三两	甘枸杞三两
白滁菊一两五钱	沙苑子四两	料豆衣三两	乌贼骨五两
椿根皮三两	陈阿胶三两	元武胶三两	鳖甲胶三两
白文冰一斤四两	白炼蜜四两	净饴糖四两	

〔1〕衡情：权衡、酌情之意。

35. 胃病日久，食物运钝

宋师母　胃病日久，食物运钝，停顿胸脘，胀闷如堵，头昏耳鸣，目花心跳，形寒怕冷，满体筋骨疼痛，经来超前，色淡，腰酸带下。舌苔薄白，脉沉小缓。血亏胃恙，拟以兼顾。

党参二两　黄芪二两　首乌三两
熟地五两，砂仁末六钱炒　附块四钱
于术二两，枳壳一两五钱同炒　山药三两　茯苓一两五钱
桂枝四钱　吴萸三钱　香附二两　良姜八钱
香橼一两五钱　瓦楞五两　木香一两二钱　当归一两五钱
白芍一两　川芎一两　龙眼三两　红枣三两
胡桃三两　沙苑三两　枸杞一两　川断一两五钱
杜仲一两五钱　牛膝一两五钱　狗脊一两五钱　桑枝二两
秦艽一两　乌贼骨三两　椿根皮一两半　阿胶三两
元武胶二两　霞天胶二两　饴糖四两　文冰一斤

36. 肺肾两亏，痰蕴肺经

朱某某　肺主降气，肺弱则不能降气；肾主纳气，肾亏则不能纳气。所以痰饮气喘之症，不外肺肾两亏，且气弱则不能化痰，痰蕴肺经，则喉间痰声辘轳[1]，动则气浅，则咳呛喘逆火升，头昏腰酸。冬令畏寒，苔黄厚，夜间口干少液。年臻半百有余，已呈衰颓状态，今冬培植，拟注重肺肾进治。

党参三两　有芪二两　熟地四两，砂仁炒　首乌四两
五味子五钱　天冬一两五钱　麦冬七钱　玉竹一两五钱
黄精一两五钱　元参二两　沙参二两　旋覆花一两五钱
灵磁石七两　海石四两　海蛤壳五两，青黛二钱拌
诃子一两五钱　银杏二十粒　于术二两，枳壳一两二钱同炒
山药三两　茯苓二两　甘草一两　附块四钱
桂枝五钱　山萸肉一两二钱　苏子一两五钱　胡桃三两
补骨脂一两五钱　杜仲二两　沙苑子二两　款冬花一两五钱
阿胶三两　元武胶二两　鹿角胶一两　白蜜三两

---

[1] 辘轳：原指安在井上绞起汲水的器具，又指机械上的绞盘等。在此指绞起汲水时发出的声音，形容漉漉痰声。

文冰一斤

37. 津液内涸，血虚气弱

沈师母　胃病略缓，消化未良，食后胸脘仍然饱胀，迩来[1]咳嗽喉痒有痰，便不爽实，夜多溲溺，带下不多。舌绛苔剥，脉细软弱。津液内涸，每易伤风，血虚气弱，冬令调治，拟以兼顾。

太子参一两　党参二两　绵芪一两五钱　防风七钱
于术三两，枳壳一两二钱同炒　山药三两　茯苓一两半
南沙参一两　元参一两　天冬一两　首乌三两
熟地三两，砂仁末三钱炒松　五味子三钱　诃子一两
香附一两五钱　高良姜四钱　附块五钱　香橼一两五钱
鸡内金一两七钱　木香一两　扁豆衣一两五钱　红枣二两
当归一两　乌贼骨三两　椿根皮一两五钱　旋覆花一两
蛤壳三两　阿胶二两　元武胶二两　霞天胶一两
饴糖三两　文冰十二两

38. 年高之体，气血两衰

金某某　今秋患噤口痢疾，几濒于危，现已便行软条，食欲已苏，量尚未旺。昨受寒伤风，略有咳嗽，鼻塞流涕。年高气血两衰，冬令调治，拟以脾肺同顾。

太子参一两　潞党参三两　绵芪一两五钱　防风六钱
于术二两　山药四两　茯苓一两五钱　粉草一两
扁豆衣一两　木香一两　诃子一两　补骨脂一两
熟地三两　砂仁三钱　首乌二两　沙苑二两
牡蛎五两　红枣八两　旋覆花一两五钱　苏子一两五钱
冬瓜子一两　款冬一两　枳壳七钱　阿胶二两
元武胶二两　霞天胶一两　饴糖四两　文冰十二两

39. 脾肾两亏，腹鸣泄泻

金某某　脾肾两亏，腹鸣泄泻，已有经年，粪中有血，少腹胀满疼痛，津液

〔1〕迩来：近来。迩，音 ěr。《说文解字》云：“迩，近也。”

劫夺，气机下陷。舌质光剥，面浮，腹膨，足肿，食少运钝，脉象沉细。今冬调理，拟健脾止血，补肾固下，使脾有统血之权，肾能固摄不陷。

太子参一两　党参二两　有芪三两　于术四两
山药三两　茯苓二两　甘草一两半　广木香二两
诃子一两五钱　补骨脂一两五钱　肉果一两　白槿花[1]一两
炮姜七钱　白芍七钱　槐花一两五钱　地榆炭一两五钱
川石斛一两五钱　吴萸三钱　赤石脂三两　禹粮石三两
扁豆衣一两　鸡内金一两五钱　谷芽二两　细生地三两，炒松
当归七钱　冬瓜皮一两五钱　五加皮一两五钱　青陈皮各七钱
阿胶一两五钱　霞天胶一两五钱　元武胶二两　文冰一斤

40. 浮肿已瘪，瘕结未消

金某某　浮肿已瘪，瘕结未消，腹膨不宽，便泄止而复作，粪血停而又见，兼有黄下漏溺，复余沥亦有红色。舌中光剥，脉象细数。脾不统血，肾脏气注，再拟脾肾兼顾，固摄健运。

党参一两五钱　有芪一两五钱　熟地五两，砂仁末四钱拌炒炭
首乌四两　于术一两半，枳壳一两五钱炒　山药二两
茯苓一两五钱　甘草一两　当归一两五钱　白芍一两五钱
槐花二两　地榆二两　侧柏二两　小蓟二两
木香一两　白槿花一两五钱　炙诃子二两　五味子一两
补骨脂一两五钱　牡蛎十两　覆盆子一两五钱　青皮一两
红枣五两　沙苑子三两　金樱子二两　杜仲二两
阿胶一两五钱　元武胶一两五钱　鳖甲胶一两五钱　文冰一斤

41. 脾肾两亏，阳气消沉

郁某某　脾肾两亏，阳气消沉，阴寒锢冷，腹笥[2]不暖，四肢不温，消化不良，腹痛泄痢，舌白无华，脉沉软小。自服猛烈温热丹田之剂，便行次减，粪已成条，脾脏之恙略瘳，而肾关未固，辄易遗泄，腰酸背软，腿膝无力。兹当冬

[1] 白槿花：中药名，即木槿花，为锦葵科植物木槿的花，味甘苦性寒，功在清热解毒，凉血利湿，常用于治疗肠风泻血、痢疾、带下病等病症。

[2] 腹笥：原意指腹中的学问，在此指腹部。

令蛰藏，拟以补气填肾，疏健脾胃。

太子参一两	党参二两	绵芪二两	紫河车一具
熟地三两，砂仁五钱炒松		附块一两五钱	菟丝子二两
苁蓉一两	金樱子二两	覆盆子二两	五味子五钱
甘枸杞一两	葫芦巴三两	巴戟天三两	山萸肉一两五钱
首乌三两	川断二两	杜仲二两	狗脊二两
芡实三两	莲肉三两	猪脊筋十条	补骨脂二两
桂枝一两五钱	炮姜六钱	木香一两二钱	于术三两
枳壳二两，两味同炒[1]		茯苓二两	远志一两五钱
杏仁一两五钱	甘草一两二钱	元武胶二两	鳖甲胶二两
霞天胶一两五钱	文冰一斤		

42. 头眩气急，舌干少液

岳母　头眩，舌干少液，气急，足抽筋，吃力，脚酸。

党参二两	绵芪二两	首乌四两	生熟地各三两，砂仁炒
枸杞一两	滁菊一两	沙苑子三两	当归一两五钱
小川芎一两	丹参一两五钱	五味子三钱	天冬一两
南沙参一两五钱	元参一两五钱	龙眼三两	红枣八两
胡桃四两	远志一两五钱	枣仁一两五钱	茯苓一两五钱
于术一两五钱，枳壳炒		山药二两	甘草一两
桑枝一两五钱	牛膝一两五钱	川断一两五钱	杜仲一两五钱
阿胶二两	鳖甲胶一两	元武胶一两	霞天胶一两
冰糖一斤	饴糖四两		

43. 腿膝疲弱，头旋掉眩

李某某　蹲伏起站不能自如灵敏，两足酸软，腿膝疲弱，头旋掉眩，耳鸣目花，心宕振颤，舌糙少液，脉象细软。时当壮年，已呈衰颓状态，曾患中风，筋络失于涵养，饱受刺激，心神感触痛苦。总之，肝心肾三阴悉亏，冬令培植，拟以兼顾进治。

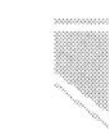

〔1〕两味同炒：指该药与其前一位药同炒，后文中同类表述，如三味、四味之类，皆指此药前的数味药物，包括该药。原稿中又有将数味药以划线方式表示同炒、同煎，为表述方便，加两味、三味、四味等。

吉林参一两	潞党参四两	紫河车两具	绵芪三两
首乌四两	生熟地各四两，砂仁四钱炒		枸杞三两
滁菊一两五钱	沙苑四两	山萸肉二两	料豆衣二两
桑叶一两五钱	黑芝麻三两	天麻一两五钱	灵磁石八两
石决四两	紫贝齿三两	远志三两	酸枣仁三两
柏子仁三两	龙眼四两	红枣四两	当归一两五钱
白芍一两	川芎一两	川断三两	杜仲三两
川怀牛膝各二两	狗脊三两	伸筋草三两	忍冬藤二两
桑枝三两	秦艽一两五钱	蹄筋十五条	猪脑二枚
枳壳一两五钱	于术三两	茯苓三两	甘草一两五钱
四腿虎骨胶二两	阿胶二两	元武胶二两	饴糖五两
霞天胶	鳖甲胶	冰糖一斤	

44. 气阴两虚，肺肾同病

谭某某　年尊之体，风尘多劳，气阴两虚，肺肾同病，咳呛气喘，痰饮交冬则发。口鼻寒气侵袭，首先犯肺，肺素孱弱，引起咳呛，气弱不能化痰，因而宿恙又发矣。痰吐有黄有白，有薄有浓。日常坐而工作，足趾刖[1]脱，步履不健，影响消化，满体筋骨酸痛，腰背更甚，督脉内亏。舌黄中裂，夜间口干，脉象小软。今冬调理，拟以气阴并顾，肺肾两调。

太子参一两五钱	党参二两	绵芪二两	防风七钱，两味同煎
首乌一两	熟地四两，砂仁炒	五味子五钱	山萸肉一两五钱
天冬一两五钱	玉竹一两五钱	南沙参二两	元参二两
黄精一两五钱	坎炁二条	灵磁石八两	
蛤壳六两，青黛六钱拌	海石四两	苏子一两五钱	苦甜杏仁各一两五钱
旋覆花一两五钱	麻黄四钱	桂枝五钱	细辛四钱
于术一两五钱，枳壳一两炒		山药二两	茯苓一两五钱
甘草一两	川断一两五钱	杜仲一两五钱	枸杞一两
沙苑二两	补骨脂一两五钱	胡桃三两	银杏卅粒
龙眼三两	远志二两	桑枝二两	秦艽一两

〔1〕刖：音 yuè，古代的断足之刑，在此指痛苦之甚，犹如断趾之痛。《说文解字》云："刖，绝也。"《广雅》云："刖，断也。"

桑寄生一两五钱　牛膝一两五钱　半夏一两　陈皮六钱
阿胶三两　鳖甲胶二两　元武胶二两　白蜜三两
饴糖四两　文冰一斤

45. 年近平顺，气阴两亏

吴某某（癸巳初冬）　年近平顺，气阴两亏，咳呛气浅，痰饮交冬逢冷则发，静则尚可，动则更甚。肺主腠理，肺弱而腠理疏，卫阳不固，风寒易袭，因之易于咳呛，咳呛遂引动气逆，所以宿恙痰饮气喘，逢冷则发。舌质裂纹，脉象滑数。究属肺肾同病，今冬调治，拟补气养阴，理肺定喘。

台弯须一两　党参三两　绵芪二两　首乌四两
熟地五两，砂仁三钱炒　五味子一两　天冬一两五钱　麦冬一两
沙参二两　元参二两　玉竹二两　坎炁三条
磁石八两　海石三两　旋覆一两五钱
于术三两，枳壳一两二钱同炒　茯苓二两　甘草一两
山药三两　远志三两　龙眼三两　红枣三两
银杏二十枚　苏子二两　叭哒杏仁[1]二两　枇杷叶三十片
款冬一两五钱　补骨脂二两　胡桃四两　杜仲三两
川断二两　阿胶三两　鳖甲胶二两　龟鹿二仙胶二两
白蜜四两　文冰一斤

按：肺主气，肾主阴，哮喘病久，气阴两亏，补气益阴为其正治。第二册中有吴某某另外四案——“多言伤气，津液内耗”“年尊多言，气阴两亏”“哮喘病久，肺肾两亏”“气机浅弱，行动更甚”，其理一也。

46. 耳鸣重听，肾虚肝旺

姚某某　耳鸣重听，已历悠久，腰背酸疼，督脉内亏，肥体本多痰湿，晨起略有咯痰，两胯湿癣瘙痒，左边胁肋胀楚，遇冷肢体不适。舌苔黄，脉左数右软。肾虚肝旺，冬令调治，拟以养阴平肝，化痰祛湿，佐以理气宣络。

太子参一两五钱　党参三两　绵芪三两　首乌五两

〔1〕叭哒杏仁：即巴旦杏仁，又名八担仁、偏桃仁、偏核桃仁等，为蔷薇科植物巴旦杏的干燥种子，味甘性平，功在润肺止咳，化痰下气，常用于治疗虚劳咳嗽、心腹逆闷、血滞经闭、产后瘀滞腹痛等病症。

生熟地各五两	枸杞三两	杭白菊二两	沙苑五两
天麻一两五钱	石决三两	紫贝三两	牡蛎十两
磁石十两	料豆三两	夏枯草三两	旋覆花一两五钱
香橼一两五钱	枸橘梨一两五钱	豨莶草三两	海桐皮三两
白鲜皮三两	五加皮三两	忍冬藤三两	丝瓜络一两五钱
路路通一两五钱	山萸肉一两五钱	于术三两，枳壳一两五钱同炒	
山药三两	粉草一两	川断三两	杜仲三两
桑枝三两	秦艽一两五钱	阿胶三两	元武胶三两
鳖甲胶三两	饴糖四两	白文冰一斤	

按：肾开窍于耳，耳鸣重听，已历悠久，叠之腰背酸疼，肾气虚惫极矣。又兼肥体，本多痰湿，虚实夹杂，湿热纠缠，补气养阴、化痰祛湿之治即成顺理之法。第二册中亦有姚某某“肾亏肝旺，耳听失聪”一案，理法方药一也，可互为参阅。

47. 肺肾两亏，心脏孱弱

倪某某　肺肾两亏，心脏孱弱，气浅咳呛，动则更甚，痰吐尚爽，四肢不暖，鼻塞流涕，易于伤风，纳少无味，便软不畅，睡不时长。舌苔滑白，脉细沉软。冬令调理，拟以兼顾。

潞党参二两	绵芪二两，防风炒	熟地六两，砂仁炒	五味子八钱
附块七钱	坎炁二条	灵磁石一两	海石三两
白石英五两	天麦冬各一两五钱	玉竹一两五钱	旋覆一两五钱
苏子一两五钱	杏仁一两半	款冬二两	首乌三两
于术二两	茯苓一两五钱	山药三两	甘草七钱
远志二两	枣仁一两五钱	桂枝七钱	龙眼三两
红枣三两	杜仲二两	沙苑二两	蛤壳四两
陈皮七钱	谷芽三两	制半夏一两二钱	阿胶二两
元武胶二两	鳖甲胶二两	霞天胶一两	白文冰一斤
饴糖三两			

48. 肾亏肝旺，心脏衰弱

张师母　头跳筋掣，手指、足趾疼痛，胸脘、胁肋、乳房胀疼，气机急促，颧赤火升已减，舌苔淡黄，口味苦淡，吃力则胃家、鼻孔气臭，带下略少，脉左弦大右略小。肾亏肝旺，心脏衰弱，畴昔[1]刺激颇多，病有宿根，今冬调理，仍拟养阴平肝，加进一步，佐以强心理气，而利筋络。

弯须二两	党参三两	绵芪三两	首乌四两
生地五两,砂仁五钱拌炒		熟地四两	枸杞三两
滁菊一两五钱	磁石八两	牡蛎八两	石决三两
天麻一两二钱	桑叶二两	芝麻三两	沙苑四两
料豆衣二两	当归三两	白芍一两	远志三两
枣仁三两	龙眼四两	红枣四两	茯苓三两
柏子仁三两	于术三两,枳壳一两五钱同炒		山药三两
甘草一两	桑寄生二两	秦艽一两五钱	木瓜一两五钱
伸筋草二两	桑枝三两	丝瓜络一两五钱	香橼一两五钱
香附二两	橘叶卅片	橘皮一两	广郁金一两
山栀	阿胶三两	元武胶三两	鳖甲胶二两
文冰一斤			

49. 胃气不和，肺气不降

胡某某　胃气不和，肺气不降，胸脘痞闷，食后饱胀，喉间作痒，频频咳呛，痰吐不多，气分浅急，动则更甚。苔薄裂纹，脉小滑数。自服和胃理气之剂，尚合病机，当兹冬令蛰藏之际，拟及时调养，各方兼顾。

党参三两	绵芪三两	首乌四两	熟地五两
五味子八钱	麦冬七钱	天冬一两五钱	沙参二两
元参二两	玉竹二两	旋覆一两五钱	代赭四两
磁石十两	蛤壳五两,青黛拌	海石四两	苏子二两
甜苦杏仁各二两	于术三两	茯苓三两	山药三两
粉草一两	红枣五两	龙眼五两	远志三两
川断三两	杜仲三两	香橼二两	鸡内金二两
枸橘梨一两五钱	扁豆二两	阿胶三两	元武胶一两五钱
鳖甲胶一两五钱	霞天胶一两五钱	文冰一斤	

〔1〕畴昔：往昔，以往。

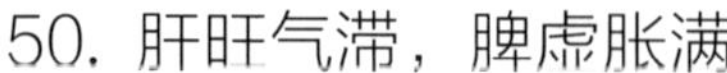

50. 肝旺气滞，脾虚胀满

郁师母 肝旺气滞，脾虚胀满，面浮肢肿，胸痞腹膨，按之坚实，眠不安然，头响耳鸣，喉燥口干，行动气促，四肢无力，腰酸背紧，便坚溲少[1]。舌绛根黄，脉沉细软。今冬调理，拟养阴平肝，理气疏润。

台参一两　党参一两五钱，砂仁拌炒　绵芪二两
生熟地各三两，沉香末一钱二分拌　首乌三两　当归一两五钱
白芍一两　川芎一两　枸杞一两　黄菊一两五钱
沙苑子三两　绿梅花一两　香橼一两五钱　佛手一两五钱
香附二两　郁金一两五钱　于术皮二两，枳壳一两八钱同炒
山药二两　茯苓二两，带皮　枸橘梨一两五钱　九香虫一两六钱
路路通二两　枣仁二两　远志二两　龙眼三两
红枣三两　川断二两　杜仲二两　川石斛一两五钱
瓜蒌二两　麻仁二两　郁李肉一两五钱　桑枝二两
秦艽一两五钱　伸筋草二两　络石藤二两　狗脊一两五钱
阿胶三两　元武胶二两　鳖甲胶二两　白蜜四两
冰糖一斤

按：第二册中有郁师母“气滞郁结，失于条达”一案，两案相参，气滞肝木失于条达，肢肿脾土运化不健，木乘于土，此案偏于肝旺，后案偏于气滞，可互为参阅。

51. 积虚之体，头眩目花

吴某 头眩目花，耳鸣岑岑[2]，心旌惴宕悸惕，记忆不良，肝火时升，辄易恼怒，意志不能控制，往往言语失检，食后泛酸，腰背酸痛，经事落后，白带频下。心脏弱，神经衰，积虚之体，亏非一端，今冬调理，心肾肝脾兼顾并治。

太子参一两　党参一两五钱　绵芪一两五钱　首乌四两
生熟地各三两，砂仁三钱炒　枸杞一两　黄菊一两
沙苑二两　丹参一两五钱　当归一两五钱　川芎一两
龙眼三两　红枣四两　远志二两　枣仁二两

〔1〕便坚溲少：原稿本此后有“大便干结”四字，与前文“便坚”重复，故删。
〔2〕岑岑：岑，音 cén，山小而高。岑岑，胀痛貌、沉沉貌。

柏子仁二两 茯苓一两五钱 磁石六两，辰砂拌 于术二两，枳壳一两炒
山药三两 甘草一两 川断一两五钱 杜仲一两五钱
香附一两五钱 良姜五钱 椿根皮一两五钱 乌贼骨三两
香橼一两五钱 扁豆一两五钱 阿胶三两 元武胶一两五钱
霞天胶一两五钱 文冰一斤

52. 肝肾阴亏，肺胃又弱

周某某　外表充盈，内蕴不足，肝肾阴亏，肺胃又弱，头昏眩晕，不耐多劳，食物不能凉性，消化不良，容易感冒，咳嗽喉痒，痰少，两臂酸痛，曾经难以高举，大便结而不利，旋溲[1]夜间频有。苔薄白质裂，脉左弦右缓。际兹蛰藏，拟及时调摄。

党参三两，砂仁炒 绵芪三两，防风炒 熟地六两，白附块三钱炒
山萸肉一两五钱 山药三两 茯苓二两 首乌四两
元参二两 五味子七钱 南沙参二两 枸杞一两五钱
沙苑三两 料豆衣一两五钱 当归一两五钱，桂枝四钱炒
川芎一两 伸筋草一两五钱 络石藤一两五钱 秦艽一两五钱
桑枝三两 香附一两五钱 高良姜五钱，两味同炒
谷芽三两 陈皮一两 于术三两，枳壳一两二钱炒
桑螵蛸二两 旋覆花一两五钱 蛤壳一两 川断二两
杜仲三两 狗脊二两 阿胶二两 元武胶二两
鳖甲胶一两五钱 霞天胶一两 饴糖四两 白炼蜜四两
文冰一斤

53. 贫血之体，气不和融

顾女士　贫血之体，气不和融，所谓血不养气，气不行血。面瘦形憔，头眩耳鸣，食欲淡薄，口干苔黄，味苦少液，失眠心跳，胸闷气痞，怕冷肢清，腰背腹部酸胀，脉象细软。时值冬令，拟养血为主，佐以理气安神而和营卫。

党参一两五钱 绵芪一两五钱 首乌四两
生熟地各三两，砂仁二钱炒松 当归一两五钱 川芎一两
丹参一两五钱 白芍七钱，桂枝四钱炒 龙眼三两

[1] 旋溲：原稿本作“漩溲”，据文意改，指小便短而急。

红枣三两　远志一两五钱　枣仁一两五钱　柏子仁一两五钱
粉草六钱　沙苑二两　枸杞七钱　料豆衣一两
于术二两，枳壳一两炒　山药二两　茯苓一两五钱　苏梗一两五钱
香附一两五钱　川断一两五钱　杜仲一两五钱　狗脊一两五钱
秦艽一两　阿胶二两　元武胶二两　鳖甲胶一两五钱
文冰一斤

54. 头昏眩晕，心脏悸惕

柯某某　头昏眩晕，有时险遭跌仆，步履稍急，气机便促，心脏悸惕，一入冬令，四肢不暖，腰膂环跳酸软，工作不耐多劳。舌绛中裂，脉沉小软。际兹封藏，拟及时调理。

党参二两　绵芪二两　生地三两　熟地四两，砂仁四钱炒
首乌四两　枸杞一两　黄菊一两五钱　沙苑三两
料豆衣一两五钱　灵磁石五两　天麻一两　桑叶一两五钱
黑芝麻三两　远志三两　枣仁二两　柏子仁二两
龙眼三两　红枣三两　当归一两五钱，桂枝六钱炒
川芎一两　于术三两，枳壳一两二钱炒　山药三两
茯苓一两五钱　甘草一两　鸡距子[1]二两　川断三两
杜仲三两　狗脊二两　牛膝二两　猪脑二枚
虎骨胶一两　阿胶二两　元武胶二两　鳖甲胶二两
文冰一斤

55. 浑体痉缩，疼痛发麻

钱女士　肝主一身之筋，筋络寒则拘挛，热则松弛，物之常理。而今浑体痉缩，疼痛发麻，此中不独肝！且气郁湿滞，兼而有之。头昏眩晕，胸腹闷痛，腰脊背紧，紧张时皮肤筋现青色，足趾湿气反不瘙痒。平时容易失眠、感冒，便行不纳常轨。苔白黄，脉左小软右数。肝旺血虚，今冬调理，拟养血疏肝，理气化湿。

党参二两　生熟地各五两，砂仁末四钱炒　首乌五两

〔1〕鸡距子：中药名，首见于《苏沈良方》，即枳椇子，为鼠李科植物枳椇带有肉质果柄的果实或种子，味甘酸性平，功在解酒毒，止渴除烦，止呕，利大小便，主治醉酒、烦热、口渴、呕吐、二便不利等病症。《本草拾遗》云："止渴除烦，润五脏，利大小便，去膈上热，功用如蜜。"

鲜生地五两　当归三两　赤白芍各一两五钱　丹参三两
川芎一两五钱　枸杞一两　黄菊一两五钱　沙苑三两
夏枯草三两　忍冬藤三两　豨莶草三两　海桐皮三两
五加皮三两　川连八钱　川柏一两　于茅术各二两，枳壳炒
梧桐叶三两　白松皮[1]三两　茯苓皮四两　泽泻二两
粉萆薢二两　牛膝三两　伸筋草三两　络石藤二两
有芪二两，防风八钱炒　香附二两　木香一两五钱　青皮一两
川断三两　杜仲三两　郁金一两　路路通三两
阿胶三两　元武胶三两　鳖甲胶三两　文冰一斤

56. 肾亏气虚，头眩胀晕

祁某某　肾亏气虚，经常操劳，头眩胀晕，目干耳鸣，气短，呼吸急促，肉削，皮肤干苍，精神疲软[2]，腰背疼楚，怕冷肢酸，苔黄质绛，口干少液，肛门下垂，仍然漏红，大便溏薄，日行数次，脉象左弦右小。今冬调摄，拟养阴益气，健运脾胃。

党参一两五钱　绵芪一两五钱　首乌三两
熟地三两，砂仁二钱炒　山萸肉一两　山药三两　茯苓一两五钱
五味子五钱　沙苑三两　料豆衣一两　桑叶一两二钱
黑芝麻二两　当归一两二钱，桂枝二钱炒　甘草一两
于术二两，枳壳八钱炒　无花果二十枚　桑枝二两　秦艽一两
川断一两五钱　杜仲一两五钱　木香一两　诃子一两五钱
白槿花一两五钱　鸡距子一两五钱　红枣半斤　龙眼四两
阿胶二两　元武胶二两　鳖甲胶一两五钱　文冰一斤四两

57. 头胀眩晕，面目干燥

胡某某　头胀眩晕，面目干燥，耳鸣心悸，动辄疲倦，恶寒足冷，舌绛无苔，中间裂纹，喉干不润，舌上少液，吐血年发，时常遗泄，腰痛牵制，脉象左

---

〔1〕白松皮：中药名，诸书未见载录。《本草纲目》中见载赤松皮，用以收敛生肌。《圣济总录》中有松皮汤，以老松白皮入药，治疗风热目赤、脑中积热。近代医家认为松木皮具有祛风除湿、活血止血的作用，常用于治疗风湿骨痛、跌打损伤等。可互为参考。另据本案医意，以及稿本其他案例中的用药分析，以白鲜皮易之，亦属合宜。

〔2〕软：原稿本作“劳”，据文理改。

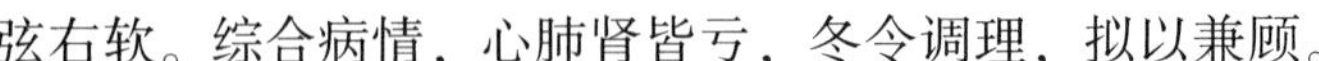

弦右软。综合病情，心肺肾皆亏，冬令调理，拟以兼顾。

吉林参六钱　党参二两　绵芪二两　鲜金斛三两
鲜生地五两　大生地四两　首乌四两　枸杞一两
沙苑三两　天冬一两五钱　玉竹一两五钱　沙参二两
元参一两五钱　五味子五钱　干百合一两　黑木耳二两
冬术一两五钱，枳壳八钱炒　山药二两　茯苓一两五钱
蛤壳四两　冬瓜子一两五钱　枣仁一两五钱　牡蛎四两
桑寄生一两　川断一两五钱　金樱子二两　覆盆子二两
杜仲一两五钱　藕节三两　侧柏二两　女贞子二两
墨旱莲一两五钱　阿胶二两　鳖甲胶二两　元武胶二两
文冰一斤

58. 头昏耳鸣，脑力不充

胡某某　头昏耳鸣，脑力不充，做事往往乏神，易于颧赤火升，晨起喉燥口干，舌质绛红，芒刺密布，寐不安宁，便行不畅，肢体疲弱，脉小软数。冬令调理，拟补肾宁心，生津健运。

吉林参六钱　党参一两五钱　绵芪一两五钱　首乌四两
生熟地各三两　枸杞一两　沙苑子三两　黄菊一两二钱
桑叶一两五钱　黑芝麻二两　远志二两　枣仁二两
茯苓神各二两　磁石三两，辰砂拌　红枣四两　柏子仁一两五钱
川石斛一两五钱　龙眼四两　于术二两，枳壳一两炒
山药三两　甘草一两　木香一两　元武胶三两
阿胶二两　鳖甲胶二两　文冰一斤

59. 头眩耳鸣，心跳少眠

虞师母　头眩耳鸣，目花，心跳少眠，肝胃气逆，胸闷泛恶，消化不良，不能吃力多劳，汗出，背脊、满体酸痛不适，经事参前，色量尚宜。总之气血两亏，冬令培养，拟以兼顾。

吉林参一两　党参二两　绵芪二两　生地六两
熟地八两　首乌五两　枸杞一两　山萸肉一两五钱
当归三两　白芍一两　丹参三两　川芎一两五钱

龙眼五两	红枣六两	远志二两	枣仁二两
茯苓二两	柏子仁三两	沙苑子四两	料豆衣一两五钱
桑叶一两五钱	黑芝麻三两	香附二两	香橼一两五钱
桑寄生二两	秦艽一两五钱	鸡血藤二两	桑枝三两
川断三两	金狗脊三两	杜仲三两	牛膝三两
于术三两	山药三两	鸡内金二两	木香一两五钱
阿胶三两	元武胶二两	鳖甲胶二两	霞天胶一两
文冰一斤四两			

60. 肝肾两亏，不耐多劳

王某某 肝肾两亏，不耐多劳，舌绛芒刺，裂纹少液。晨起间或痰中红丝，吃力尿频，动则气急，溺后漏精，脉象细数。冬令调理，拟以兼顾。

党参一两五钱	南沙参三两	元参三两	五味子四钱
天冬一两五钱	紫河车一具	黄芪一两五钱	鲜生地五两
大生地五两	首乌三两	玉竹二两	鲜芦根五两
鲜茅根五两	蛤壳六两	白石英六两	象贝母二两
冬术二两	枳壳一两，两味同炒	山药三两	茯苓二两
牡蛎十两	芡实三两	湘莲三两	金樱子二两
覆盆子二两	女贞子二两	墨旱莲二两	茜草二两
藕节四两	阿胶二两	元武胶二两	鳖甲胶二两
冰糖一斤			

61. 阴虚内热，肺肾两亏

王某某（甲午初冬） 每值霉令[1]，时发湿气，入冬干燥，略有咳嗽，春季疲劳过度，复见咯血，未多即止，溲溺仍有余沥。舌质前绛，裂纹未弥，脉象细弦。阴虚内热，肺肾两亏，今冬调理，将前方增删。

党参三两	河车一具	绵芪二两	南沙参三两
元参三两	天冬二两	五味子八钱	大生地六两
首乌五两	玉竹三两	黄精二两	冬术三两

〔1〕霉令：指“梅雨”，亦作“黄梅雨”或“霉雨”，是指我国南部地区每年5月至7月（初夏）出现持续天阴而有雨的天气现象。

山药三两　茯苓二两　鹅管石[1]四两　白石英七两
海蛤壳七两,青黛拌　菟丝子二两　沙苑子一两　覆盆子二两
金樱子二两　桑螵蛸二两　女贞子二两　墨旱莲二两
左牡蛎十两　石莲子一两半　南芡实三两　侧柏叶二两
陈藕节五两　淡竹叶三十片　淡黄芩二两　阿胶二两
元武胶二两　鳖甲胶二两　白炼蜜五两　文冰一斤

62. 内侵风寒，久伏不散

邹某某　昔年内侵风寒，外因跌伤，久伏不散，稽留筋骨之间，遂致背脊、腰膂、肩臂、腿膝历节疼痛抽掣。头昏咳嗽，舌苔厚腻，兼之茶酒香烟，湿痰熏蒸，形寒怕冷，脉象沉小，体温低极。自服温通经络、疏化湿痰之剂，尚合病机。兹当冬令收藏，拟及时调理，用药仍循原意增味，顾本治病同进。

党参一两五钱　绵芪一两五钱　首乌三两　熟地四两
当归二两　川芎一两　红花七钱　连节麻黄一两五钱
原桂枝二两　细辛五钱　附块三两　鹿角片二两
虎骨三两　川断三两　鸡血藤二两　杜仲三两
金狗脊二两　秦艽一两五钱　补骨脂二两　桑寄生二两
山萸肉一两　葫芦巴三两　巴戟天三两　怀牛膝三两
茅山术一两五钱　于潜术三两　原山药三两　白茯苓二两
川朴五钱　沙苑子三两　料豆衣二两　旋覆花一两五钱
丝瓜络一两五钱　苏子二两　阿胶三两　元武胶二两
霞天胶一两五钱　文冰一斤

63. 肾虚肝旺，气阴两亏

陈某某　局部硬化，发现振颤、拘挛紧缩等情，而诊左手足行动，难以自主，即此肝病状态张明显著。肝藏血，又主一身之筋，热则缩，寒则弛，且肝偏左升，肝热则血少，血少则筋络无以润泽，遂致嘴微左斜，左足趾举扬不能任意，此系血热肝旺，筋络硬化，拘挛难以自主。手足本是末梢神经，气不能达，亦属气虚之候，且夜溺频频，肾无约束之权。举上二则，肾虚肝旺，气阴两亏是

〔1〕鹅管石：中药名，为海产腔肠动物树珊瑚科栎珊瑚的石灰质骨骼，或矿物钟乳石的细长尖端部分（滴乳石，又名钟乳鹅管石），味甘咸性温，功在温肺，壮阳，通乳，常用于治疗肺痨咳嗽、气喘吐血、阳痿膝软、乳汁不下等病症。

无待言，冬令收藏，拟以兼顾。

党参一两五钱	绵芪一两五钱	首乌四两	熟地四两
枸杞一两	杭菊一两	沙苑四两	天麻一两
牡蛎十两	石决二两	桑叶一两五钱	黑芝麻三两
于术一两五钱	山药三两	茯苓二两	山萸肉一两
鸡血藤二两	木瓜二两	桑寄生二两	秦艽一两五钱
川断二两	伸筋草二两	杜仲三两	络石藤二两
老钩藤一两五钱	天仙藤二两	当归一两五钱	川芎一两
菟丝子二两	覆盆子三两	金樱子三两	桑螵蛸四两
干淡菜一两	猪脊筋七条	虎骨胶一两	阿胶一两五钱
元武胶三两	白文冰一斤		

64. 血虚肝旺，血热妄行

何太太　《内经》云：血得热则妄行。又云：肝藏血。再云：肝脏内寄相火。自从多产血虚，血虚肝旺，肝旺则血热妄行，因此经来一月两至，颇多。日久更兼操劳烦心，遂致头眩耳鸣，心跳面皖，易于恼怒，大便干艰，肠燥不润，肌肤湿瘰，得热焮起，瘙痒不堪，湿热复盛。舌绛苔黄，脉细弦数。际兹冬令，拟养血凉血，宁心平肝，益气收束，佐以化湿。

太子参三两	绵芪三两	生熟地各五钱	首乌六钱
鲜生地五两	当归二两	于术三两	茯苓三两
枣仁三两	远志三两	白芍一两五钱	柏子仁三两
连翘心三两	棕榈炭三两	茜草叶三两	侧柏叶三两
紫葳花二两	桑叶三钱	胡麻子四钱	黄甘菊三两
夏枯草三两	淡黄芩三两	干莲房二十枚	陈藕节四两
赤石脂三两	禹粮石三两	黑山栀二两	豨莶草三两
海桐皮三两	白鲜皮三两	地肤子三两	金银花三钱
郁李肉四两	火麻仁五两	瓜蒌仁五两	大麦仁三两
鳖甲胶二两	阿胶二两	元武胶二两	白炼蜜
文冰			

65. 神经衰弱，睡眠不足

眭某某　神经衰弱，睡眠不足，多梦易醒，心旌不安，目力不济，难以多看，久视就觉昏糊，眼胞低压，腰膂酸软，足膝无力，背脊疲惫。舌苔薄白，脉象沉细。肝心肾三阴皆亏，冬令调理，拟补肾宁心为主，佐以强筋健益。

太子参二两　潞党三两　有芪三两　熟地四两
生地四两　首乌五两　五味子六钱　枸杞一两五钱
菟丝子二两　沙苑子四两　金樱子一两五钱　覆盆子一两五钱
杜仲二两　川断二两　狗脊二两　于术三两
茯苓二两　山药三两　甘草一两　远志二两
枣仁二两　龙眼三两　红枣三两　滁菊一两五钱
牛膝二两　紫河车一两　天冬一两五钱　灵磁石十两
牡蛎十两　决明子二两　阿胶二两　鳖甲胶二两
元武胶三两　文冰一斤

66. 肾亏肝阳，头常眩晕

阳某某　前日突然神志昏蒙，仆跌在地，幸而少年，不成大患，此乃上重下轻必然之理。肾亏肝阳，势所难免，而今头常眩晕，尚未恢复。苔薄白，脉软缓。今冬调理，拟肾肝同治。

党参二两　黄芪二两　河车一具　枸杞二两
滁菊二两　沙苑六两　料豆三两　首乌七两
生地四两　熟地四两　川芎一两　白芍一两
夏枯草三两　绿梅花一两　蔓荆子一两五钱　怀牛膝一两五钱
牡蛎五两　灵磁石四两　于术二两　山药三两
茯苓二两　生熟甘草各一两　宣木瓜一两五钱　猪脑子二只
阿胶二两　元武胶二两　鳖甲胶二两　饴糖四两
炼蜜四两　文冰一斤

67. 外表不弱，正阳暗损

刘某　外表不弱，正阳暗损，年当韶华[1]，已呈衰状，而今急起直追，补益正元，以求挽回。

别直参五钱　党参二两　黄芪二两　熟地六两

〔1〕韶华：美好的时光，常指春光。又指青年时期，多指女子。秦观的《江城子》云："韶华不为少年留，恨悠悠，几时休。"

首乌五两　枸杞一两五钱　五味子六钱　金樱子二两
覆盆子二两　山萸肉一两五钱　仙灵脾二两　锁阳片二两
菟丝子三两　葫芦巴四两　海狗肾一条　巴戟天四两
蛤蚧尾一对　钟乳石三两　淡苁蓉二两　红枣十二两
猪脊髓　阿胶二两　元武胶二两

68. 劳神伤气，五脏皆病

曾某某　平日劳神伤气，五脏皆病，幸调治有方，尚堪敷衍。兹当冬令，再进培养，以资维持现状，而求逐步转健，所以立方兼顾并调。

吉林参一两　党参二两　黄芪二两　首乌六两
生地四两　熟地四两　枸杞二两　滁菊一两五钱
沙苑六两　料豆一两五钱　猪脑子　猪肺
桑叶二两　胡麻子四两　南沙参二两　天冬二两
元参二两　五味子一两　玉竹二两　黄精二两
山药三两　冬术三两，枳壳炒　茯苓二两　柏子仁二两
远志三两　枣仁三两　香附二两　乌药一两五钱
枸橘梨一两五钱　当归一两五钱　飞辰砂二钱　牡蛎十两
金樱子三两　覆盆子三两　川断三两　杜仲三两
狗脊三两　青陈皮各一两　木香一两五钱　小红枣半斤
黑木耳二两　黄鱼鳔二两　阿胶三两　元武胶三两
鳖甲胶二两　霞天胶二两　饴糖四两　文冰一斤半

69. 血虚肠燥，肝阳常升

朱师母（甲午年）　血虚肠燥，肝阳常升，心脏又弱，睡眠不良，引起头昏，略为劳动便作心跳[1]，且贫血颇重。肠液干涸，便艰难行，但湿热尚盛，消化不健，纳不香餐。肠胃久病，多由气血并亏，以致于斯。舌根黄，苔经常不薄，腰酸足软，臀部针痕，久不弥缝，脉象软小。当此冬令调理，拟平肝安神，健胃润肠。

党参二两　绵芪二两　首乌四两
生熟地各四两，砂仁末六钱拌炒　于术三两，枳壳二两炒

[1] 心跳：此案中“心跳”结合前文应为心悸，感觉心跳加速、强烈或不规则。

山药三两 茯苓二两 当归二两 白芍一两半
川芎一两 丹参二两 枸杞一两五钱 黄菊一两五钱
沙苑三两 料豆一两五钱 远志二两 枣仁二两
龙眼三两 红枣四两 胡桃三两 黑木耳二两
川朴七钱 桂木五钱 淡吴萸五钱 香附三两
高良姜七钱 乌梅饼十一枚 鸡内金二两 建曲三两
谷麦芽各三两 青陈皮各一两 香橼二两 火麻仁四两
郁李仁三两 瓜蒌仁四两 大麦仁三两 川断三两
杜仲三两 狗脊三两 桑寄生三两 阿胶三两
元武胶三两 霞天胶二两 饴糖五两 白蜜四两
文冰一斤四两

按：此为朱师母甲午年（1954）案例，第二册亦有其乙未年（1955）“气阴两亏，肝肾并虚”一案，究其本质，肝肾并虚，气阴两亏，以致肝阳常升，血虚肠燥，诸症蜂起，或补气，或养阴，或平肝，或健胃，或安神，或润肠，种种不一，所用理法大同小异。

70. 气弱阳虚，湿痰稽留

王某某 年逾花甲，气弱阳虚，湿痰稽留，胃肠消化不健，每每胸痞饱胀，大便渐较正常，腹痛已止，惟咳痰尚爽。舌苔根白不净，脉象缓数，比前已略起色。今冬调理，拟温养益气，疏理胃肠。

高丽参一两五钱 毛角片[1]五钱 潞党参三两 大有芪三两
于术三两 山药三两 茯苓二两 首乌五两
生地四两 附块一两五钱 五味子一两 山萸肉一两五钱
原桂枝一两五钱 白芍一两五钱 川朴七钱 生茅术二两
当归一两五钱 红枣四两 益智仁三两 苏子梗各四两
光杏仁三两 旋覆花三两 良姜七钱 香附三两
香橼二两 扁豆衣二两 谷麦芽各三两 制半夏一两五钱
青陈皮各一两 木香一两五钱 桑寄生二两 牛膝二两

〔1〕毛角片：中药名，即鹿茸片，又指鹿角片，味甘咸性温，功在壮元阳，补气血，益精髓，强筋骨，常用于治疗虚劳羸瘦、精神困倦、眩晕耳聋、阳痿滑精、崩漏带下、腰膝酸软等病症。

川断二两　杜仲二两　阿胶二两　龟板胶一两
霞天胶二两　饴糖六两　白文冰一斤

71. 头胀昏疼，面色不华

张某　头胀昏疼，面色不华，瞳神放大，记忆不良，精神疲倦，懒于动作，发言不宏，持重无力，寐时不多。舌绛芒刺，脉象细软。肝肾内亏，当此冬令，拟简括培养，以资充实。

党参二两　绵芪二两　熟地五两　首乌五两
河车一具　枸杞四两　黄菊一两五钱　沙苑子五两
料豆衣一两五钱　当归一两五钱　白芍一两五钱　黑胡麻四两
远志一两五钱　枣仁一两五钱　于术二两　茯苓二两
山药三两　甘草一两　龙眼三两　胡桃三两
阿胶二两　元武胶二两　鳖甲胶二两　白文冰一斤

72. 气阴两亏，精神疲倦

李某某　气阴两亏，精神疲倦，不耐多劳，畏寒肢冷，头晕。舌中裂，脉沉细软。冬令调摄，拟兼顾。

党参三两　绵芪三两　熟地六两，砂仁四钱拌炒
首乌五两　桂枝七钱　白芍一两五钱
于术三两，枳壳一两五钱同炒　山药三两　茯苓三两
粉甘草一两　沙苑四两　枸杞一两五钱　淡附片三钱
五味子五钱　菟丝子二两　山萸肉一两五钱　淡元参二两
天冬二两　全当归一两五钱　远志二两　黑胡麻四两
料豆衣一两五钱　红枣一斤　金狗脊二两　杜仲二两
鳖甲胶一两五钱　阿胶二两　元武胶二两　霞天胶一两五钱
文冰一斤

73. 气阴并亏，肠燥胃病

章某某　头昏目花，略有耳鸣，背脊腰膂酸软无力，精不封蛰，无梦遗漏，足膝不暖，大便干艰，运化不健。苔白，脉象软小。气阴并亏，肠燥胃病，冬令调理，拟益气养阴，润肠健运。

党参三两	绵芪一两	首乌六两	
生熟地各四两，砂仁末拌炒		附子五钱	桂枝七钱
白芍一两五钱	于术三两，枳壳炒	山药三两	茯苓三两
枸杞一两	山萸肉一两五钱	沙苑五两	五味子一两五钱
金樱子三两	覆盆子三两	菟丝子三两	川断三两
杜仲三两	狗脊二两	麻仁四两	郁李仁四两
瓜蒌仁四两	甘草一两五钱	红枣八两	牡蛎十两
川柏一两五钱	泽泻一两	阿胶二两	鳖甲胶二两
元武胶三两	饴糖四两	白炼蜜四两	文冰一斤

74. 肝旺血热，营阴受损

沈某某　禀赋肝旺血热，自经刺激，营阴受有打击，浑体经络失去自然，头眩目昏，脑部筋络零星蠢动，心中懊憹，悲观流泪。晨起面浮，夜间火升，心跳掌灼，有时少眠，喉间有痰，咯吐黏厚，胸胁痞胀，气不舒泰，舌本发麻，苔黄根厚，脉象左右弦数而滑。冬令调理，拟平肝清养，理气开郁。

党参一两五钱	有芪一两五钱	首乌五两	细生地四两
熟地四两	丹参二两	当归一两五钱	赤芍一两五钱
白芍七钱	枸杞一两	桑叶一两五钱	黄菊一两五钱
沙苑四两	石决四两	料豆二两	绿梅一两五钱
天麻一两二钱	胡麻三两	香橼皮一两五钱	佛手一两五钱
郁金一两五钱	山栀二两	淡芩一两五钱	凌霄花[1]二两
旋覆花一两五钱	竹沥夏[2]一两五钱	陈皮一两	枸橘梨一两五钱
远志一两五钱	枣仁二两	冬术二两	茯苓二两
山药二两	川断二两	杜仲二两	牡蛎七两
牛膝二两	夏枯花二两	猪脑三只	鳖甲胶三两
阿胶二两	元武胶二两	文冰一斤	

〔1〕凌霄花：中药名，为紫薇科植物紫薇的花，又称紫葳花、吊墙花等，味甘酸性寒，功在凉血祛瘀，常用于治疗血滞经闭、血热风痒、癥瘕、跌打损伤等病症。

〔2〕竹沥夏：中药名，即竹沥半夏，为半夏净片用鲜竹沥拌匀，使之吸尽晾干，功在清化热痰，痰之偏于黄稠者宜之。

75. 相火妄动，摄纳无权

孙某某 肾阴先亏，相火妄动，摄纳无权，气常急促，并有痰声。肺又不降，精关不固，遗泄颇行，有梦无梦，兼而有之。寐无长寤，且易多梦，精神疲倦，头痛项疼，容易感冒。舌苔薄白，脉左弦数。冬令调理，拟以扶阴抑阳，补气巩固。

党参三两	有芪二两，防风同炙	首乌四两	生熟地各三两
枸杞一两五钱	五味子一两五钱	南沙参二两	天冬二两
金樱子三两	覆盆子三两	龙胆星二两	川柏二两
黑山栀三两	牡蛎十五两，青黛二钱拌		诃子四两
沙苑子六两	茯苓三两，辰砂拌	山药四两	于术三两
灵磁石十两	蛤壳五两	旋覆花二两	半夏一两五钱
石莲子三两	阿胶二两	鳖甲胶二两	元武胶三两
白文冰一斤	黄鱼鳔十五只		

76. 经来参前，平素血热

陈师母 经来一月两次，参前色深，平素血热，足以为证。而血热则肝旺，肝旺则肾亏，相循为患，所以肝阳头昏，心跳少眠。舌质绛赤，红刺裂痕，脉象弦数。冬令拟学古法，泻南补北[1]，以济其平。

党参一两五钱	河车一具	有芪一两五钱	生地四两
鲜生地八两	首乌四两	当归一两	白芍七钱
胡黄连一两	生甘草一两	凌霄花二两	红山栀二两
冬桑叶一两五钱	黑胡麻三两	胡天麻一两五钱	石决明三两
黄菊二两	甘枸杞一两五钱	沙苑子四两	远志一两五钱
枣仁二两	磁石七两，辰砂二钱拌		牡蛎十两
夏枯草二两	茯苓二两	侧柏二两	地榆二两
樗白皮二两	阿胶一两五钱	元武胶二两	鳖甲胶二两
文冰一斤			

膏滋方

[1] 拟学古法，泻南补北：指仿《难经·七十五难》中根据五行生克关系，对肝实肺虚而脾土无恙的病症，采用泻心火、补肾水的方法来治疗。

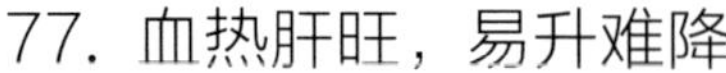

77. 血热肝旺，易升难降

徐四少奶奶　今夏肝阳又发，头旋掉眩，不能行动，心旌悸惕，难以成眠，即投平降安神，渐渐平复，而仍是偏于右首，终属血热肝旺，易升难降。舌苔右白，脉象右数。冬令调理，拟重于平降肝阳而安心神。

党参三两	有芪三两	生地七两	熟地四两
首乌六两	枸杞一两五钱	滁菊三两	沙苑七两
石决四两	磁石十两	牡蛎十五两	桑叶三两
黑胡麻四两	夏枯花三两	胡黄连一两	生甘草一两五钱
海藻三两	远志三两	枣仁三两	于术三两
山药三两	茯苓三两	桑寄生三两	川断三两
厚杜仲三两	红枣六两	龙眼三两	当归一两五钱
白芍一两	生铁落半斤	猪脑子二枚	阿胶三两
元武胶三两	鳖甲胶二两	炼蜜四两	文冰一斤

78. 头眩腰酸，肺肾两亏

王某某　头眩俯仰而作，腰酸乏力遂觉，舌质光绛，芒刺甚密，思虑过多，睡眠不甜，且频频有梦，天气寒冷，手足不暖，脉象细数。肺肾两亏，拟以兼顾。

党参一两	绵芪一两	首乌三两	熟地三两
五味子六钱	天冬一两	淡元参一两五钱	南沙参一两五钱
远志一两五钱	枣仁一两五钱	枸杞五钱	沙苑子二两
川断一两	杜仲一两	红枣四两	龙眼二两
冬术二两	茯苓一两五钱	山药二两	阿胶五两
龟板胶五两	白文冰十二两		

79. 中气不足，溲便为变

王某某（男，35 岁）　昔年便血，肠红停止数载复发，转为经常便时血粪兼下，腹痛尚无，所苦起居饮食如恒，惟小便时要连带漏红。此系中气不足，溲便为变，还拟益气固下。

太子参一两	党参二两	黄芪二两	于术三两，枳壳二两炒
山药三两	甘草二两	茯苓二两	熟地五两

首乌二两　枯芩一两　白芍一两　当归一两五钱
地榆二两　藕节四两　侧柏二两　茜草二两
小蓟二两　木香一两　青皮七钱　赤石脂三两
禹粮石三两　阿胶二两　元武胶二两　文冰半斤

80. 肾阴内亏，相火偏亢

王某某（男，32 岁）　肝主一身之筋，疝属气虚着寒，劳力起因，肾阴内亏，相火偏亢，肾囊海底之间筋掣疼痛，睾丸胀大，右胁腹有块，右足屈伸牵制，头晕腰痛。综合病情，拟肝肾同调，佐以理气。

金铃子二两五钱　延胡索二两五钱　淡吴萸三钱　小茴香五钱
荔枝核二两　橘核二两　昆布二两　海藻一两五钱
香附三两　青皮一两　党参二两　绵芪四两
熟地三两　山萸肉二两　葫芦巴二两　巴戟天二两
于术三两　枳壳二两　山药三两　茯苓二两
沙苑三两　川断三两　杜仲三两　狗脊三两
阿胶二两　鳖甲胶二两　冰糖半斤

81. 肝肾暗伤，脾阳受损

戚某某　早受严威，心绪怯恧[1]，频年戕伐，肝肾暗伤，驱除虫患，脾阳受损。而今头昏眩晕，肩络抽掣，连及背部，时觉酸痛，心旌恐怯，怕烦易醒，气机浅弱，多动喘急，腹中瘕攻，便行不实，小溲沉淀，恶臭异常，相火偏旺，不耐持久，腰酸腿软，肢软乏力。苔薄质绛，脉沉细软。壮年病丛，不外乎五脏，肺独健旺，今冬图治，拟以复方成剂，即希高正。

太子参三两　潞党参三两　炙绵芪三两
大熟地五两，炒松，砂仁四钱拌炒　制首乌五两
野于术四两，枳壳一两五钱同炒　怀山药五两　白茯苓四两
枸杞子三两　菟丝子三两　金樱子三两　覆盆子三两
锁阳片二两　益智仁三两　补骨脂三两　五味子七钱
巴戟天三两　广木香二两　山茱萸一两五钱　诃子肉三两
绿升麻五钱　大白芍三两　纹秦艽二两　威灵仙三两

〔1〕 恧：音 nǜ，惭愧之意，在此谓怯弱、软弱等。

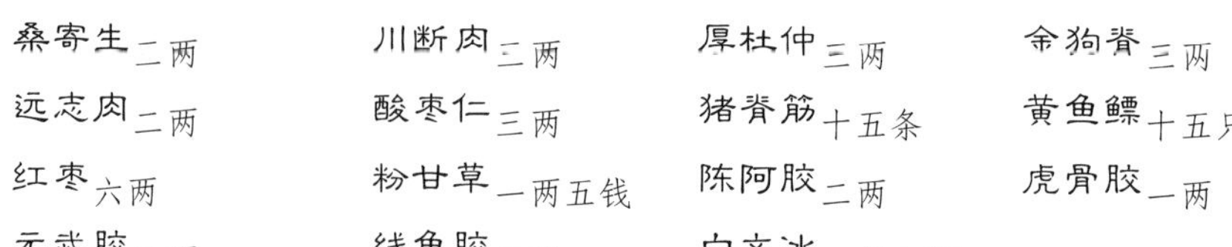

桑寄生二两	川断肉三两	厚杜仲三两	金狗脊三两
远志肉二两	酸枣仁三两	猪脊筋十五条	黄鱼鳔十五只
红枣六两	粉甘草一两五钱	陈阿胶二两	虎骨胶一两
元武胶三两	线鱼胶三两	白文冰一斤八两	

82. 阳气不充，精神萎顿

卜世兄　幼年外疡受伤，发育因有障碍，肺体暗伤，肌表不固，易于感冒，痰痒咳嗽，肢尖不暖，尚觉恶寒，阳气不充，精神萎顿。舌苔薄白，脉象细软。际兹冬令蛰藏之时，拟乘机培植，希其春令蓬勃，以挽颓势。

太子参三两	潞党参三两	大有芪三两	紫河车一具
南沙参三两	天麦冬各二两	五味子五钱	淡元参三两
肥玉竹三两	甜冬术三两	怀山药四两	白茯苓三两
山萸肉一两五钱	大生地七两	制附片六钱	大白芍三两
川桂枝七钱	家苏子[1]二两	苦杏仁二两	桑白皮二两
海蛤壳六两，青黛末五钱拌		旋覆花一两五钱	枇杷叶卅片
冬瓜子二两	硬白前二两	盐半夏一两五钱	
百部叶一两五钱，蜜炙	象贝母二两	陈阿胶三两	
元武胶二两	鳖甲胶二两	白文冰一斤	白炼蜜四两

83. 气血两衰，心肾交亏

王老先生　操劳之体，古稀遐龄[2]，善于调养，能享大年。而今头常昏胀，心跳振宕，夜少安寐，四肢不暖，背脊酸疼，气机浅弱，阳气消沉，胸宇痞闷，胃纳式微，溲溺夜多，脉来细软。种种情况不离乎气血两衰，心肾交亏。冬令培植，拟以益气填补，安神开胃，复方调治。

高丽须一两	太子参三两	潞党参三两	紫河车二具
大有芪三两	腽肭脐[3]二条	大熟地八两，砂仁五钱拌炒	

〔1〕家苏子：中药名，即紫苏子，为唇形科植物紫苏的干燥成熟果实，又名野苏子、白苏子、黑苏子等。本品味辛性温，功在解表散寒，降气消痰，止咳平喘，润肠通便，常用于治疗风寒感冒、痰壅气逆、咳嗽气喘、肠燥便秘等病症。

〔2〕遐龄：老年人高寿的敬语。遐，音 xiá，远、长久等意。《说文解字》云："遐，远也。"

〔3〕腽肭脐：腽肭，音 wà nà，丰腴、肥胖之意。腽肭者，海狗也。腽肭脐，中药名，即风干后的雄性海狗外生殖器，亦有以海豹制作者，又称海狗肾、海狗鞭，味咸性热，功在暖肾壮阳，益精填髓，主治虚损劳伤、阳痿遗精、腰膝软弱等。《本草纲目》云："治腹脐积冷、精衰、脾肾劳极有功。"

何首乌八两 甜冬术四两，枳壳二两同炒 怀山药四两
白茯苓三两 全当归一两，干姜三钱同炒
大白芍二两，桂枝一两同炒 甘枸杞三两 白滁菊一两五钱
沙苑子四两 穞豆衣三两 菟丝子三两 金樱子三两
覆盆子三两 五味子七钱 山萸肉一两五钱 锁阳片一两五钱
制附片一两 鸡血藤二两 纹秦艽一两五钱 酸枣仁二两
远志肉三两 川断肉三两 厚杜仲三两 金狗脊三两
桑寄生三两 宣木瓜二两 广木香一两五钱 香橼皮二两
广陈皮一两 龟鹿二仙胶二两 麋角胶二两 陈阿胶二两
鳖甲胶二两 虎骨胶一两五钱 白文冰一斤半 净饴糖六两

84. 血虚肝阳，每易发作

程女士 血虚肝阳，每易发作，平时头昏眩晕，心悸振颤，自汗流溢，夜无宁寐，眠时多梦，四肢逆冷，舌质碎裂，苔白无华，口尚作干，脉沉细软。时当中年，已呈衰弱之象，原由多产，极端伤血，乃致于斯。时当冬令蛰藏之际，拟以益气养血，取其阳生阴长之意。

高丽须一两五钱 潞党参四两 大有芪六两 紫河车两具
生熟地各七两，砂仁五钱拌炒 五味子七钱 何首乌七两
全当归四两 大白芍三两，桂枝六钱炒 紫丹参三两
小抚芎[1]一两五钱 茺蔚子一两五钱 甘枸杞三两 白滁菊一两五钱
沙苑子六两 料豆衣三两 酸枣仁二两 远志肉四两
柏子仁四两 天门冬三两 白茯苓四两，朱砂一钱五分拌
山萸肉一两五钱 甜冬术三两 怀山药四两 龙眼肉四两
川断三两 盐杜仲三两 金狗脊三两 制香附三两
陈阿胶四两 霞天胶二两五钱 元武胶二两 鳖甲胶一两五钱
白文冰一斤四两

85. 禀赋不足，肺肾两亏

方世兄 禀赋不足，体素瘦弱，肺肾两亏，内热频频，咳嗽时作，容易感

〔1〕 小抚芎：中药名，即川芎，为伞形科植物川芎的根茎，又名山鞠穷、芎䓖、雀脑芎、京芎、贯芎等，因抚芎在江西民间常与茶叶一起泡水喝，又名茶芎。目前抚芎主要栽培于江西九江的武宁、瑞昌、德安一带和湖北省阳新、崇阳等县。

胃，气机浅弱，行动喘急，两胁作痛，舌绛苔薄，口干唇燥，掌心灼热，或时盗汗，食后饱胀，脉象细数。阴虚者，阳之腠理不固，冬令培植，拟益气养阴，固表健胃。

潞党参二两　大有芪三两　黄防风八钱
甜冬术四两，枳壳一两五钱炒　生熟地各五两，砂仁末五钱拌
何首乌五两　怀山药四两　白茯苓三两　五味子七钱
天麦冬各二两　淡元参四两　南沙参四两　玉竹条三两
肥知母三两　旋覆花一两五钱　代赭石六两，煅　灵磁石六两，煅
软白薇一两五钱，切　硬白前一两五钱，切　甘枸杞二两　沙苑子三两
丝瓜络一两五钱　海蛤壳六两，青黛拌　川石斛三两　扁豆衣一两五钱
香谷芽三两　左牡蛎八两　阿胶三两　元武胶二两
鳖甲胶二两　炼蜜四两　白冰糖一斤

86. 体力亏弱，头眩目花

杨师母　禀赋外有余内不足，兼之平日操劳，体力亏弱，头眩目花，傍晚火升面红，肝火常旺，少腹酸疼，腰部背脊痛楚不利，遇节必发，阴雨不舒，关节更甚，月信质量均良。舌苔白腻，脉来细软。今冬调理，拟和营疏肝，舒筋活络。

党参三两　有芪三两　生熟地各四两，砂仁末四钱拌炒
首乌四两　白术二两，枳壳一两五钱同炒　山药三两
茯苓三两　枸杞三两　滁菊一两五钱　沙苑四两
紫丹参二两　当归二两　白芍二两　川芎一两
枣仁一两五钱　远志二两　柏子仁二两　秦艽一两五钱
桑寄生三两　桑枝三两　威灵仙二两　川断三两
杜仲三两　狗脊三两　牛膝三两　香附二两
金铃子二两　青皮一两　香橼二两　牡蛎八两
郁金一两二钱　猪腰子五枚　元武胶三两　阿胶三两
霞天胶二两　白文冰一斤

87. 肺病日久，金水同病

蒋某某　肺病日久，左部已失效用，咳嗽夜盛，痰吐稀白，气分浅弱，略觉

行动心跳喘急，每逢节令，频频发作。头昏眩晕，腰背酸痛，舌绛多刺，唇红口燥，易于感冒，发热形寒，脉象细数。金水同病，冬令调理，拟以养阴养肺为主治。

太子参二两　党参二两　生熟地各五两　首乌四两
南北沙参各三两　天麦冬各三两　五味子一两　绵芪五两
河车一具　毛燕窝二两　元参三两　玉竹条三两
知母二两　京川贝一两　女贞子三两　墨旱莲三两
百部二两　桑白皮二两　马兜铃一两　枇杷叶三十片
冬瓜子二两　白前一两五钱　旋覆花一两五钱　蛤壳六两
海浮石四两　磁石六两　白石英五两　盐半夏一两五钱
茯苓二两　生甘草一两　冬术三两，枳壳炒　白芍二两
阿胶三两　鳖甲胶三两　元武胶二两　炼蜜六两
白文冰一斤

88. 遐龄古稀，肝阳偏旺

吴太太　遐龄古稀，肝阳偏旺，头眩目花，筋少血养，络隧拘挛。肺体内热，喉间觉痒，咳嗽夜盛，气分浅弱，睡眠时短，心跳不宁。舌苔薄白，脉弦滑数。冬令调理，拟养阴平肝，补肺宁嗽，安神宣络为治。

潞党参二两　大有芪三两　生熟地各四两，砂仁末五钱拌炒
何首乌五两　甘枸杞三两　白滁菊二两　沙苑子四两
桑皮叶各三两　黑胡麻四两　南北沙参各二两　元参三两
五味子七钱　大天冬二两　玉竹二两　肥知母二两
白前一两五钱　枇杷叶卅片　冬瓜子二两　款冬花二两
海蛤壳六两，青黛粉二钱拌　白石英五两　灵磁石七两
远志三两　枣仁二两　冬术二两，枳壳一两二钱同炒
茯苓二两　山药二两　秦艽一两五钱　桑寄生二两
鸡血藤三两　宣木瓜二两　丝瓜络一两五钱　当归二两
白芍二两　阿胶三两　元武胶二两　鳖甲胶二两
白文冰一斤

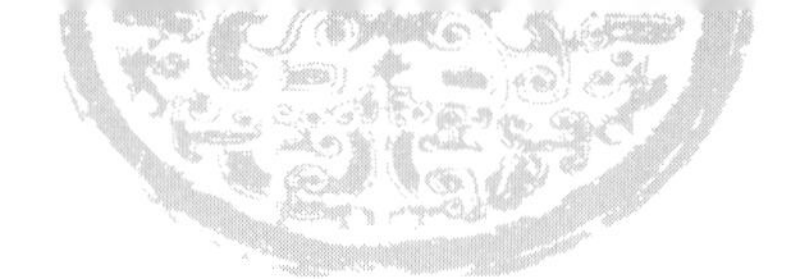

89. 肺病好转，睡寐得安

郁某　承示透视结论，痰中无菌，肺病好转，睡寐得安，工作严重时尚觉头昏脑痛，略有咳嗽，稍有痰液。现届冬令，再拟及时调治。

太子参二两	潞党参二两	炙绵芪三两	南沙参三两
淡元参三两	五味子七钱	天麦冬各二两	甜冬术二两
山药三两	白茯苓三两	制首乌七两	大生地六两
甘枸杞二两	白滁菊二两	沙苑子四两	桑白皮二两
马兜铃一两	远志三两	枣仁二两	柏子仁三两
象贝二两	杏仁二两	旋覆花一两五钱	海石三两
龙眼四两	红枣半斤	陈阿胶二两	元武胶二两
鳖甲胶二两	白文冰十二两	净白蜜四两	

90. 气虚之体，湿热内盛

曹某某（男，42岁）　气虚之体，行动气浅，呼吸急疾，精神常疲，饥饿之时，心嘈手麻，四肢无力。舌苔常时白腻，右足流火，湿热内盛，脉象细数。冬令调理，拟益气化湿。

太子参一两五钱	党参二两	绵芪四两	清炙甘草一两五钱
焦白术三两	炒枳壳一两五钱	山药三两	五味子七钱
白茯苓四两	山萸肉一两五钱	首乌十二两	黄精三两
当归二两	白芍二两	甘枸杞二两	沙苑子三两
远志二两	柏子仁二两	茅术三两	白鲜皮三两
五加皮三两	海桐皮三两	豨莶草三两	木防己三两
地肤子三两	粉萆薢三两	建泽泻三两	川黄柏三两
川牛膝三两	红枣八两	阿胶三两	元武胶二两
霞天胶一两五钱	白文冰一斤		

91. 胃强脾弱，脾不散津

徐某某（男，28岁）　腹中冷痛，肠气鸣响，大便稀泄，食欲虽旺，形体不丰，时谓胃强脾弱，脾不散津，因云睡眠不安，精神衰弱，月行遗泄，四肢不暖。舌苔薄白，脉象缓数。总之，脾肾阳虚，兹当冬令封藏，拟以温肾健运。

太子参三两	潞党参三两，砂仁四钱拌炒	炙绵芪五两

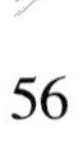
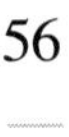

野于术四两，枳壳二两同炒　山药四两　茯苓四两
黄精三两　制首乌六两　制附块一两五钱　五味子七钱
川桂枝七钱　炮姜炭七钱　制香附三两　高良姜七钱
淡吴萸七钱　益智仁三钱　葫芦巴三两　巴戟天三两
山萸肉一两五钱　补骨脂一两五钱　木香二两　煨肉果一两
炙诃子一两五钱　仙灵脾一两五钱　菟丝子一两五钱　金樱子一两五钱
覆盆子一两五钱　南芡实三两　湘莲肉三两　黑枣肉四两
远志二两　柏子仁二两　川断肉三两　杜仲三两
白芍二两　枸杞三两　沙苑子四两　狗脊三两
哈士姆[1]十枚　干淡菜三两　霞天胶一两五钱　阿胶二两
龟鹿二仙胶一两　鳖甲胶一两五钱　冰糖一斤

92. 阴液内亏，肝火尚盛

李某某（男，17岁）　幼时克奶，阴液内亏，肝火尚盛，舌常龟裂，中布白苔，唇燥口干，遗泄虽止，腰膂酸软，形疲畏寒，脉象弦数。冬令调理，拟以养阴清化而和营卫。

太子参三两　潞党参三两　炙绵芪四两　制首乌十两
南沙参四两　淡元参四两　玉竹条五两　元金斛三两
明黄精三两　甜冬术三两　怀山药四两　白茯苓三两
炙甘草一两五钱　全当归一两五钱　大白芍一两五钱　川桂枝五钱
枣仁三两　远志三两　柏子仁三两　龙眼五两
红枣五两　肥知母三两　花粉三两　枸杞三两
滁菊一两五钱　沙苑四两　料豆衣三两　白木耳三两
川断三两　杜仲三两　狗脊三两　芡实三两
莲心三两　陈阿胶二两　元武胶二两　鳖甲胶二两
霞天胶二两　白炼蜜四两　白文冰一斤

93. 肝阳上升，上盛下虚

张女士　肝阳上升，头昏眩晕，上盛下虚，步履脚软，满体骨节酸痛，屈曲

〔1〕哈士姆：中药名，即哈士蟆，又称哈什蟆、红肚田鸡、蛤蚂、蛤蟆、吧拉蛙等，为蛙科动物中国林蛙或黑龙江林蛙除去内脏风干或晒干的全体，味咸性凉，无毒，功在养肺滋肾，主治虚劳咳嗽、神疲心悸等病症。

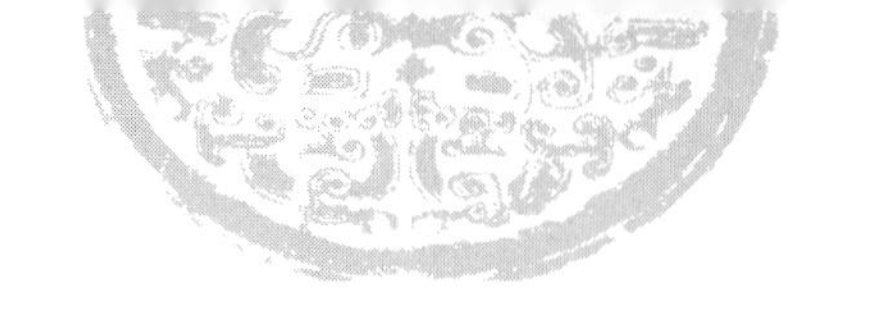

不舒，心宕跳动，胸闷气急，大便干结，时易怒恼，记忆不良。苔常白厚，脉象细数。膏滋调理，拟平肝宁心，舒筋化湿。

太子参二两　党参三两　黄芪四两　制首乌十两
紫丹参二两　全当归二两　大白芍二两　酸枣仁二两
茯苓二两　远志二两　柏子仁二两　龙眼三两
红枣三两　白术二两　山药三两　枸杞三两
沙苑子四两　料豆衣三两　白滁菊三两　香附二两
金铃子二两　枸橘梨二两　绿梅花二两　鸡血藤三两
桑寄生二两　宣木瓜二两　川牛膝二两　胡黄连一两
桑叶三两　巨胜子[1]三两　焦米仁三两　广陈皮一两五钱
川断二两　杜仲二两　阿胶二两　元武胶二两
鳖甲胶二两　霞天胶一两五钱　白文冰一斤

94. 怀冰伉俪，膏方五则

怀冰

党参五两　黄芪五两　大熟地五两，砂仁五钱炒松
制首乌六两　于术七两，枳壳一两五钱炒　原桂枝一两
补骨脂一两　川断三两　杜仲三两　牛膝四两
山药四两　制附块二两　炙甘草二两　枸杞五两
毛角胶[2]二两　元武胶二两　阿胶三两　文冰一斤

君宜

党参五两　绵芪五两　当归四两　杜仲三两
生熟地各五两，砂仁炒　首乌五两　于术一两五钱，枳壳一两同炒
川断三两　杜仲三两　桂枝一两　枸杞三两
无花果二十枚　红枣一斤　龙眼三两　秦艽一两五钱
桑枝三两　香附三两　牛膝二两　山药四两
阿胶七两　元武胶三两　文冰一斤四两

按：怀冰伉俪膏方在原稿本中未出病案，仅有方药。以上两方，以方测证，

[1] 巨胜子：中药名，即黑芝麻。《神农本草经》称胡麻，一名巨胜。
[2] 毛角胶：即鹿角胶。

祝氏怀冰脾肾两亏，阳虚阴弱；周氏君宜气血两亏，肝肾不足。

怀冰

党参三两	绵芪三两	熟地五两，砂仁炒松	首乌四两
于术三两	山药五两	茯苓一两	甘草二两
沙苑四两	枸杞一两	白附块一两	原桂枝一两五钱
葫芦巴二两	山萸肉一两五钱	桑螵蛸二两	牡蛎十两
川断二两	杜仲二两	牛膝二两	海藻二两
巴戟天二两	炙诃子二两	补骨脂二两	煨肉果一两五钱
紫河车一具	木香一两	红枣八两	饴糖四两
木瓜一两五钱	龟鹿二仙胶二两	虎骨胶二两	阿胶二两
元武胶二两	冰糖一斤		

君宜

党参二两	黄芪二两	生熟地各八两	首乌八两
枸杞一两	沙苑四两	辰茯苓一两五钱	川断二两
杜仲二两	远志三两	枣[1]二两	无花果卅枚
香附二两	良姜六钱	郁李二两	麻仁二两
椿根皮一两五钱	参茎蒂一两	蜜四两	饴糖八两
冰糖一斤半	红枣一斤	桂圆肉四两	阿胶三两
鳖甲胶二两	元武胶三两	黄鱼肚	

按：以上两方为原稿本中后出怀冰伉俪膏方，所用方药较先前味多量重，以方测证，似有身体愈虚之嫌。

怀冰（乙未年十月十四日）

太子参二两	党参二两	黄芪	熟地
首乌	枸杞	滁菊	沙苑
黑胡麻	天麻	茯苓	冬术
山药	桑螵蛸	牡蛎	白芍

〔1〕枣：此处指酸枣仁。

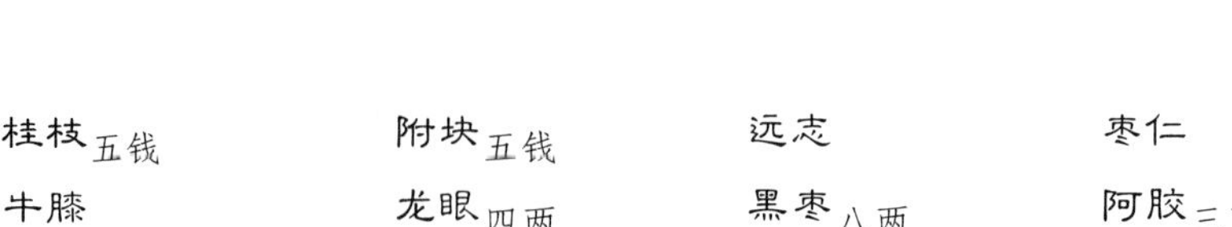

桂枝五钱	附块五钱	远志	枣仁
牛膝	龙眼四两	黑枣八两	阿胶三两
龟板胶二两	虎骨胶一两五钱	鹿角胶一两	

按：此方为原稿本最后所出祝氏自服膏方，以方测证，气血两亏，阴虚阳浮。

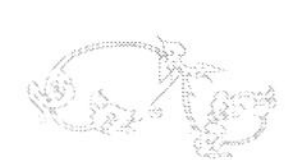

第二册

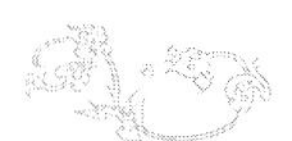

1. 气阴两亏，肝肾并虚

朱师母（乙未年） 去冬服药尚称合宜，而今精神欠良，间或不适，差堪支持。头部昏眩，寝寐易醒，心脏跳动，记忆减退，手臂筋掣，足趾不暖，消化不健，大便略烂。苔常黄腻，脉象细软。气阴两亏，肝肾并虚，再将原方增删。

太子参一两五钱	潞党参一两五钱	大有芪四两	
生熟地各四两，砂仁末四钱拌		制首乌四两	紫丹参二两
全当归三两	大白芍二两	川桂枝四钱	小抚芎一两
甘枸杞二两	白滁菊一两五钱	沙苑子四两	料豆衣二两
酸枣仁二两，川连二钱炒		远志肉三两	柏子仁二两
甜冬术三两，枳壳一两二钱炒		白茯苓二两，辰砂拌	龙眼肉三两
胡桃肉三两	黑木耳二两，另焐	制香附二两	陈香橼二两
火麻仁四两	郁李仁四两	瓜蒌仁四钱	川断肉二两
厚杜仲二两	五味子五钱	制附片三钱	川石斛二两
炒秦艽一两五钱	桑寄生二两	阿胶三两	元武胶二两
霞天胶一两五钱	饴糖四两	白炼蜜五两	白文冰一斤

2. 伤寒之后，气阴并伤

朱某某 伤寒之后，气阴并伤，产后即服丸剂调理，恢复捷速，即能工作，气力不弱。畴昔睡眠、饮食、大便常规[1]，拟扩为膏剂，即将原方出入。

太子参二两五钱 潞党参一两五钱 绵有芪三两
大熟地五两，砂仁三钱拌炒 制首乌四两 全当归二两
台白术二两 白茯苓二两 怀山药三两 山萸肉一两
大白芍一两 纹秦艽一两 桑寄生一两五钱 川断肉一两五钱
厚杜仲一两五钱 龙眼肉四钱 黑枣肉八两 怀牛膝一两
元武胶二两 陈阿胶二两 霞天胶一两 白文冰一斤

3. 肝旺血热，经事潮来

吴太太 肝旺血热之体，平素操劳，血液流动迅速，经事潮来，崩漏，收束无能，去年膏滋、丸剂并行调摄，经来大为减少，已呈弩末状态。体魄健旺，睡眠安然，胃纳颇馨，大便流利，头部略觉眩晕，心悸，带下已少，舌苔亦净，惟肢体时常酸楚，逢节较甚，脉搏左部弦疾。肝木不静，今冬调治，再拟疏其有余，补其不足。

太子参二两 党参一两五钱 大有芪四两 生熟地各六两
何首乌六两 全当归三两 丹参三两 白芍二两
枸杞二两 黄菊一两五钱 沙苑四两 料豆衣三两
夏枯草二两 桑叶二两 黑胡麻四两 柏子仁三两
远志三两 枣仁二两 龙眼四两 甜桃四两
连翘壳一两五钱 冬术三两 茯苓三两 山药四两
天花粉二两 知母二两 豨莶草三两 海桐皮三两
白鲜皮三两 五加皮三两 阿胶三两 元武胶二两
鳖甲胶二两 白文冰一斤

4. 多言伤气，津液内耗

吴某某 多言伤气，津液内耗，宿恙哮喘，差幸不剧，喉痒咳嗽，痰吐或利或揹[2]。舌质糙绛，口常干渴，脉象细数。年尊气阴两亏，今冬调理，拟循肺

[1] 常规：规整、规律。原稿本“常规”前有“纳入”两字，与“饮食”意同，故删。
[2] 揹：音 kèn，压制，在此意为痰吐艰难不利。

肾进治。

太子参二两　　路党参二两　　大有芪四两　　南北沙参各二两
淡元参四两　　天麦冬各二两五钱　　五味子八钱　　肥玉竹[1]三两
生熟地各四两　　制首乌五两　　紫河车二具　　肥知母三两
天花粉二两，切　　桑白皮二两　　海蛤壳六两，青黛末拌
白石英六两　　款冬花二两　　枇杷叶卅片
甜冬术三两，枳壳一两五钱炒　　白茯苓二两　　怀山药四两
粉甘草一两，生熟各半　　远志肉一两五钱　　柏子仁二两　　旋覆花二两五钱
甘枸杞一两五钱　　沙苑子三两　　全当归二两　　大白芍一两
川石斛二两　　鲜芦根六两　　鲜茅根六两　　阿胶三两
元武胶二两　　鳖甲胶二两　　白文冰一斤

5. 年尊多言，气阴两亏

吴某某（男，61 岁）　年尊气阴两亏，经常多言，气机必伤，虽病哮喘，调摄得宜，未曾极发，稍多行动便觉气浅。临冬畏寒，舌苔薄白，喉痒则咳，口干少液，脉象细软。今冬调理，将原方加进。

吉林参　　太子参二两　　潞党参三两　　大有芪五两
制首乌十两　　紫河车二具　　五味子一两　　南沙参三两
淡元参三两　　天麦冬各三两　　肥玉竹三两　　金石斛二两
鲜生地四两　　甘枸杞二两　　沙苑子四两　　甜冬术三两
怀山药三两　　白茯苓三两　　粉甘草一两　　远志肉三两
柏子仁三两　　灵磁石六两　　海蛤壳五两　　桑白皮三两
肥知母三两　　天花粉三两　　枇杷叶三十片　　旋覆花二两
代赭石五两　　全当归一两五钱　　大白芍一两五钱　　竹二青[2]二两
陈阿胶三两　　龟板胶三两　　鳖甲胶二两　　霞天胶二两
白炼蜜五两　　白文冰一斤

---

〔1〕肥玉竹：原稿本作“肥玉知”，方中另有“肥知母”，笔误，故改。

〔2〕竹二青：即竹茹，为禾本科植物淡竹的茎秆除去外皮后刮下的中间层，味甘性凉，功在清热化痰，除烦止呕，常用来治疗烦热呕吐、肺热咳嗽、吐血衄血、崩漏恶阻等病症。

6. 哮喘病久，肺肾两亏

吴某某（62 岁） 今夏咳血，不久告止，操劳较多，气机就浅，比之往昔，觉为属加。咳嗽疏阳，痰吐甚少，苔薄少液，畏寒憎冷，脉象细软。哮喘病久，肺肾两亏，今冬调摄，对于气分更进一筹。

吉林人参二两	太子参三两	潞党参五两	五味子一两五钱
制附块二两	绵芪七两	制首乌十两	南北沙参各三两
天麦冬各三两	明黄精三两	玉竹条三两	金石斛三两
枸杞三两	白术三两	茯苓四两	山药四两
甘草二两	远志三两	旋覆花三两	代赭石七两
灵磁石十两	牡蛎十两	当归三两	白芍三两
柏子仁三两	龙眼肉六两	胡桃五两	海蛤壳七两
青黛粉五钱	紫河车三两	阿胶三两	元武胶三两
霞天胶二两	鹿角胶二两	炼蜜五两	白文冰一斤半

7. 气机浅弱，行动更甚

吴某某（67 岁） 平时气机浅弱，行动更甚，工作紧张，头脑昏晕，两年春季生发之时吐血，均有二十天光景，瘥后颇为安然，并无咳嗽等情况。苔薄，脉细弦数。肺肾两亏，仍守清养补肺，益气生津。

高丽白皮参	潞党参	生熟地	南北沙参各
元参	天麦冬各	玉竹条	绵有芪
制首乌	元金斛	五味子	枸杞
黄菊	沙苑子	料豆衣	枣仁
远志	川断肉	杜仲	仙鹤草
女贞子	墨旱莲	茜草炭	侧柏炭
陈棕炭	磁石	牡蛎	白术
山药	茯苓	黄精	阿胶
元武胶	鳖甲胶	霞天胶	白文冰
紫河车			

8. 年尊古稀，气血暗亏

朱某某 左升太过，右降不及，左手振颤，右手较轻，晨起略松。足趾裂纹，夜溺频多。苔白中裂，脉细弦数。少腹酸痛，辛劳则作。年尊古稀，气血暗亏，筋络失于濡润，乃致于斯。综上情况，不外冬令培植，拟益气养血，舒筋疏理。

太子参二两　党参一两五钱　大有芪四两
生熟地各四两，砂仁四钱拌　山萸肉一两五钱　首乌四两
白术三两，枳壳一两二钱炒　山药三两　茯苓二两
甘草一两　当归三两　白芍二两，桂枝六钱炒
川芎一两五钱　豨莶草四两，洗　威灵仙二两，炒　宣木瓜二两，切
伸筋草三两，切　络石藤三两，切　海风藤三两，切　天仙藤三两，切
丝瓜络二两　枸杞一两五钱　沙苑子三两　桑螵蛸四两
牡蛎六两　黑枣六两　龙眼四两　阿胶二两
元武胶二两　鳖甲胶一两五钱　霞天胶一两　虎骨胶一两
白文冰一斤

9. 嗜酒之体，湿热内蕴

朱某某（男，69 岁）　嗜酒之体，湿热内蕴，筋络失于滋润，手指长时震动，已有十载。足趾末冷，裂纹如故，乏力，疝气频发，睾丸左大，舌苔浮白，质右碎痕，心事不舒，肝火暗动，脉象弦数。古稀遐龄，去冬以益气鼓血，舒筋疏理，颇合病机，今循原意，加以疏肝和疝之品。

太子参二两　潞党参二两　大有芪四两　制首乌八两
全当归三两　大白芍二两　桂枝五钱　小川芎一两
豨莶草三两　臭梧桐三两　宣木瓜三两　威灵仙二两
伸筋草三两　络石藤三两　海风藤三两　丝瓜络五两
炒桑皮三两　桑寄生三两　台白术三两　怀山药三两
白茯苓三两　粉甘草一两　沙苑子三两　甘枸杞四两五钱
龙眼肉四两　黑枣六两　金铃子三两　延胡索二两
子节香五钱　制香附三两　橘皮核各一两五钱，炙　荔枝核三两
阿胶二两　元武胶二两　霞天胶一两五钱　虎骨胶一两五钱
白文冰一斤

按：以上两案，本质如一，古稀之体，气血暗耗，阳亢于上。兼之酒酿湿热，阻于筋络，肢体失于滋润，发于上则振颤、掉眩，发于下则疝气、趾裂。

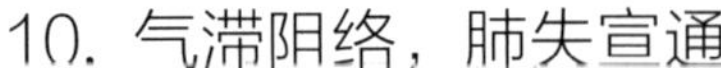

10. 气滞阳络，肺失宣通

汪先生　气滞阳络，肺失宣通，左胁络坠，不克运行，窒痹疼痛。咳嗽有痰，易受感冒，形寒怕冷。值冬常作头胀，耳听不利，行动气浅，心跳，脉搏滑疾，面憔形瘦。时在蛰伏，拟以益气宣化，强心疏理。

党参三两　太子参二两　五味子七钱
绵芪五两，防风一两炒　熟地七两，砂仁四钱炒松
山萸肉一两五钱　紫河车一具　首乌五两
冬术三两，枳壳一两五钱炒　山药三两　枸杞三两
沙苑子四两　南北沙参各三两　元参三两　旋覆花一两五钱
代赭石七两　苏子二两　光杏仁二两　象贝二两
丝瓜络一两五钱　蛤壳五两　海浮石五两　青陈皮各一两
制半夏一两五钱　当归一两五钱　白芍一两五钱　远志三两
枣仁二两　茯苓三两，辰砂拌　阿胶三两　元武胶三两
鳖甲胶二两　文冰一斤

11. 营阴不足，内热偏盛

汪师母　营阴不足，内热偏盛；肝木常旺，气失条达。心跳气急，手足不暖，肠燥不润，便行干结，腰背酸软，神疲乏力，略有带下，腹胀气痞，时易感冒。舌绛苔黄，脉左弦数。冬令调理，拟养血宁心，柔肝润肠。

潞党参二两　绵有芪四两，防风一两五钱炒　生熟地各六两
何首乌五两　全当归三两　紫丹参三两　紫河车一具
大白芍一两五钱，川桂枝六钱炒　小川芎一两五钱　酸枣仁二两
远志肉二两　柏子仁三两　白茯苓二两
台白术三两，枳壳一两五钱炒　怀山药三两　甘枸杞二两
沙苑子三两　料豆衣二两　黄甘菊一两五钱　川断肉二两
厚杜仲二两　怀牛膝二两　火麻仁五两　瓜蒌仁四两
郁李仁四两　阿胶三两　元武胶二两　霞天胶一两五钱
鹿角胶七钱　白文冰一斤　白炼蜜五两

12. 寒湿侵袭，致成疮疡

朱某某　昔年寒湿侵袭，致成疮疡，后钩虫为患，脾脏受伤，每夏纳少面

憔，经常大便不实，目光昏花，易饥心嘈，气怯噫嗳，手指不暖，睡眠多梦，夜溺频多。苔黄露地，脉象细软。冬令培植，拟以健脾养血，补中益气。

太子参二两　潞党参一两五钱　绵有芪四两
甜冬术三两，枳壳一两二钱炒　大熟地五两，砂仁末三钱炒松
何首乌五两　怀山药四两　白茯苓三两　山萸肉一两
五味子六钱　粉甘草一两二钱　广木香一两二钱　补骨脂一两五钱
益智仁二两　全当归一两，炒炭　大白芍一两二钱　川桂枝四钱
炮姜炭四钱　白附子四钱　扁豆衣一两五钱　沙苑子三两
远志肉四两　龙眼肉四两　黑枣子八两　陈阿胶二两
元武胶二两　霞天胶一两五钱　白文冰十二两

13. 寒气内侵，疲倦乏力

虞师母　常年入水，寒气内侵，脏腑难免波及，面色憔黄，胃运未钝，头眩耳鸣，肠闷腹痛，便不正常，肢体疼痛，疲倦乏力。舌苔白腻，脉象小软。冬令调理，拟以温中和胃，益气健运。

党参二两　太子参二两　大有芪四两　大熟地七两
制首乌五两　川桂枝八钱　大白芍一两五钱　香附三两
良姜一两二钱　广木香一两五钱　淡吴萸六钱　川椒目二钱
焦白术三两　白茯苓三两　怀山药三两　沙苑子三两
甘枸杞二两　全当归三两　小川芎一两五钱　小红枣六两
龙眼肉四两　纹秦艽一两五钱　鸡血藤二两　桑寄生二两
川断肉二两　厚杜仲二两　金狗脊二两　远志二两
枣仁二两　香橼二两五钱　阿胶三两　元武胶三两
霞天胶二两　净饴糖五两　白文冰一斤

14. 湿重之体，纳食不馨

汪先生　年逾花甲，脾胃运化减弱，湿重之体，纳食不馨，以致头昏肉削，耳听不聪，精神更形[1]疲惫，胸闷吞酸。舌苔黄白，脉象小软。便结溲深，手指不暖，且易感冒。冬令调理，拟以益气健运，理湿和胃。

党参二两　太子参二两　黄芪四两，防风一两五钱同炙

---

[1] 更形：易形、变形，在此指状态的变化。

大生地五两，砂仁三钱炒　制首乌五两
合白术三两，枳壳一两五钱炒　山药三两　茯苓二两
枸杞二两　沙苑子三两　黄菊一两五钱，去蒂　川桂枝五钱
大白芍一两五钱　当归一两五钱　制香附三两　老苏梗二两，切
乌药二两，切　香橼二两　川断肉二两　杜仲二两
扁豆衣三两　陈皮一两　五加皮三两，切　白鲜皮三两
甘草一两　瓜蒌仁四两　阿胶三两　元武胶二两
鳖甲胶二两　饴糖五两　文冰十二两

15. 气滞郁结，失于条达

郁师母　气滞郁结，肝木失于条达，胃家首当其冲，由渐积聚，无迹致成有形，中脘起有小块，并不移动，似有胃癌之状，大便经常不利，胸闷烦痞。舌白苔黄，脉细数。拟以理气解郁，和营健脾。

太子参二两　潞党参二两　绵有芪四两
生熟地各四两，砂仁四钱拌　何首乌五两
合白术三两，枳壳二两同炒　白茯苓二两　怀山药三两
当归二两　白芍二两　丹参二两　川芎一两五钱
枸杞一两五钱　黄菊一两五钱　沙苑三两　香橼三两
香附三两　枸橘梨二两　金铃子三两　延胡索二两
荆三棱二两　蓬莪术二两　乌药片三两　青皮一两五钱
郁金一两五钱　瓜蒌仁五两　郁李仁五两　大麦仁五两
火麻仁五两　川断二两　杜仲二两　九香虫一两
阿胶三两　鳖甲胶三两　元武胶二两　饴糖四两
文冰一斤　白炼蜜四两

16. 头昏眩晕，筋现抽掣

陆世兄　青年头昏眩晕，筋现抽掣，目力减弱，流泪酸涩，记忆薄弱，面色憔悴，四肢不暖，相火偏旺，有梦遗泄。舌绛苔黄，脉弦细数。肾水不足，拟以养阴平肝，而冀水火并衡。

太子参二两　潞党参一两五钱　大生地五两　大有芪三两
大熟地三两　何首乌三两　甘枸杞三两　怀山药三两
沙苑子三两　菟丝子二两　金樱子三两　覆盆子三两

五味子六钱　川黄柏三两　肥知母三两　龙胆草一两五钱
白茯苓三两，辰砂拌　建泽泻二两　建莲肉三两　南芡实三两
左牡蛎十两　川断肉三两　厚杜仲三两　金狗脊三两
夏枯草三两　白滁菊二两　冬桑叶三两　决明子三两
阿胶二两　龟板胶二两　鳖甲胶二两　线鱼胶一两五钱
白文冰一斤

17. 禀赋不足，长失荣养

杨某某　禀赋不足，长失荣养，肝肾早亏，心血孱弱，内脏不充，外体枯憔。头脑昏眩，目力少神，眼眶发炎，牙宣出血，形寒怕冷。劳动较重，腰酸脚软，小溲黄浊，或有遗泄。气短心跳，喉舌干燥，肌肤痒燥，手足裂纹。苔薄质绛，脉象细软。及时调养，拟以气血同调，而冀内充外腴。

太子参二两　潞党参二两，砂仁五钱同炒　炙绵芪四两
生熟地各四两　何首乌五两　全当归三两　大白芍三两
甘枸杞三两　沙苑子四两　金樱子三两　覆盆子三两
菟丝子三两　大天冬二两　川石斛三两　淡元参三两
肥知母二两　川黄柏二两　豨莶草三两　海桐皮三两
焦白术三两　白茯苓三两　怀山药三两　黄甘菊一两五钱
夏枯草三两　远志肉三两　枣仁二两　川断三两
杜仲三两　草决明[1]三两，切　木贼草二两，切　阿胶三两
元武胶三两　鳖甲胶二两　白文冰一斤

18. 脾肾两亏，气阴不足

马先生　脾肾两亏，气阴不足，背部常觉形寒，面浮色黄，精神疲倦，舌苔薄白，质裂痕深，大便稀薄，次数不多，脉沉细软。兹拟兼顾并调。

太子参二两　潞党参二两　绵有芪四两　黄防风五钱
焦白术四两　江枳壳一两二钱　制附块一两五钱　川桂枝一两五钱
大白芍一两五钱　白茯苓五两　大熟地四两　何首乌四两
全当归一两五钱　远志肉二两　巴戟天三两　山萸肉一两五钱

〔1〕草决明：中药名，多指决明子，祝氏以“切”作为本品的炮制方法，似为豆科植物决明本身，而非种子。后文也有以“扎”作为炮制方法者，亦是。

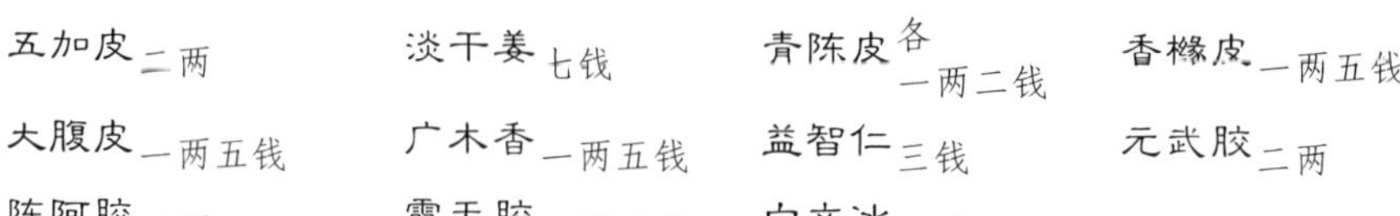

五加皮二两　淡干姜七钱　青陈皮各一两二钱　香橼皮一两五钱
大腹皮一两五钱　广木香一两五钱　益智仁三钱　元武胶二两
陈阿胶二两　霞天胶一两五钱　白文冰一斤

19. 五载咯血，肺热未清

陈某某（女，39 岁）　五载咯血，今夏又发，连绵不已，咳呛气短，面赤火升，喉痒心跳，发热烦闷。舌绛苔黄盖灰，脉弦旺数。屡用清热止血，逐步减轻而至宁静。至秋又发，仍循前法，刻已告痊，惟咳尚不净。肺热未清，时届冬令，拟乘机调理，以清肺宁嗽为主治。

太子参二两　绵有芪四两　鲜金斛六两　鲜沙参八两
天麦冬各二两　淡元参三两　五味子五钱　制首乌十两
野黄精二两　功劳叶五两　桑白皮二两　马兜铃一两
百部根一两五钱　鲜芦根五两　鲜茅根五两　女贞子二两
墨旱莲二两　侧柏炭三两　地榆炭三两　藕节炭四两
仙鹤草五两　甜冬术二两　白茯苓二两　怀山药三两
远志肉一两五钱　柏子仁二两　光杏仁二两　象贝母二两
冬瓜子三两　枇杷叶四十片　陈阿胶二两　元武胶二两
鳖甲胶二两　白文冰一斤　白炼蜜五两　猪肺二头

20. 肾亏肝旺，耳听失聪

姚某某　肾亏肝旺，病非一日，头部昏晕，耳听失聪，腰背酸疼，形寒怕冷。今夏类中，手指酸麻，口眼歪斜，幸未跌扑。腹部经常癣瘰瘙痒，波及两胯，究系肥体湿重，侵蚀皮肤。舌黄化净，脉象左弦右细。病之大势偏右为盛，仍希种种自慎。

太子参三两　潞党参三两　大有芪四两　何首乌十二两
甘枸杞四两　白滁菊二钱　天麻二两　沙苑子四两
冬桑叶三两　黑胡麻四两　夏枯草三两　料豆衣三两
豨莶草三两　海桐皮三两　白鲜皮三两　五加皮三两
海风藤三两，切　青风藤三两，切　钻地风三两，切　千年健三两，切
白术三两　茯苓三两　山药三两　川断三两
杜仲三两　狗脊三两　当归二两　白芍二两

桂枝七钱　忍冬藤三两　红枣五两　龙眼四两
附片一两　阿胶三两　元武胶三两　鹿角胶七钱
鳖甲胶二两　伸筋草三两　络石藤三两　文冰一斤
炼蜜五两

21. 头眩晕胀，阴亏内热

张某某（男，18 岁）　头眩晕胀，眼力不足，眼泡压下[1]，鼻息热气，咽喉肿痛，肩背作痒，手足无劲，略有遗泄，形体瘦弱，心脏跳动。苔薄质绛，中有沟纹，脉细弦数。阴亏内热，拟以安神养阴。

太子参二两　潞党参二两，砂仁四钱炒　炙绵芪四两
五味子五钱　制首乌十两　全当归一两五钱　大白芍二两
枸杞子三两　沙苑子四两　菟丝子二两　覆盆子二两
金樱子二两　山萸肉二两　白茯苓三两　怀山药三两
焦白术三两，枳壳一两五钱炒　南沙参二两　肥玉竹二两
天麦冬各一两五钱　远志肉一两五钱　柏子仁一两五钱　酸枣仁一两五钱
大红枣五两　龙眼肉四两　南芡实三两　湘莲肉三两
穞豆衣三两　川断二两　杜仲二两　狗脊二两
桑寄生二两　陈阿胶二两　元武胶二两　鳖甲胶二两
白文冰十二两

22. 心脏虚弱，肝阳偏旺

黄某某（女，41 岁）　心脏虚弱，肝阳偏旺，头常昏眩，心旌跳跃，寝寐不宁，行动气怯，腹中气攻，腰膂酸楚，经来超前，带下频频。舌苔薄黄，脉象缓弦。膏滋调理，拟以强心安神，平肝化湿。

党参二两，砂仁末三钱炒　绵芪四两　首乌十两
丹参二两　全当归二两　白芍一两　制黄精二两
冬术二两，枳壳一两炒　山药三两　茯苓二两，辰砂拌　枸杞二两
黄菊二两　沙苑四两　穞豆衣二两　枣仁二两

〔1〕眼泡压下：此处应指眼周浮肿，或眼睑下垂。

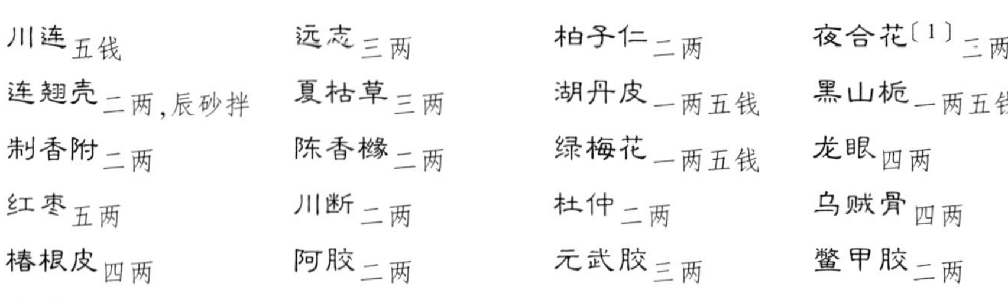

川连五钱　远志三两　柏子仁二两　夜合花[1]三两
连翘壳二两，辰砂拌　夏枯草三两　湖丹皮一两五钱　黑山栀一两五钱
制香附二两　陈香橼二两　绿梅花一两五钱　龙眼四两
红枣五两　川断二两　杜仲二两　乌贼骨四两
椿根皮四两　阿胶二两　元武胶三两　鳖甲胶二两
白文冰一斤

23. 血虚阴亏，水不涵木

潘某某（女，43岁）　血虚阴亏，水不涵木，木火易升，头常昏眩。血不养心，心跳失寐；湿热偏盛，舌苔尚黄；易发恼怒，脉象弦数。冬令调理，拟以养血疏泄。

潞党参三两　太子参三两　绵有芪四两　制首乌八两
鲜生地四两　全当归三两　丹参三两　白芍二两
川芎一两　远志三两　枣仁三两　川连七分
黄芩二两　黑山栀三两　黄菊三两　沙苑子四两
料豆衣三两　朱连翘二两　龙眼肉五两　小红枣七两
制香附二两　绿梅花二两　甜冬术三两　山药三两
茯苓三两　天麦冬各二两　玉竹条三两　金铃子三两
广郁金一两五钱　龟板胶二两　阿胶三两　元武胶三两
鳖甲胶二两　白炼蜜五两　白文冰一斤

24. 操劳之体，心肾交亏

颜某某（男，54岁）　操劳之体，心肾交亏，肢体乏力，骨节酸楚，形寒肢冷。舌苔白腻，纳食不甘，脉象软小。膏滋调理，拟以益气健运，心肾两顾。

太子参三两　潞党参三两，砂仁四钱炒　炙绵芪四两
制附片七钱　五味子七钱　制首乌八两
焦白术三两，枳壳一两五钱炒　怀山药四两　白茯苓三两
甘枸杞三两　沙苑子四两　料豆衣三两　枣仁三两

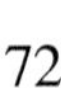

〔1〕夜合花：中药名，又名夜香木兰，见载于《植物名实图考》，为木兰科植物夜合花的干燥花朵。气极芳香，味淡，性微温，具有理气散郁、行血化瘀的功效，常用于治疗肝郁气痛、跌打损伤、癥瘕、妇女白带过多等病症。

远志三两　柏子仁三两　当归三两　白芍三两
红枣五两　龙眼六两　山萸肉二两　桑寄生三两
川断三两　杜仲三两　狗脊三两　秦艽二两
桑枝三两　桂枝一两　鸡血藤三两　宣木瓜三两
广陈皮一两五钱　焦米仁四两　谷芽三两，炒　阿胶三两
元武胶二两　鹿角胶一两　霞天胶一两五钱　白文冰一斤

25. 阴亏之体，肺不摄降

诸某某（男，38岁）　痰饮气喘，病历四载，逢冷则发，不能偃息。舌白质绛，中有沟裂，气火上逆，喉痒咳嗽，脉象细软。阴亏之体，肺不摄降，冬令调理，拟以肺肾兼顾。

太子参三两　路党参三两　绵有芪四两　五味子八钱
杜河车[1]一具　甜冬术三两　制首乌十两　白茯苓四两
怀山药四两　川黄精三两　南沙参三两　天麦冬各二两
肥玉竹三两　代赭石七两　旋覆花三两　制附片八钱
川桂枝七钱　灵磁石十两　全当归一两五钱　远志肉三两
大白芍一两五钱，炒　柏子仁三两　甘枸杞一两五钱　沙苑子四两
山萸肉一两五钱　紫苏子三两　光杏仁二两　款冬花二两
制半夏一两五钱　广陈皮一两　阿胶三两　龟板胶二两
鳖甲胶一两五钱　霞天胶一两五钱　白炼蜜五两　白文冰一斤

26. 肺胃内热，肝肾阴亏

殷某某（男，42岁）　肺胃内热，头部晕眩，牙龈宣血，略有咳嗽。睡眠不宁，气机浅弱，心跳不安，大便不爽。苔黄舌绛，脉象缓数。多言伤气，操劳伤神，肝肾阴亏。冬令调摄，拟以养阴化热，多方兼顾。

太子参三两　路党参三两，砂仁四钱炒　南沙参三两
淡元参三两　炙绵芪五两　制首乌十两　鲜生地四两
甜冬术四两，枳壳二两炒　白茯苓三两　怀山药四两
明黄精三两　肥玉竹三两　肥知母二两　鲜芦根四两
甘枸杞三两　黄甘菊三两　沙苑子四两　料豆衣三两

[1] 杜河车：中药名，紫河车之别称。

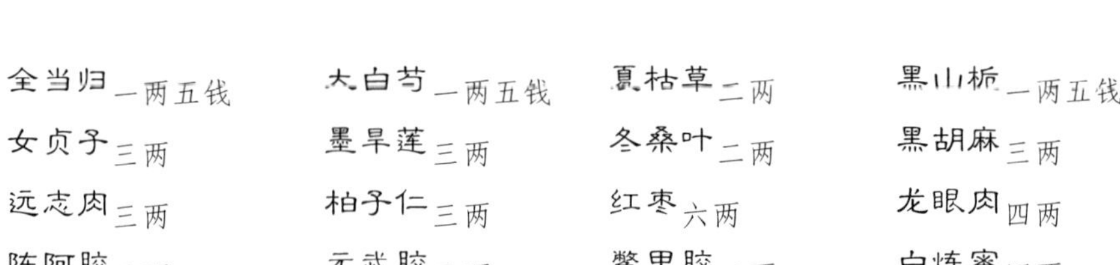

全当归一两五钱　大白芍一两五钱　夏枯草二两　黑山栀一两五钱
女贞子三两　墨旱莲三两　冬桑叶二两　黑胡麻三两
远志肉三两　柏子仁三两　红枣六两　龙眼肉四两
陈阿胶三两　元武胶三两　鳖甲胶二两　白炼蜜四两
白文冰一斤

27. 面色憔悴，精神困顿

殷某某（44 岁[1]）　今岁透视，心肺两脏皆有问题，不甚严重。面色很觉憔悴，流行感冒亦为染指。经治外感虽撤，精神困顿，气机浅弱，咳嗽痰多，喉间痰声，舌苔尖薄根黄，便干结不畅，脉缓软。冬令调治，拟养阴益气，心肺同顾。

太子参　五味子　绵有芪　潞党参
南北沙参各　大熟地　天麦冬各　元参
玉竹条　制首乌　制黄精　野于术
山药　远志　枣仁　茯苓
当归　白芍　枸杞　沙苑子
黄菊　料豆衣　桑皮　百部
旋覆花　海浮石　盐半夏　女贞子
墨旱莲　光杏仁　火麻仁　郁李肉
阿胶　元武胶　鳖甲胶　白文冰
紫河车

28. 肝不疏泄，湿热偏盛

范某某（女，43 岁）　经来尚准，数量甚少，先紫后红，腹中常时不舒。头部眩晕，心脏振宕，腰脊酸软，不能任劳，面时虚浮，小溲不利。冲任内气不条达，肝不疏泄，湿热偏盛，冬令调理，拟以祛有余补不足治之。

潞党参三两，砂仁三钱炒　黄芪四两　首乌十两
于术三两，枳壳一两五钱同炒　山药三两　带皮苓四两
枸杞二两　滁菊二两　沙苑三两　料豆三两
丹参三两　当归三两　白芍三两　远志三两

〔1〕 44 岁：原稿本中作“4 岁”，与前文对照，以及服用膏方的年龄，应是笔误，故揣其意，臆改。

枣仁三两	柏子仁三两	漂苐术二两	川连八钱
川柏二两	香附三两	木香一两五钱	金铃二两
红枣五两	龙眼四两	五加皮三两	建泽泻一两五钱
冬瓜皮二两	车前二两	大腹皮一两五钱	青陈皮各一两
旋覆花一两五钱	川断三两	杜仲三两	狗脊一两
牛膝三两	阿胶三两	元武胶三两	鳖甲胶三两
白文冰一斤			

29. 热蒸伤阴，津液暗耗

颜先生（男，62 岁） 嗜好茶酒，湿热素盛，热蒸伤阴，津液暗耗，胃家出血。屡进清化，尚称合宜，惟肾亏之体，气尤浅弱。舌尚光剥，脉来细数。冬令调治，拟以养阴益气，清化疏运。

太子参二两	党参三两	绵芪四两	首乌十两
冬术四两	山药三两	茯苓三两	枸杞一两五钱
沙苑子二两	南沙参三两	天麦冬各二两	元参三两
玉竹三两	知母二两	花粉二两	淡芩一两五钱
黑栀一两五钱	当归一两五钱	白芍一两五钱	远志三两
柏子仁二两	旋覆花一两五钱	海浮石四两	杏仁三两
象贝三两	盐半夏二两	陈皮一两	川断三两
杜仲三两	红枣五两	龙眼五两	炙甘草一两
阿胶三两	元武胶三两	鳖甲胶二两	白炼蜜五两
白文冰一斤			

30. 气血两亏，头痛昏眩

杨某某（女，66 岁） 操劳枯乏之体，气血两亏，筋络疲惫，头痛昏眩，形寒畏风，咳痰气浅，胸腹不舒，肢体酸疼，胃纳不馨。舌苔薄白，脉象细软。冬令调理，拟以兼顾。

太子参二两	潞党参三两	绵芪四两	制首乌十两
冬术二两	山药三两	茯苓一两五钱	炙甘草一两
甘枸杞二两	沙苑子五两	全当归一两五钱	白芍一两五钱
南沙参三两	远志二两	天麦冬各一两五钱	柏子仁二两

玉竹二两　五味子七钱　黄精二两　山萸肉一两五钱
附片七钱　川桂枝七钱　秦艽二两　炒桑枝三两
鸡血藤二两　木瓜二两　威灵仙一两五钱　红枣四两
龙眼肉四两　枇杷叶二十片　桑白皮二两，炙　盐半夏一两五钱
陈皮一两　谷芽三两　阿胶三两　元武胶二两
鳖甲胶二两　白炼蜜四两　饴糖四两　白文冰一斤

31. 阴阳两亏，不能耐劳

孙先生　阴阳两亏，肝肾脾肺交相为病，经常精神不振，不能耐劳，形寒怕冷，耳鸣发白，喉痒咳嗽，痰多浓厚，胃呆运钝，食后饱胀，大便不实，体重减少。苔薄白，脉细软。冬令调理，拟多方兼顾。

太子参二两　潞党参三两，砂仁炒　炙绵芪四两　何首乌十二两
南沙参三两　天麦冬各二两　元参三两　肥玉竹三两
五味子一两　枸杞子三两　沙苑子五两　金樱子三两
覆盆子三两　菟丝子三两　白术三两，枳壳炒　山药四两
茯苓三两，辰砂拌　炙草一两五钱　当归一两　白芍一两五钱
木香二两　扁豆衣二两　远志三两　柏子仁三两
川石斛三两　谷芽三两　桂枝五钱　香附二两
公丁香三钱　淡吴萸五钱　大黑枣五两　龙眼肉四两
芡实三两　莲肉三两　制附片七钱　锁阳一两五钱
阿胶三两　元武胶三两　霞天胶二两　白文冰一斤
饴糖四两

32. 肝旺之体，脾阳不振

唐太太（女，64岁）　肝旺之体，平素操劳，幸能常时自珍，未致剧作，心脏又弱，纳食颇少，得前略用清润，肝阳少敛，大便不实，足见脾阳不振，转服健运收敛，现已复旧。舌苔颇净，脉象弦数。今冬调治，仍以养阴平肝、益气健运为主。

太子参三两　潞党参三两　绵有芪四两　紫河车一具
制首乌十两　甘枸杞五两　白滁菊三两　沙苑子五两
料豆衣三两　明天麻一两五钱　冬桑叶三两　黑胡麻五钱

绿萼梅三两　甜冬术三两　怀山药三两　白茯苓三两，朱拌
全当归一两五钱　大白芍二两　远志肉三两　酸枣仁三两
柏子仁三两　朱翘心三两　金铃子二两　制香附二两
陈香橼二两　广郁金一钱五两　小红枣五两　龙眼肉五两
五味子七钱　左牡蛎十两　阿胶三两　鳖甲胶二两
元武胶二两　霞天胶二两　炼蜜三两　文冰一斤

33. 肺肾两亏，喉痒咳嗽

陈某某（男，58 岁）　肺肾两亏，喉痒咳嗽，痰多有血，时发时止，屡以清肺止血，养阴化热，辄奏肤功[1]。舌苔薄白，脉象细滑。今冬膏滋调理，即踵前意立方。

太子参三两　潞党参三两　绵有芪四两　制首乌十两
南北沙参各二两　淡元参三两　玉竹条三两　肥知母三两
天花粉三两　明黄精三两　甜冬术三两　怀山药四两
白茯苓三两　甘枸杞一两　沙苑子二两　鲜生地四两
桑白皮三两　乌鸡肜一两　黛蛤壳四两　海浮石四两
旋覆花二两五钱　冬瓜子三两　枇杷叶卅片　象贝三两
杏仁三两　藕节炭五两　女贞子三两　墨旱莲三两
茜草炭三两　鲜竹茹二两　阿胶三两　鳖甲胶二两
元武胶二两　白炼蜜五两　白文冰一斤

34. 心肾两亏，肝脾不和

朱师母　头昏眩晕，心跳惊惕，既不能自主，又不能耐劳，嘈杂易饿，得食较利，胸闷痞胀，便不正常，结溏无定。舌苔常腻，腰酸背痛，脉象细软。心肾两亏，肝脾不和，湿阻气滞，膏滋调治，拟以兼顾。

台弯须二两，另焐　太子参三两，另焐　党参三两，砂仁五钱炒
绵芪五两　制首乌二两　当归三两　白芍三两
丹参二两　川芎一两　甘枸杞三两　沙苑子四两
料豆衣三两　桑叶二两　黑胡麻四两　滁菊二两
黄精三两　白术三两，枳壳二两炒　山药三两

---

〔1〕肤功：浅功，小效，为作者自谦之词。

甘草一两五钱	白茯苓三两	远志三两	枣仁三两
柏子仁三两	龙眼肉五两	胡桃肉四两	小红枣二两
川断三两	杜仲三两	川石斛三两	鸡内金三两
制香附三两	香橼三两	沉香曲三两	广木香二两
广郁金一两五钱	青陈皮各一两五钱	乌药片三两	麻仁四两
郁李仁四两	瓜蒌仁一两	大麦仁三两	金狗脊三两
鸡血藤三两	阿胶三两	鳖甲胶二两	元武胶二两
霞天胶二两	饴糖四两	白蜜四两	文冰一斤

35. 腰膂酸软，大便稀薄

朱先生（男，35 岁） 四肢寒冷，其势微薄，腰膂酸软，腹时作痛，大便稀薄，色不正常。舌苔薄白，脉象沉小。曾经盗汗，阳气大伤，心脾肾三阴暗亏，今冬调理，拟以兼顾。

太子参三两	党参三两	绵芪七两	干首乌十两
附片一两五钱	桂枝一两	当归二两	五味子一两五钱
白芍三两	山药五两	茯苓四两	枸杞一两五钱
沙苑子三两	巴戟天四两	葫芦巴四两	山萸肉三两
吴萸七钱	益智仁三两	诃子肉三两	补骨脂三两
广木香二两	扁豆衣三两	砂仁末五钱	炮姜炭七钱
川断三两	杜仲六两	狗脊五两	牡蛎十两
瘪桃干三两	稻根须三两	小红枣一两	龙眼肉五两
阿胶三两	龟鹿二仙胶二两	鳖甲胶二两	霞天胶三两
白文冰一斤			

36. 平素操劳，肝肾两亏

胡某某（男，58 岁） 平素操劳，肝肾两亏，头眩目花，耳鸣重听，颧赤火升，舌绛质裂，睡眠不安，眠时多梦。曾经调理，诸恙虽减，而今盗汗甚多，腰部酸痛，胸腹较宽，脉数较软。拟以冬令调理，多方兼顾。

太子参三两	潞党参三两	炙绵芪五两	制首乌十两
甘枸杞三两	五味子一两	沙苑子八两	远志肉三两
柏子仁三两	枣仁二两	牡蛎十两	菟丝子三两

白茯苓三两　川断肉三两　杜仲三两　狗脊三两
当归一两五钱　白芍一两五钱　白术三两　山药三两
桑叶三两　胡麻四两　滁菊三两　豆衣三两
龙眼四两　红枣五两　天麻一两五钱　香附二两
香橼二两　枸橘梨二两　桑枝四两　牛膝三两
阿胶三两　元武胶三两　鳖甲胶二两　白文冰一斤

37. 神疲乏力，不耐多劳

项女士（36岁）　经常神疲乏力，不耐多劳，头常晕眩，心跳不宁，睡眠不安，胸宇痞闷，腰酸背痛，胃痛纳少，时时形寒，四肢不暖，舌苔薄白，脉来小软，经来尚准，筋络酸楚。心脾肾三阴皆病，拟以兼顾，膏滋调治。

太子参三两，烤脆　潞党参三两，炒　绵有芪五两，炙　制首乌十两，切
甘枸杞三两　白滁菊三两　沙苑子四两　料豆衣三两
紫丹参三两，炒　全当归三两，炒　大白芍二两，炒　龙眼肉五两，去壳核
小红枣五两　酸枣仁三两　远志三两　柏子仁三两
川桂枝七钱　附块四钱　川断三两　杜仲三两
狗脊三两　桑枝三两　秦艽二两　香附三两
广木香一两五钱　苏梗二两　鸡血藤三两　片姜黄一两五钱
丝瓜络一两五钱　陈皮一两五钱　阿胶三两　元武胶二两
霞天胶一两五钱　鳖甲胶一两五钱　白文冰一斤

38. 禀质不伟，肝胃不和

孙某某（女，56岁）　禀质不伟，内脏无疴，日前略有寒热，肝胃不和，呕吐气逆，自经治理，现已平复，惟平日易于感冒伤风咳嗽。舌苔薄白，脉来缓数。兹欲膏滋调治，以并调气血、安神健胃。

潞党参三两，砂仁四钱炒　太子参二两　防风二两，蜜炙
绵有芪四两　制首乌八两　焦白术三两，枳壳一两半同炒
甘枸杞二两　沙苑子四两　料豆衣三两　白茯苓三两
炙甘草一两　怀山药三两　明黄精二两　全当归二两
大白芍一两五钱　远志肉三两　酸枣仁二两　柏子仁三两
龙眼肉五两　小红枣五两　川断三两　杜仲三两
狗脊三两　香附三两　香橼二两　扁豆衣三两

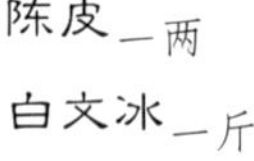

陈皮一两　阿胶三两　元武胶二两　鳖甲胶二两
白文冰一斤

39. 记忆薄弱，夜少安寐

王某某（38岁）　昔日头昏，猝然跌倒，而今虽不剧发，仍然眩晕，记忆薄弱，多用脑力，夜少安寐，且以多梦，手足经常不暖，多食消化不良，大便稀泄。舌苔薄白，中有裂纹，脉象沉细。冬令调理，拟以兼顾。

太子参三两　党参三两　绵芪五两　制首乌六两
枸杞五两　沙苑子六两　滁菊三两　料豆衣三两
白术四两　山药五两　黄精三两　茯苓四两，朱拌
炙草二两　白芍三两　远志三两　枣仁三两
柏子仁三两　龙眼肉五两　红枣五两　木香二两
扁豆衣二两　诃子二两　白槿花二两　槐花炭二两
银花炭二两　杜仲三两　狗脊三两　陈皮一两
磁石七两　牡蛎十两　元武胶二两　陈阿胶二两
鳖甲胶一两五钱　霞天胶二两　白文冰一斤

40. 肺气窒塞，胸宇痞闷

张某某（男，49岁）　肺主一身之气，中焦气化不宣，肺气窒塞，胸宇痞闷，喉痒咳嗽，肺气上逆。舌苔薄白质绛，脉象缓小。冬令调理，拟以清肃肺气，佐以养阴宣化。

太子参二两　潞党参三两　炙绵芪四两　南沙参三两
五味子一两　天麦冬各二两　制首乌七两　淡元参四两
肥玉竹二两　甜冬术三两　怀山药三两　明黄精三两
白茯苓三两　冬瓜子二两　肥知母二两　天花粉三两
枇杷叶三十片　旋覆花二两　黛蛤壳八两　海浮石五两
硬白前一两五钱　竹沥夏一两　广陈皮一两五钱　枸杞子三两
沙苑子四两　苏子梗各三两　光杏仁三两　广郁金一两
陈香橼一两五钱　丝瓜络二两　阿胶三两　元武胶二两
鳖甲胶二两　白炼蜜三两　白文冰一斤

41. 自幼哮喘，肺肾两亏

张某某（男，37岁） 自幼哮喘，由来体虚，肺肾两亏，心脏衰弱，形寒怕冷，动则气浅。舌绛中裂，脉象沉细。冬令调理，拟以兼顾。

潞党参三两，砂仁五钱炒　绵有芪四两　紫河车一具

五味子一两　南沙参三两　天麦冬各三两　制首乌六两

淡元参三两　肥玉竹三两　焦白术三两，枳壳一两五钱炒

怀山药四两　白茯苓三两　明黄精三两　制附块八钱

全当归三两　大白芍一两五钱　沙苑子四两　甘枸杞二两

远志肉三两　酸枣仁二两　柏子仁三两　朱翘心[1]二两

灵磁石十两　左牡蛎七两　龙眼肉五两　红枣五两

阿胶三两　元武胶二两　鳖甲胶二两　白文冰一斤

42. 肾气不纳，肺气不降

徐某某（21岁） 青年哮喘，病历七载，无梦遗泄，不时而作。肾气不纳，肺气不降，自服温降气逆，固摄下元，尚合病机，即使发病，已属锐减。精神较振，肢冷亦缓，苔白，脉较起。今冬继续调理，仍守效处着鞭。

太子参三两　党参五两　绵芪八两　制首乌十两

南北沙参各三两　元参四两　玉竹三两　黄精五两

天麦冬各三两　五味子一两半　去节麻黄一两　制附块一两五钱

细辛四钱　川桂枝一两五钱　白芍二两　棋子青铅二十两

银杏肉三十枚　磁石一斤　左牡蛎一斤　胡桃三两

补骨脂三两　枸杞子四两　金樱子五两　沙苑子六两

菟丝子五两　覆盆子五两　白茯苓五两　巴戟天四两

葫芦巴四两　淡苿干四两　白术三两　山药七两

川断四两　杜仲四两　金狗脊三两　元武胶四两

阿胶四两　霞天胶二两　文冰一斤

---

〔1〕朱翘心：中药名，即朱砂拌连翘心。连翘为木犀科植物连翘的果实，味苦，性凉，具有清热解毒、散结消肿的功效，被誉为“疮家圣药”，外感风热者亦多用连翘。连翘心为连翘的果核部分，善清心火，因温热所致心烦不安者多用之。又有连翘根者，《本经逢原》云：“连翘根寒降，专下热气，治湿热发黄。”连翘茎叶者，《本草纲目》云：“茎叶主心肺积热。”可互为参考。

43. 青年哮喘，肺肾两亏

徐某某（男，29岁） 青年哮喘，已有四载，无梦遗泄，不时而作。下元不纳，气虚上逆，肺肾今亏，精神憔悴，面色㿠白，发时咳呛气浅，不能平卧，喉间痰声，咯吐不出。头面烘热，手足清寒，耳轮觉冷，卧床不起。舌绛苔薄，脉象沉细。冬令调治，拟温降喘逆，固摄下元。

太子参三两　潞党参四两　制首乌十两
炙绵芪六两，两味同炒　南北沙参各三两，防风二两同炙　淡元参四两
肥玉竹二两　天麦冬各三两　五味子一两五钱
蜜麻黄炙七钱，一半去节，一半连节　附块一两　桂枝一两
白芍二两，两味同炒　粉甘草一两五钱　银杏肉三十枚　北细辛四钱
旋覆花三两　代赭石十两　灵磁石五两　左牡蛎一斤
甘枸杞四两　沙苑子八两　金樱子五两　菟丝子五两
覆盆子五两　白茯苓五两　巴戟天四两　葫芦巴四两
淡苿干四两　野于术三两　怀山药五两　川断肉四两
厚杜仲四两　金狗脊三两　棋子青铅三两　阿胶二两
龟板胶二两　霞天胶二两　鳖甲胶二两　白文冰一斤

按：以上两案，具名皆为“徐某某”，年龄、住址不一，案中历病时间虽有七载、四载之异，然病情基本相同，使用方药也为同一原则，判为一人不同年岁之膏方，其中笔误，读者自加甄别。

44. 禀赋阴虚，经素落后

许某某（女） 经素落后，颜色甚佳，常多带下，腰膂酸软，头眩疼痛，心宕少寐，满体疼楚。舌薄质绛，脉软数。禀赋阴虚，平日辛劳，冬令调理，拟以兼顾。

党参三两，砂仁三钱炒　绵芪五钱　首乌八两　紫丹参三两
当归三两　白芍二两　枸杞二两　滁菊二两
沙苑子五两　白术三两，枳壳一两炒　怀山药四两
茯苓三两　金樱子三两　覆盆子三两　菟丝子三两
川断二两　厚杜仲四两　狗脊三两　桑枝三两
秦艽二两　鸡血藤三两　乌贼骨七两　椿根皮四两
川黄柏二两　远志肉三两　酸枣仁二两　柏子仁三两

龙眼四两	芡实四两	左牡蛎十两	阿胶四两
元武胶二两	鳖甲胶二两	炼蜜三两	白文冰一斤

45. 头昏眩晕，心跳气急

张女士　头昏眩晕，心跳气急，胸前时觉辛辣，纳食常易减少，消化不良，腰背酸疼，关节疼楚。舌苔光剥，口腻厚，睡眠时短，经来超前，面色无华，脉象软小。气阴两亏，不耐多劳，今冬调理，拟以健益之中佐以疏运。

太子参三两，焙烂	潞党参三两，砂仁炒	五味子二两	绵有芪四两
制首乌八两	全当归二两	紫丹参二两	大白芍二两
甘枸杞二两	沙苑子四两	白滁菊二两	料豆衣二两
制香附三两，杵	广木香一两五钱	台白术三两	江枳壳二两
陈香橼三两	白茯苓三两	怀山药三两	老苏梗二两
乌药片二两	制川朴七钱	广郁金一两五钱	酸枣仁二两
远志肉三两	柏子仁三两	枸橘梨二两	广陈皮一两五钱
旋覆花一两五钱	焦谷芽三两	纹秦艽二两	鸡血藤三两
阿胶三两	元武胶二两	霞天胶二两	白文冰一斤

46. 肝木常盛，脾运不健

张某某（男，53 岁）　肝木常盛，脾运不健，胃纳迟钝，中脘胀痛，不咳痰多，舌苔白腻，大便不利，脉来缓小。冬令调治，拟以平肝健运。

党参三两	黄芪四两	首乌八两	白术三两
山药三两	茯苓三两	枸杞二两	沙苑子三两
苏梗二钱	制香附三两	高良姜六钱	金铃子二两
延胡二两	当归一两五钱	白芍一两五钱	陈香橼二两
沉香曲二两	青皮一两五钱	枸橘梨一两五钱	米仁三两
陈皮一两五钱	乌药一两五钱	广郁金一两五钱	瓜蒌皮三两
旋覆花二两	制半夏一两五钱	瓦楞子四两	路路通二两
阿胶三两	元武胶二两	霞天胶二两	白文冰一斤

47. 肝胃不和，阴亏血少

韦女士（41 岁）　头昏，耳鸣失听，睡眠不足，经来乳胀，带下不多，胃病时发，发时气攻胀痛，痛剧彻背，呕吐酸水满作，筋骨酸疼。舌中花剥，脉象小

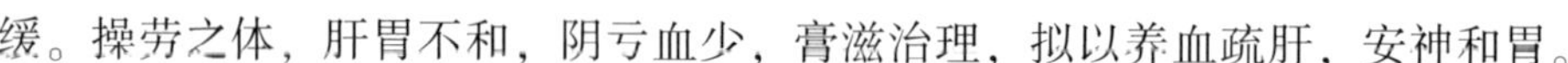

缓。操劳之体，肝胃不和，阴亏血少，膏滋治理，拟以养血疏肝，安神和胃。

党参二两	绵芪三两	首乌七两	枸杞三两
滁菊瓣二两	沙苑子三两	料豆衣二两	丹参二两
当归三两	白芍二两	川芎一两	枣仁二两
远志二两	柏子仁二两	茯神二两	于术三两
山药三两	川石斛二两	香附三两	良姜七钱
桂木五钱	吴萸四钱	乌梅十枚	枸橘梨一两五钱
香橼一两五钱	瓦楞子四两	川断二两	杜仲二两
狗脊二两	鸡血藤二两	桑枝二两	秦艽二两
丝瓜络一两五钱	阿胶二两	鳖甲胶一两五钱	霞天胶一两五钱
龟板胶二两	冰糖一斤		

48. 疲劳过度，虚阳上越

方先生　日间疲劳过度，头重昏晕，目光锐利，阴不潜纳，虚阳上越，夜来缺少安眠，精神日趋萎顿，形体一蹶不振，心绪不宁，恍惚无序。舌苔先是干黄浊腻，口渴少液，继则胃纳大减，湿热中阻，而又口流涎沫，不能自制，最后背脊较酸，臀骨酸楚。脉象细软。自服调理药后，起居饮食均已恢复。将届冬令，及时调理，拟以精气神三宝兼顾。

高丽须	太子参	潞党参砂仁炒	紫河车
制首乌	大有芪	白术枳壳炒	怀山药
茯苓	菟丝子	葫芦巴	巴戟天
甘枸杞	制附块	五味子	补骨脂
桂枝	白芍	当归	川断
杜仲	狗脊	青陈皮各	鸡血藤
秦艽	独活	川牛膝	木瓜
木香	枣仁	远志	柏子仁
龙眼	红枣	猪腰	阿胶
霞天胶	虎骨胶	龟鹿二仙胶	白炼蜜
饴糖			

49. 体肥怕热，行动气急

陈先生（48 岁）　体肥怕热，行动气急，湿痰不多，肝火上逆，牙齿浮痛，头眩脑胀，耳鸣目花，心旌跳宕，记忆薄弱，腰酸背疼，手指麻木，步履乏力，大便软条，日行六七次。中气不足，运输不健，苔黄白腻，味苦，脉细软数。冬令调理，拟益气建中，平肝养阴。

太子参	西潞党	防风	绵有芪
台白术	江枳壳	白茯苓	粉甘草
明黄精	冬桑叶	黑胡麻	何首乌
枸杞子	黄甘菊	料豆衣	夏枯花
酸枣仁	柏子仁	远志肉	龙眼肉
小红枣	胡桃肉	左牡蛎	灵磁石
连翘壳	川断	杜仲	狗脊
川牛膝	木香	扁豆衣	诃子
当归	白芍	全蝎虫	桑寄生
淡菜	海风藤	伸筋草	阿胶
元武胶	霞天胶	文冰	

50. 头脑眩晕，内风未息

姚先生（56 岁） 中风未成，头脑眩晕，左眼角筋络抽掣牵引，以及面部口唇歪斜，手臂觉重，指尖觉麻，长期调治，逐渐减轻，已能自主行动，轻微工作，惟体力尚弱。内风未曾全息，少腹两胯湿瘰累累，瘙痒特甚，湿热常有外达之机，胃纳佳妙，寝寐甚安。舌苔薄白，脉象缓软。今冬膏滋继续调理，拟扶正益气为主，佐以泄风化湿。

移山参	合直须	西潞党	绵有芪
蕲州蛇	制首乌	白附块	制附块
全蝎虫	制蚕	白术	山药
茯苓	桑叶	黑胡麻	当归
白芍	木瓜	青风藤	海风藤
钻地风	千年健	伸筋草	络石藤
臭梧桐	川桂枝	桑寄生	川断
杜仲	川牛膝	天麻	枸杞
黄菊	夏枯花	豨莶草	黄柏
龟鹿二仙胶	陈阿胶	霞天胶	鳖甲胶
白文冰			

51. 药后尚宜，阳气消沉

姚先生（56岁） 药后尚宜，头脑、面睑、唇口筋络抽掣均较缓和。睡眠时增，已能轻松工作，运用脑力。舌苔净润，脉搏加强。际兹严寒，阳气消沉，仍需继续前方，加增补气益精等品。

移山参一两	太子参三两	潞党参三两	炙绵芪七两
白附子二两	制附块二两	全蝎虫七钱	制天虫[1]三两
川桂枝一两五钱	天麻一两五钱	木瓜三两	蕲蛇一两
制首乌七钱	桑叶三两	黑芝麻三两	臭梧桐四两
豨莶草三两	桑寄生三两	杜仲四两	夏枯花三两
川牛膝三两	枸杞四两	黄甘菊三两	伸筋草三两
元武胶三两	麋角胶一两五钱	鹿角胶一两五钱	白文冰一斤

52. 肝肾阴亏，虚阳上升

周女士（53岁） 肝肾阴亏，虚阳上升，头脑昏眩，耳胀重听，不耐多劳，动则气浅。膀胱约束无力，疲乏，溲溺自遗，心跳，睡眠不足，背脊酸痛，胸闷饱胀。舌白裂纹，脉象小软。今冬调理，拟育阴潜阳，宁心益气。

老山参二两	潞党参三两，砂仁末五钱炒		制首乌十两
绵有芪五两	五味子七钱	紫丹参三两	全当归三两
大白芍三两	枸杞四两	黄甘菊三两	桑叶三两
黑胡麻四两	料豆衣三两	白术三两	江枳壳二两
茯苓四两	山药五两	枣仁三两	远志三两
柏子仁三两	干菖蒲二两	磁石十两	龙眼肉四两
红枣五两	核桃肉四两，存隔	桑螵蛸六两	牡蛎十五两
元石斛四两	粉草一两五钱	木香一两五钱	制香附三两
元参三两	川断三两	厚杜仲三两	阿胶五两
元武胶三两	鳖甲胶二两	线鱼胶二两	白文冰一斤四两

53. 心肾亏弱，肝阳偏旺

包女士（55岁） 头脑眩晕，心脏振颤，腰膂酸软，舌本倔强，言语之时自

〔1〕 制天虫：中药名，即白僵蚕，又称僵虫，为蚕蛾科动物家蚕蛾的幼虫被白僵菌感染而僵死的全虫，味辛咸性平，功在祛风定惊，化痰散结，常用于治疗惊风抽搐、咽喉肿痛、中风失音、喉风喉痹、瘰疬结核、皮肤瘙痒等病症。

觉謇涩，口开流瀺，干燥少液，略有胃病。苔薄质绛，脉象细弦。心肾亏弱，肝阳偏旺，膏滋调理，拟补不足泻有余之法定方。

太子参二两　潞党参三两，砂仁五钱炒　绵黄芪五两
制首乌十两　甘枸杞四两　黄甘菊三两　冬桑叶三两
黑胡麻四两　夏枯花三两　枣仁三两　柏子仁三两
丹参三两　远志三两　当归三两　白芍三两
全蝎虫七钱　天虫三两　老钩藤二两　蕲蛇一两
明黄精三两　元金斛三两　白术三两，枳壳炒　茯苓四两
山药四两　元参三两　五味子七钱　磁石六两
牡蛎七两　红枣四两　龙眼四两　臭梧桐四两
川断三两　杜仲三两　金狗脊三两　制香附三两
木香一两五钱　阿胶四两　龟板胶三两　鳖甲胶二两
霞天胶二两　白文冰一斤半

54. 脾肾阳虚，气不收束

戈先生（54 岁）　痰饮素多，喉痒咳呛，引动气急，经治渐痊。大便不结，挟有黏腻，痔疮下垂，久不上收，背肩酸痛，两腿酸软，四末不暖，时觉形寒。脾肾阳虚，气不收束，今冬调治，拟肃肺化痰，益气摄下。

太子参三两　潞党参三两，砂仁炒　南北沙参各三两　元参三两
玉竹三两　天麦冬各三两　绵芪六两　五味子一两
制附块一两五钱　山药四两　白术四两，枳壳一两五钱炒
茯苓四两　首乌八两　枸杞三两　苏子三两
旋覆花三两　款冬三两　海石五两　磁石六两
竹沥夏二两　陈皮一两五钱　油当归二两　白芍二两
桂枝一两五钱　炙草三两　升麻一两五钱　参芦头一两
无花果二十枚　木香一两五钱　红枣五两　阿胶三两
元武胶三两　霞天胶二两　鹿角胶一两　白文冰一斤四两
黑木耳四两

55. 肝阳上僭，湿热又重

汪太太（51 岁）　头昏晕眩，耳鸣目花，面时火升，睡眠多梦。苔黄质绛，

口味作苦，脉象细弦。肝阳上僭，湿热又重，今冬调治，拟清养平肝，安神泄化。

太子参三两	潞党参三两，砂仁炒	制首乌十两	枸杞四两
黄甘菊三两	桑叶三两	黑胡麻四两	绵芪六两
天麻二两	夏枯花三两	臭梧桐四两	料豆衣三两
当归三两	白芍三两	丹参三两	磁石八两
牡蛎十两	白茯苓四两	白术三两，枳壳炒	山药四两
远志三两	枣仁三两	柏子仁三两	川牛膝三两
龙眼五两	胡桃肉六两	豨莶草三两	白鲜皮三两
五加皮三两	泽泻二两	阿胶三两	元武胶三两
鳖甲胶二两	霞天胶一两五钱	白文冰一斤四两	

56. 肺肾两亏，腠理不密

王先生（32 岁） 肺肾两亏，腠理不密，气候变化，易于感冒，喉关作痒，咳嗽痰多，二次透视肺左上浸润型有好转之状，多言迟寝，不易成眠。苔薄质绛，脉象细软。冬令调理，拟清养肺肾而固腠理。

太子参三两	潞党参三两	绵有芪七两	黄防风一两半
南北沙参各三两	沙参三两	元参四两	黄精四两
玉竹三两	制首乌八两	枸杞三两	白术三两
山药四两	茯苓四两	当归三两	白芍三两
五味子一两	天冬三两	麦冬三两	百部三两
海蛤壳六两	青黛粉三钱	白前二两	桑白皮一两
旋覆花二两	枣仁二两	冬瓜子二两	胖大海二两
龙眼四两	红枣四两	川断二两	杜仲三两
海浮石五两	枳壳二两	阿胶三两	鳖甲胶二两
元武胶四两	白文冰一斤	炼蜜三两	猪肺二只

57. 背脊酸疼，形寒肢冷

丁先生（25 岁） 曾经受寒，引起咳嗽，既后告痊，体重不减，劳力未重，肌肉微痛，背脊酸疼，易于感冒，形寒肢冷。苔薄质绛，脉象缓小。冬令调理，拟补益肺肾，温运筋络。

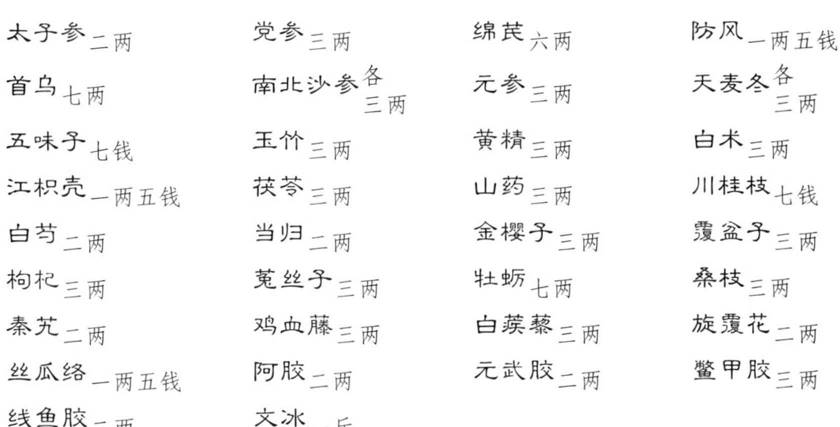

太子参二两　党参三两　绵芪六两　防风一两五钱
首乌七两　南北沙参各三两　元参三两　天麦冬各三两
五味子七钱　玉竹三两　黄精三两　白术三两
江枳壳一两五钱　茯苓三两　山药三两　川桂枝七钱
白芍二两　当归二两　金樱子三两　覆盆子三两
枸杞三两　菟丝子三两　牡蛎七两　桑枝三两
秦艽二两　鸡血藤三两　白蒺藜三两　旋覆花二两
丝瓜络一两五钱　阿胶二两　元武胶二两　鳖甲胶三两
线鱼胶二两　文冰一斤

58. 阴亏肝旺，气火常扰

薛师母（61岁）　阴亏肝旺，气火常扰，头脑昏眩，易于恼怒，心跳惊惕，牙龈腥痛，腹胀运钝，苔白口腻，干糙少液，小溲热赤，大便干艰，脉象弦数。上盛下轻，湿热又重，曾患风瘫，冬令调理，拟养阴疏肝，健运化湿。

太子参　党参砂仁末炒　绵芪　白术枳壳炒
山药　茯苓　首乌　细生地
黄精　丹参　当归　白芍
枸杞　黄菊　料豆衣　桑叶
黑胡麻　香附米　川楝子　枸橘梨
乌药片　枣仁　远志　柏子仁
川断肉　杜仲　金狗脊　秦艽
鸡血藤　火麻仁　郁李肉　桑寄生
阿胶　元武胶　鳖甲胶　霞天胶
白文冰

59. 头脑昏眩，筋络抽掣

项师母（35岁）　右偏头脑昏眩，筋络抽掣，手臂肩背俱觉酸软，疲乏不能耐劳，火升面赤，经事每临落后，寝寐多梦，胃多纳少。舌绛苔薄，脉细软。冬令调理，拟益气养血，健胃安神。

太子参三两　潞党参五两，砂仁炒　绵芪七两　首乌十两
当归四两　白芍四两　丹参四两　枸杞五两
黄菊三两　黄精三两　白术四两，枳壳炒　山药四两

茯苓四两　枣仁二两　柏子仁二两　远志三两
红枣五两　龙眼肉五两　香附三两　木香一两五钱
川石斛三两　扁豆衣三两　谷芽三两　陈皮一两五钱
料豆衣三两　鸡血藤三两　秦艽二两　桑寄生三两
川断三两　杜仲三两　狗脊三两　阿胶五两
霞天胶二两　元武胶三两　鳖甲胶二两　文冰一斤半
紫河车二具

60. 肝肾两亏，脾胃湿蕴

顾先生（33 岁） 操劳之体，筋络受伤，右掌酸软，气候寒冷屈伸不利，两腿瘙痒，皮肤起瘰。偶食油腻，噫嗳作酸，左腹食后隐痛，腰膂酸软无力，眉棱骨胀，寝寐不足。苔薄质绛，脉搏细软。肝肾两亏，脾胃湿蕴，冬令调理，拟益气健运，化湿宣络。

太子参三两　潞党参三两，砂仁五钱炒　绵有芪五两
首乌八两　白术三两，枳壳二两同炒　山药三两
茯苓三两，辰砂拌　黄精三两　当归二两　赤白芍各二两
鸡血藤三两　秦艽二两　桑枝二两　川桂枝七钱
茅术二两　独活二两　枸杞子三两　川断三两
杜仲三两　狗脊三两　防风二两　荆芥二两
香附三两　良姜八钱　菟丝子三两　豨莶草三两
五加皮三两　广木香一两五钱　青陈皮各一两五钱　制半夏一两五钱
米仁三两　吴萸六钱　阿胶三两　元武胶三两
鳖甲胶二两　霞天胶二两　白文冰一斤八两

61. 先天不足，生产较多

沈师母（31 岁） 先天不足，生产较多，平日操劳，睡眠时少，神情疲弱，头昏眩晕，腰酸带下，舌绛苔薄，里痔粪血，便不正常，体温低下，脉象细软。外表足冷形寒，口碎干燥少液，内里乳蛾肿腐。今冬调理，拟养阴和营，健运固下。

移山参一两　太子参三两　西潞党五两　绵芪七两
制首乌八两　细生地五两　制黄精四两　白术四两

山药四两	粉草二两，生熟各半	茯苓四两	当归三两
白芍三两	丹参三两	远志三两	柏子三两
枣仁三两	龙眼肉五两	红枣五两	槐花炭三两
银花炭三两	制香附三两	木香二两	枸杞三两
黄菊五两	料豆衣三两	乌贼骨八两	椿根皮四两
川柏炭三钱	射干一两五钱	西青果[1]二两	川断四两
杜仲五两	狗脊三钱	牡蛎十两	阿胶四两
鳖甲胶三两	元武胶三两	线鱼胶三两	霞天胶二两
白冰糖一斤半			

62. 胃脘小块，仍不移动

蒋某某　胃脘小块，仍不移动，多年无所痛苦，有时头昏，逢冷气急，大便已趋正常。苔薄白，脉细缓。再拟益气和营，疏理调胃。

太子参三两	党参三两	绵芪五两	熟地八两
首乌八两	五味子一两	当归三两	川桂枝七钱
白芍二两	山萸肉一两五钱	甘枸杞三两	黄菊三两
沙苑子三两	焦白术三两	山药三两	茯苓三两
制香附三两	香橼三两	川楝子三两	枸橘梨三两
乌药片三两	川断肉三两	杜仲三两	金狗脊三两
川牛膝三两	广郁金一两五钱	枳壳片二两	木香二两
桑叶三两	黑芝麻四两	料豆衣三两	纹秦艽二两
阿胶三两	元武胶三两	鳖甲胶三两	白文冰一斤

63. 行动气急，咳嗽痰多

陆先生　头脑动则发胀，行动气急，咳嗽痰多，便行不畅，日行两次，腰酸乏力，易于感寒，夜间阵咳，冬令怕冷，严寒更甚。苔白，脉细软。心肺肾亏，拟以兼顾。

太子参三两	潞党参三两	绵芪五两	制附块一两
五味子一两五钱	大熟地八两	首乌八两	枸杞四两

---

〔1〕西青果：中药名，即藏青果，为使君子科植物诃子的干燥幼果，味苦、微甘、酸、涩，性平，功在清热生津，利咽开音，主要用于治疗咽喉肿痛、声音嘶哑、肠痈、痢疾等病症。

黄菊三两　沙苑子四两　山萸肉一两五钱　白术三两
茯苓三两　山药三两　木香二两　南北沙参各三两
元参三两　玉竹三两　黄精三两　坎炁十条
天麦冬各三两　桂枝一两五钱　白芍二两　当归一两五钱
川断三两　杜仲三两　狗脊三两　旋覆花三两
代赭石七两　海石五两　磁石十两　半夏二两
陈皮一两五钱　炙甘草一两五钱　阿胶四两　元武胶三两
霞天胶二两　文冰一斤半

64. 头昏眩晕，常易失眠

金太太（64 岁）　心脏自觉易于扩张，头昏眩晕，常易失眠，舌苔光剥，怕烦，惧闻喧哗，脉搏细软。冬令调理，拟宁心安神，养阴平肝。

太子参　党参　绵芪　五味子
熟地　首乌　山萸肉　丹参
当归　白芍　远志　枣仁
柏子仁　辰茯苓　白术　山药
枸杞　黄菊　沙苑子　夏枯花
元参　天麦冬各　天麻　牡蛎
磁石　料豆衣　黑芝麻　桑叶
杜仲　狗脊　川断　阿胶
元武胶　鳖甲胶　霞天胶　白文冰

附：《外台》《病源》虚劳论

《外台》《病源》：夫虚劳者，五劳六极七伤是也。五劳者，一曰志劳，二曰思劳，三曰心劳，四曰忧劳，五曰瘦劳。又，肺劳者，短气而面肿，鼻不闻香臭。肝劳者，面目干黑，口苦，精神不守，恐畏不能独卧，目视不明。心劳者，忽忽喜忘，大便苦难，或时鸭溏，口内生疮。脾劳者，舌本苦直，不得咽唾。肾劳者，背难以俛仰，小便不利，色赤黄而有余沥，茎内痛，阴湿，囊生疮，小腹满急。

按：此段文字出自《外台秘要》《诸病源候论》，是原稿本中唯一出现的整段引经据典的文字，盖因五劳六极七伤者，为膏方主要针对者。据《诸病源候论》，文中“五劳者”为整理者所加，且五劳之下，又列六极、七伤。“六极者，一曰气极，令人内虚，五脏不足，邪气多，正气少，不欲言。二曰血极，令人无颜色，眉发堕落，忽忽喜忘。三曰筋极，令人数转筋，十指爪甲皆痛，苦倦不能久立。四曰骨极，令人酸削，齿苦痛，手足烦疼，不可以立，不欲行动。五曰肌极，令人羸瘦，无润泽，饮食不生肌肤。六曰精极，令人少气噏噏然，内虚，五脏气不足，发毛落，悲伤喜忘。七伤者，一曰阴寒，二曰阴萎，三曰里急，四曰精连连，五曰精少、阴下湿，六曰精清，七曰小便苦数，临事不卒。又，一曰大饱伤脾，脾伤，善噫，欲卧，面黄。二曰大怒气逆伤肝，肝伤，少血目暗。三曰强力举重，久坐湿地伤肾，肾伤，少精，腰背痛，厥逆下冷。四曰形寒、寒饮伤肺，肺伤，少气，咳嗽鼻鸣。五曰忧愁思虑伤心，心伤，苦惊，喜忘善怒。六曰风雨寒暑伤形，形伤，发肤枯夭。七曰大恐惧，不节伤志，志伤，恍惚不乐。”

65. 肝旺湿热，头眩耳鸣

汪太太（64 岁） 肝旺湿热内充[1]，头常昏眩，血压素高，耳时鸣响，心脏不安，胃呆纳少，苔黄口苦，大便已利，脉象弦数。冬令调理，拟平肝化湿，清养和胃。

党参三两	绵芪五两	生熟地各五两，砂仁炒松	
首乌七两	枸杞四两	黄菊三两	沙苑子四两
料豆衣三两	天麻一两	生石决五两	淡芩三两
川柏三两	小川连五钱	豨莶草四两	海桐皮五两
鸡距子三两	黑山栀三两	桑叶三两	黑芝麻三两
白术三两	山药三两	茯苓三两	香附三两
木香二两	当归二两	白芍二两	夏枯花三两
牡蛎十两	磁石八两	扁豆衣三钱	砂仁五钱
川楝子三两	绿梅花一两五钱	阿胶三两	元武胶三两
鳖甲胶二两	霞天胶二两	白文冰一斤	

66. 伤寒愈后，继续调理

朱某某（35 岁） 前三年患伤寒，治愈继续调理，颇为适宜，健康保持已久，工作不觉劳乏，起居甚佳。苔薄白，脉有力。兹拟原意出入进治。

太子参	党参	绵芪	熟地

〔1〕 充：似用“蕴”字更为贴切。

首乌　白术　白茯苓　山萸肉
白芍　当归　枸杞　黄菊
沙苑子　五味子　山药　黄精
川断　杜仲　狗脊　桑寄生
落得打[1]　牛膝　丝瓜络　桑枝
片姜黄　阿胶　元武胶　霞天胶
鳖甲胶　文冰

67. 头常昏眩，易于恼怒

张太太（68 岁）　血压时有高低，头常昏眩，心跳，目燥，耳鸣，舌绛少液，易于恼怒，睡眠不安，肠燥便艰。手指麻木，腰酸背痛，筋络抽掣，消化不良，纳食不馨，脉象弦数。冬令调理，拟养血平肝，熄风安神。

太子参　潞党参　绵有芪　五味子
生熟地　制首乌　天麻　生石决
磁石　牡蛎　桑叶　黑芝麻
枸杞　黄甘菊　沙苑子　料豆衣
夏枯花　远志　枣仁　柏子仁
川连　淡芩　川柏　黑山栀
海桐皮　豨莶草　当归　白芍
白术　山药　茯苓　绿梅花
香附　木香　川断肉　杜仲
制天虫　全蝎虫　阿胶　元武胶
鳖甲胶　白文冰

68. 肝火上升，头眩昏晕

陈先生　肝火上升，眼目多眵，头眩昏晕，较多平稳，心跳发宕，行步自觉恍惚，记忆衰减，腰酸背痛，手指有时发麻，舌尖裂纹，口味苦腻，胃脘隐痛，脉象弦数。冬令继续调理，拟将原方增删。

太子参　党参　五味子　绵有芪

〔1〕 落得打：中药名，为伤科治伤的常用药，一般认为是伞形科植物积雪草带果的干燥全草或带根全草。味苦辛，性寒，具有清热利湿，消肿解毒的功效。治疗常以鲜品捣烂外敷。祝氏在此方中用落得打，取其通络散瘀之意。

生熟地砂仁末五钱拌	首乌	枸杞	黄菊
桑叶	黑芝麻	当归	白芍
酸枣仁	川连	远志肉	柏子仁
龙眼肉	制香附	广木香	扁豆衣
白术	山药	茯苓	天虫
全蝎虫	牡蛎	磁石	川断肉
杜仲	伸筋草	松节油	金狗脊
川牛膝	阿胶	元武胶	鳖甲胶
霞天胶	淡菜干	白文冰	

69. 产后不慎，腹中受寒

王女士（44 岁） 产后不慎，腹中受寒，便常稀泄，胃气不和，胸腹疼痛，平时便亦不实，头眩心跳，腰酸足软，四肢不暖。苔薄，脉细软。冬令调理，拟温运健益。

太子参	党参	绵有芪	台白术
淡吴萸	怀山药	白茯苓	广木香
肉桂片	大熟地	枸杞	沙苑
远志肉	枣仁	柏子仁	当归
白芍	制香附	高良姜	金铃子
川断肉	杜仲	狗脊	川石斛
扁豆衣	砂仁末	桑寄生	川牛膝
益智仁	补骨脂	江枳壳	大腹皮
广陈皮	阿胶	霞天胶	白文冰

70. 阴亏肝火，上盛下虚

郑女士（48 岁） 阴亏肝火，易于升逆，上盛下虚，头昏眩晕，耳听不敏，筋络痹软，两足疲弱，血不养筋，形寒怕冷。舌绛苔薄，脉象细软。今冬调理，拟养血益气，舒筋活络。

太子参	大熟地	绵有芪	制首乌
枸杞子	黄甘菊	沙苑子	潞党参
五味子	山萸肉	川桂枝	大白芍
全当归	紫丹参	制香附	陈香橼

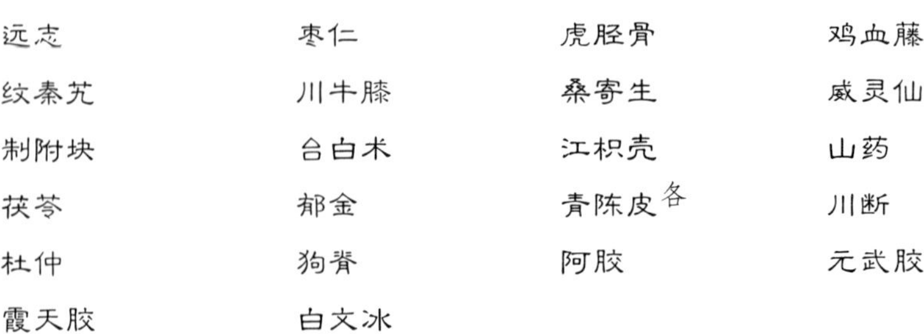

远志　枣仁　虎胫骨　鸡血藤
纹秦艽　川牛膝　桑寄生　威灵仙
制附块　台白术　江枳壳　山药
茯苓　郁金　青陈皮各　川断
杜仲　狗脊　阿胶　元武胶
霞天胶　白文冰

71. 头昏眩晕，胃脘胀闷

赵女士（38 岁） 头昏眩晕，心脏跳动，胃脘胀闷，带下现少，形寒腰酸，满体不舒，咳嗽时有。舌苔薄白，脉象细软。曾患肺病，治疗已愈，今冬调治，拟以兼顾。

太子参　绵有芪　南北沙参各　五味子
天麦冬各　淡元参　潞党参　大熟地
首乌　玉竹条　当归　白芍
丹参　枸杞　黄菊　沙苑子
料豆衣　冬桑叶　黑芝麻　苏梗
制香附　金铃子　乌药　瓦楞
扁豆衣　乌贼骨　椿根皮　白术
山药　茯苓　旋覆花　海石
青陈皮各　半夏　阿胶　元武胶
鳖甲胶　白文冰

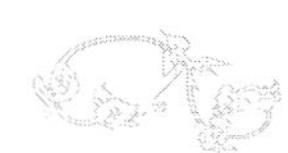

第三册

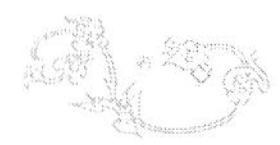

1. 阳痿多年，肺肾两亏

徐先生　阳痿多年，久咳胁痛，自右移左，大抵气机不顺，痰少难咯，喉间作痒，鼻塞多涕，形寒恶风。综察尊体，不外肺肾两亏，冬令培植，即从此意立方。

高丽弯须五钱　路党参一两五钱　大有芪一两　南北沙参各一两
黑元参一两五钱　生熟地各一两　何首乌二两　甜冬术一两五钱
怀山药二两　白茯苓二两　肥玉竹一两八钱　大麦冬一两
甘枸杞一两五钱　沙苑子一两五钱　覆盆子一两五钱　金樱子一两五钱
菟丝子一两五钱　山萸肉六钱　巴戟天一两五钱　仙灵脾一两五钱
锁阳片一两　五味子四钱　补骨脂一两五钱　御米壳[1]一两五钱
淡附片三钱　大白芍一两五钱　川桂枝三钱　旋覆花一两
代赭石三两　白石英三两　家苏子一两　苦杏仁一两
象贝母一两　陈香橼一两　青陈皮各五钱　制半夏一两

---

〔1〕御米壳：罂粟壳的别称，又称米壳、米囊皮、米罂皮、罂子粟壳、粟壳、烟斗斗、鸦片烟果果等，为罂粟科植物罂粟的干燥成熟果壳，味酸涩性平，有毒。罂粟壳具有成瘾性，国家法律明确规定禁止非法种植、运输、使用。《本草从新》云：御米壳“酸收太紧，令人呕逆，且兜积滞，反成痼疾。”

白文冰十两　霞天胶一两五钱　龟鹿二仙胶一两五钱
陈阿胶一两五钱

2. 肝旺血热，气虚性急

诸嫂夫人　肝旺血热气虚，秉性躁急，经事参前，痔疮多年，白带频下，心跳，脾虚，食后痞闷，面皖虚胖，两足条注[1]，苔白脉细。冬令调治，拟以兼顾。

吉林须七钱　西洋参六钱　潞党参一两五钱　大有芪一两五钱
生熟地各三两　何首乌三两　紫丹参二两　全当归一两五钱
大白芍一两五钱　小抚芎五钱　酸枣仁一两五钱　远志皮一两
龙眼肉一两五钱　茯苓神各一两五钱　枸杞子一两五钱　白滁菊一两
沙苑子一两五钱　生石决五钱　紫贝齿三两　于术一两五钱
山药一两五钱　甘草七钱　丹皮一两　黑栀一两
连翘一两　藕节二十个　茜草根一两　小蓟一两
侧柏叶一两　鸡内金一两　香橼皮一两　石梅花一两
制香附一两　川断一两五钱　杜仲一两五钱　女贞一两五钱
墨旱莲一两五钱　宋半夏[2]一两　青陈皮各五钱　椿根皮一两五钱
乌贼骨三两　白文冰十二两　阿胶二两　龟板胶二两
线鱼胶二两

3. 脾肾两亏，阳虚气弱

许先生　脾肾两亏，阳虚气弱，四末欠温，精神疲惫，大便不实。舌苔薄白，脉象小软。冬令培植，拟以益气温阳，脾肾同调。

别直参一两五钱　太子参二两　潞党参三两，砂仁炒　大有芪三两
大熟地五两　何首乌四两　野于术三两，枳壳炒　怀山药四两
白茯苓三两　山萸肉一两　淡附片一两，炙　大白芍二两
川桂枝七钱　全当归一两五钱　胡桃肉二两　补骨脂二两
菟丝子一两五钱　五味子五钱　枸杞子二两　沙苑子二两

[1] 条注：指下肢静脉曲张。
[2] 宋半夏：中药名，又称宋制半夏、京半夏、苏半夏。为制半夏用陈皮、苏子、青礞石、五味子、天花粉、白前、枇杷叶等药的煎汁拌入，使之吸尽晒干入药者，降气化痰平喘的作用增强。

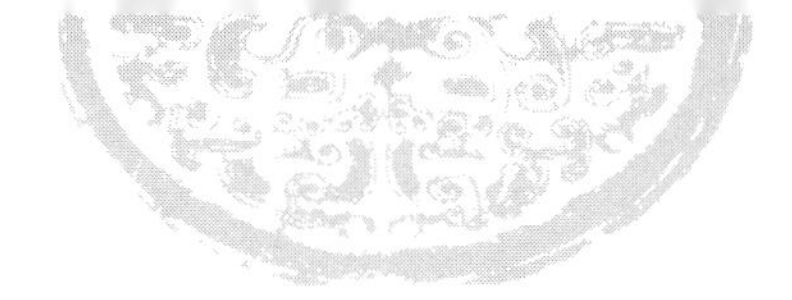

巴戟天一两五钱　淡菜干二两　老苏梗一两五钱　广木香七钱
白槿花一两五钱　御米壳一两五钱　鸡内金二两　扁豆衣二两
川断一两五钱　厚杜仲二两　金狗脊一两五钱　龙眼肉二两
小红枣三两　香谷芽五两　广陈皮一两　霞天胶二两
龟鹿二仙胶三两　清阿胶三两　鳖甲胶二两　白文冰一斤

4. 脾肾两亏，未有大病

秦世兄　去岁服膏滋后，咳嗽全止，肺病已瘳，起居较佳，夏秋未有大病，面黄略化，饮食加餐。兹再继续调理，拟以脾肾同治。

潞党参三两　大有芪二两　大熟地四两　何首乌四两
野于术三两　怀山药三两　白茯苓三两　沙苑子三两
枸杞子三两　山萸肉一两　菟丝子二两　金樱子二两
全当归一两五钱　原白芍一两五钱　小红枣二两　龙眼肉二两
淡菜干二两　猪腰子二对，焙酥同煎　金狗脊二两
厚杜仲二两　川断二两　料豆衣一两五钱　鸡内金二两
大腹皮一两五钱　扁豆衣一两五钱　宋半夏一两五钱　广陈皮一两
炒嫩桑枝四两　纹秦艽一两五钱　怀牛膝二两　清阿胶三两
霞天胶三两　龟板胶二两　白文冰十二两

5. 湿热风邪，撤后体虚

陈先生　曾经舌黑，今已化清，而转薄黄。近有寒热，强截而止，疏散之下，湿热风邪，由渐而撤。兹拟冬令培植，益气养荣，脾肾同治。

潞党参二两，炒香　黄芪二两，蜜炙　生地四两，切，砂仁四钱拌炒
首乌四两　于术二两，枳壳一两五钱同炒　山药二两，炒黄
茯苓二两，辰砂拌　粉甘草一两，生熟各半　枸杞子二两，焙
黄甘菊一两，焙　黑芝麻二两，淘净包煎
冬桑叶一两五钱，扎煎　沙苑子二两，焙　料豆衣一两五钱，炒　石决明四两，杵
五味子四钱，焙　龙眼肉二两，去核　小红枣二两，拣纯　湘莲肉二两，杵
南芡实二两，杵　全当归一两，炒　大白芍一两，炒　川断肉一两五钱，炒
厚杜仲一两五钱，切片炒　金狗脊一两五钱，炒去毛
补骨脂一两五钱　胡桃肉一两五钱，存隔拌炙　御米壳二两，炙
鸡内金一两五钱，炙　扁豆衣一两五钱，炙　薏苡仁二两，炒　酸枣仁一两五钱，炒

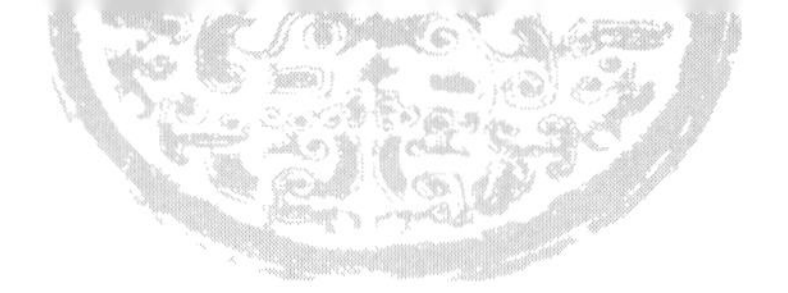

远志肉一两，炒　宋半夏一两，杵　广陈皮七钱，炙　香谷芽四两，炒黄
霞天胶三两　龟板胶二两　陈清阿胶二两　白文冰十两

6. 内病外疡，纠缠延久

王某　内病外疡，纠缠延久，年适韶华，茁发时际，而当此病，对于蓬勃前途，殊有阻碍。调治有法，得臻痊可，但两足步履时或不舒，当此冬令培植，拟荣养气血，宣通经络为治。

党参砂仁末炒　有芪　生熟地　首乌
于术枳壳一两炒　山药　山萸肉　茯苓
甘草　野黄精　当归　白芍
桂枝　虎胫骨　木瓜　威灵仙
鸡血藤　桑寄生　伸筋草　嫩桑枝
纹秦艽　菟丝子　补骨脂　胡桃肉
川断　杜仲　狗脊　宋半夏
陈皮　香谷芽　龟鹿二仙胶　清阿胶
霞天胶　白文冰

7. 肝肾两亏，湿热内蕴

戴先生　耽酒胃热，曾患咯血，幸未延久，不耐多劳，夜易失眠，腰酸，脉细软。肝肾两亏，湿热内蕴，再拟养阴平肝而化湿热。

潞党参二两，砂仁炒　黄芪二两　大生地四两　何首乌三两
于术二两　山药二两　茯苓神各二两　甘草七钱
沙苑子二两　枸杞子二两　黄甘菊一两二钱　料豆衣一两五钱
生石决四两　灵磁石四两　全当归一两　大白芍一两五钱
女贞子一两五钱　墨旱莲一两五钱　桑叶一两五钱　丹皮一两二钱
黑山栀一两二钱　鸡距子二两　小川连五钱　菟丝子一两五钱
猪腰子三只　金狗脊一两五钱　川断一两五钱　厚杜仲一两五钱
补骨脂一两五钱　胡桃肉二钱　鸡内金一两五钱　大腹皮一两五钱
宋半夏一两　广陈皮七钱　阿胶二两　霞天胶二两
元武胶二两　鳖甲胶二两　白文冰十二两

8. 气阴两亏，四肢少暖

徐某某　禀赋气阴两亏，四肢少暖，夜寐时或失眠。膀胱摄纳较弛，溲溺似多，腰膂觉酸，舌苔纯洁，便后偶有血点，亦颇式微，脉来细软。冬令培植，拟气阴并顾，疏补兼施。

党参二两，砂仁末四钱炒　有芪二两　熟地四两
首乌三两　沙苑二两　枸杞二两　菟丝子一两五钱
山萸肉一两　五味子五钱　金樱子一两五钱
于术二两，枳壳一两五钱炒　山药二两　茯苓神各二两，辰砂拌
当归一两五钱　白芍一两五钱，桂枝三钱炒　补骨脂二两
胡桃肉二两　桑螵蛸二两　牡蛎五两　枣仁二两
远志一两五钱　龙眼肉二两　粉甘草七钱　川断二两
杜仲二两　狗脊二两　宋半夏一两　陈皮七钱
谷芽四两　霞天胶三两　元武胶二两　清阿胶二两
白文冰十二两　白炼蜜四两

9. 气弱血热，大便有红

丁某某　气弱血热，气弱不能摄血，血燥则易妄行，大便有红，努力更甚。指尖常冷，易于感冒，鼻塞流涕，辛劳腰酸，舌薄边刺，脉来小软。冬令培植，拟以益气补血，润肠固表为治。

西洋参六钱　潞党参三两　大有芪二两　野于术二两，黄防风炒
江枳壳一两五钱　怀山药二两　生熟地各三两　何首乌三两
野黄精二两　白茯苓二两　沙苑子二两　枸杞子二两
菟丝子一两五钱　山萸肉八钱　陈藕节三两　侧柏叶一两五钱
茜草根一两五钱　金银花一两五钱　地榆一两五钱　小蓟一两五钱
川断一两五钱　杜仲一两五钱　金狗脊一两五钱　当归一两二钱
白芍一两五钱　红枣二两　扁豆花一两　大腹皮一两五钱
陈皮一钱　粉草七钱　清阿胶四两　鳖甲胶二两
龟板胶三两　白文冰十二两　白炼蜜四两　无花果一两五钱

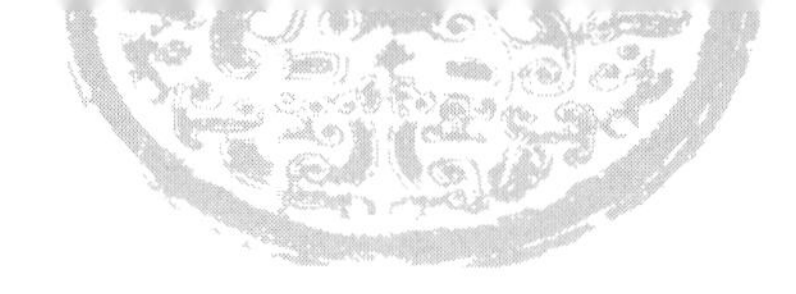

10. 肾亏肺弱，心神杌陧

颜先生　肾亏肺弱，心神杌陧[1]，为盲之病状，迭经调治，幸全痊可。刻则记忆已强，体魄坚实，胸膺部挺绽，舌苔清化，唯多劳则脘部偶或不舒，脉象尚然软小。不外戕伤之后，未免五脏未充盈，兹当冬令，再守旧意，推进荣养之法，以资补益。

老山人参一两，另焙	西洋参一两，砂仁末五钱同炒		潞党参二两，切
大有芪一两五钱	南北沙参各一两五钱	淡元参一两五钱	野黄精一两五钱
肥玉竹一两五钱	大麦冬一两五钱	生熟地各三两	何首乌三两
甘枸杞	白滁菊	沙苑子	山萸肉
猪脑子	猪脊筋	鲍鱼肉	淡菜干
黑木耳	龙眼肉	大红枣	
野于术枳壳一两五钱炒		怀山药	茯苓神
生石决	料豆衣	当归	白芍
远志	菟丝子	川断	金狗脊
厚杜仲	甘草	旋覆花	丝瓜络
怀牛膝	陈皮	宋半夏	谷芽
霞天胶三两	阿胶	龟板胶	线鱼胶
白炼蜜	白文冰		

11. 肺炎气逆，喉痒咳呛

陈某某　肺炎气逆，喉痒咳呛，久而不息，今岁怕热，状态似觉减退。舌质仍绛，苔布薄白，脉数弦旺。肝旺则左升太过，肺弱则右降不及，兹拟养阴清化，以降气火，较诸往年加进一层。

党参	有芪	大生地	首乌
鲜沙参	北沙参	元参	玉竹
麦冬	旋覆花	枇杷叶	毛燕屑
冬术	山药	茯苓	石决明
白石英	灵磁石	寒水石	生石膏
丝瓜络	竹叶茹	鹅管石	生蛤壳

〔1〕杌陧：音 wù niè，倾危不安、困厄的样子，在此为恐惧不安、胆怯等意。

鲜大青[1]　功劳叶　芦茅根　桑白皮
马兜铃　知母　象贝母　陈皮
冬瓜子　八达杏仁[2]　猪肺两只，另焙　雅尔梨五只，去心
炼蜜三两　阿胶三两　元武胶三两
鳖甲胶三两，三味炖化　冰糖十二两

12. 肺金之热，转辗难清

陈某某　去年纠缠肺炎，治愈之后，肺金之热转辗难清，得热则易引咳呛，少痰，舌绛，脉数。兹循原意，襄以清化之品。

党参二两　有芪二两，防风炒　生地四两，秋石粉拌炒
首乌三两　元参二两　麦冬一两五钱　五味子五钱
玉竹一两五钱　黄精一两五钱　冬术二两，枳壳炒　山药二两
茯苓二两　淡水芦根四两　白茅根四两　寒水石三两
鲜沙参五两　桑白皮一两五钱　地骨皮一两五钱　马兜铃一两
甜瓜子一两五钱　山豆根一两　冬瓜子一两五钱　胖大海一两五钱
生蛤壳五两　鲜大青二两　白石英五两　肥知母一两五钱
天花粉一两五钱　黑芝麻二两　冬桑叶二两　川断一两五钱
厚杜仲一两五钱　杏仁一两五钱　象贝一两五钱　盐半夏一两
陈皮七钱　鲜猪肺二只　旋覆花一两　生石膏三两
阿胶三两　龟板胶三两　雅尔梨四只　炼蜜三两
白文冰十二两

13. 肾亏气虚，头昏耳鸣

李先生　肾亏气虚之质，头昏耳鸣，阴不涵濡，虚阳上僭，溲溺淀浊，手指不暖，行动倦怠。舌苔薄黄，脉象小软。冬令培植，拟养阴益气，健化分利。

太子参一两　潞党参三两，砂仁炒　大有芪三两　大熟地四两
何首乌四两　甘枸杞三两　白滁菊二两　沙苑子三两
料豆衣二两　茯苓神各三两　九孔石决五两　川桂枝三钱

---

〔1〕鲜大青：中药名，即鲜大青叶，为十字花科植物菘蓝的叶，味苦性寒，功在清热解毒，凉血消斑，常用于治疗高热烦渴、吐血、衄血、黄疸、泻痢、丹毒等病症。

〔2〕八达杏仁：即巴旦杏仁。

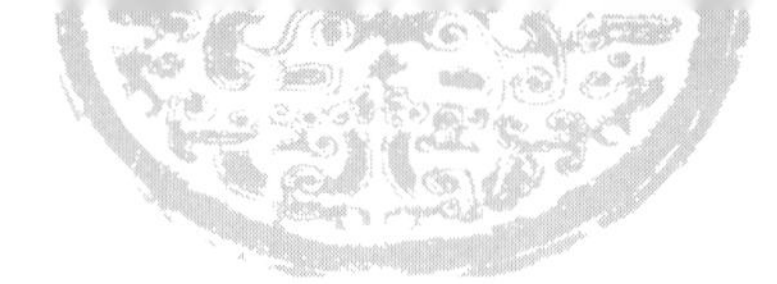

大白芍一两五钱　全当归一两五钱　远志肉一两　酸枣仁二两
龙眼肉二两　漂白术三两，枳壳炒　怀山药二两　粉甘草五钱
粉萆薢一两五钱　建泽泻一两五钱　薏苡仁三两　嫩桑枝三两
纹秦艽一两　怀牛膝一两五钱　川断一两五钱　厚杜仲一两五钱
南芡实二两　湘莲肉二两　老苏梗一两五钱　鸡内金二两
扁豆衣一两五钱　大腹皮一两五钱　香谷芽四两　宋半夏一两二钱
青陈皮各一两二钱　元武胶二两　清阿胶三两　霞天胶三两
白文冰一斤

14. 肾亏肝旺，多劳头眩

汪老先生　左目胬翳攀睛，竟致失明，足证肾亏肝旺。多劳头眩，耳朵振痛，瘖后口干，便常不实。舌苔黄腻，脉弦大数。年尊血亏，膏滋调理，拟以养阴平肝，化湿健运。

党参二两，砂仁末拌炒　黄芪二两　生地三两　熟地三两
首乌三两　西洋参五钱　枸杞子三两　白滁菊二两
沙苑子三两　料豆衣二两　九孔石决明七两　紫贝齿三两
灵磁石四两　海蛤壳三两　野于术二两，枳壳一两八钱炒
怀山药二两　茯苓神各三两，辰砂拌　粉甘草一两　广木香一两
扁豆衣一两五钱　陈香橼一两　补骨脂一两五钱　鸡内金二两
酸枣仁一两五钱　炒远志一两　龙眼肉二两　大红枣三两
全当归一两五钱　大白芍一两五钱　淡黄芩一两　冬桑叶一两五钱
黑芝麻二两　薏苡仁二两　香谷芽四两　宋半夏一两
青陈皮各一两　霞天胶二两　清阿胶二两　元武胶二两
鳖甲胶二两　桑椹膏二两　青羊肝[1]四两　白文冰一斤

15. 咯血之后，肺肾两亏

汪先生　咯血之后，肺肾两亏，不克多劳，音声不亮，气怯胸窒，头易眩晕，便行正常。舌质绛苔黄，脉细小少力。际兹冬令培植，拟多方兼顾。

〔1〕青羊肝：中药名，偶蹄目牛科青羊的肝脏，味苦，性微寒，功在清肝退热，明目去翳，用以治疗夜盲症。《本草易读》云："一切目疾，同煮食之，勿以盐豉。"《太平圣惠方》出青羊肝散，主治肝虚目赤、目视䀮䀮、小儿痫疾等。

西洋参	潞党参	大有芪	何首乌
生熟地	毛燕屑	川石斛 枳壳炒	冬术
山药	茯苓神	元参	天麦冬
南北沙参	葳蕤条	知母	象贝母
冬瓜子	胖大海	款冬花	女贞子
墨旱莲	藕节炭	茜草炭	玉蝴蝶
甜瓜子	西瓜子壳	旋覆花	丝瓜络
叭哒杏仁	甘枸杞	沙苑子	白滁菊
海蛤壳	石决明	远志	当归
白芍	龙眼	宋半夏	陈皮
广木香	腹皮	鸡内金	阿胶 三两
元武胶 二两	鳖甲胶 二两	霞天胶 二两	白文冰

16. 肺肾两亏，不耐多劳

汪先生　肺肾两亏之体，去年调补后，宿恙未发，已有二载。近则体魄尚健，而仍然不耐多劳，易于乏力，胸胁隐痛，脘部觉闷。肺气失于条达，兹将前方加以增删。

西洋参 一两	潞党参 三两	大有芪 三两	
生熟地 各四两，砂仁末五钱拌炒		鲜首乌 四两	毛燕屑 二两，另焐
南北沙参 各二两	天麦冬 各二两	淡元参 三两	北五味 五钱
明黄精 二两	肥玉竹 二两	甜冬术 三两，枳壳一两五钱同炒	
怀山药 三两	茯苓神 各三两	沙苑子 三两	白滁菊 一两五钱
甘枸杞 二两	远志肉 二两	柏子仁 二两	粉甘草 七钱，炙
全当归 一两	大白芍 一两	旋覆花 一两五钱	款冬花 二两
海浮石 三两	女贞子 三两	墨旱莲 三两	陈香橼 一两五钱
广郁金 一两	肥知母 二两	象贝母 三两	苦杏仁 二两
生石决 七两	海蛤壳 六两	宋半夏 一两五钱	广陈皮 一两
陈阿胶 三两	元武胶 一两五钱	鳖甲胶 一两五钱	霞天胶 一两五钱
白文冰 十二两	白炼蜜 四两		

17. 人年四十，气阴自半

汪先生　迭服膏丸，甚觉合宜，而精气神三宝，虽不能完全充盈，差堪应付裕如，良有恐焉。但是胸背尚不能受凉，时感痞闷，肢体形寒，静时呵欠频频，遇风流泪，头晕疲惫，痰常咯吐，乃由烟性泄肺所使，舌脉皆臻良好。综察质情，不外人年四十，气阴自半。兹际冬令，拟以益气健中，兼顾肺脾肾三阴为治。

太子参一两五钱　洋参一两　党参三两　南沙参一两五钱
元参二两　玉竹一两五钱　有芪二两
生熟地各三两，砂仁五钱炒松　首乌三两　紫河车二具
坎炁三条　冬虫夏草三钱　甜冬术三两，枳壳一两五钱炒
山药二两　茯苓神各二两　粉草六钱　山萸肉一两
五味子五钱　麦门冬一两五钱　旋覆花一两五钱　海蛤壳五两
灵磁石五两　白石英四两　毛燕屑二两　黑木耳二两
明黄精二两　沙苑五两　枸杞一两五钱　滁菊一两五钱
远志一两五钱　白芍一两五钱，桂枝三钱炒　枣仁二两
龙眼二两　宋半夏一两五钱　象贝二两　青陈皮各一两
良姜五钱　香附一两五钱　鸡内金三两　阿胶二两
龟鹿二仙胶一两五钱　霞天胶二两　鳖甲胶二两　炼蜜四两
文冰一斤

18. 肺肾两亏，气阴不足

汪先生　近年调治得体，病魔渐退，精气神三宝尚称嘉妙。服务勤勉，应对时觉疲惫，背部第三椎旁开不耐受寒，易于感冒，腰脊椎亦然。按第三椎旁开者为肺俞穴，常易感冒为肺虚；腰脊椎者为肾督之枢，时寒乃肾亏。而肺主出气，肾主纳气，总属肺肾两亏，气阴不足。今岁再进膏滋，拟益气补阴，肺肾并调。

吉林人参一两五钱　西洋参一两五钱　潞党参四两　南沙参三两
北沙参二两　淡元参三两　生熟地各五两　首乌五两
五味子六钱　大麦冬三两　肥玉竹三两　野黄精三两
紫河车三具　杜坎炁五条　冬虫草五钱　大有芪三两，防风炒
山萸肉二两　菟丝子三两　巴戟三两　川断三两

杜仲三两	狗脊三两	牛膝三两	补骨三两
桃肉四两	毛燕三两	黑木耳三两	沙苑三两
枸杞三两	滁菊二两	当归一两	白芍一两五钱
于术三两，枳壳炒	山药四两	茯神三两	石决七两
牡蛎七两	淡菜三两	干贝一两	甘草一两
阿胶二两	龟鹿二仙胶三两	霞天胶三两	线鱼胶二两
鳖甲胶一两五钱	文冰一斤半		

按：以上五案，为汪先生不同年岁所用膏方，观其案文以及所用方药，肺肾两亏、气阴不足乃是病机之本。第二册亦有其“气滞阻络，肺失宣通”一案，案理大同小异，可参阅。

19. 数年病缠，土德不彰

叶某某　数年病缠，土德不彰，湿易困聚，屡服温阳燥湿之剂，而起居饮食精神未臻舒适畅利。覈[1]其焦点，大便不能按日流通，乃是一关键。按：肠不通利，则脾胃之津液失于流转，脾不散津，纳减运钝，湿易停积，肝肾易升，饭时纳呆，食后作饿，夜常失寐，头眩腰酸等，皆由来矣。今冬膏方，拟疏健润肠，为鹄的[2]治法。

高丽参二两	潞党参二两，砂仁末五钱同炒		大有芪二两
大生地四两	于白术各一两五钱，枳壳一两八钱同炒		何首乌四两
怀山药二两	粉甘草一两	茯苓神各三两	山萸肉一两
沙苑子二两	白滁菊一两五钱	甘枸杞三两	酸枣仁二两
远志肉一两	全当归一两五钱	大白芍一两五钱	冬桑叶二两
粉丹皮一两五钱	黑芝麻三两	料豆衣二两	九孔石决明六两
灵磁石四两	火麻仁三两	瓜蒌仁三两	鸡内金二两
陈香橼一两五钱	绿梅花一两五钱	川断一两五钱	厚杜仲一两五钱
桑寄生二两	怀牛膝二两	薏苡仁三两	宋半夏一两五钱
青陈皮各一两	阿胶三两	元武胶三两	霞天胶三两
白炼蜜四两	白文冰十二两		

〔1〕覈：音 hé，检验、查核之意。《文心雕龙·辨骚》云：“将核其论，必征言焉。”

〔2〕鹄的：靶心，意为关键、核心。鹄，音 gǔ，射箭的靶子。

20. 频年有病，气阴两亏

金某　频年有病失调，更兼气阴两亏。脾肺肾三阴不足，痰湿易于中阻。冬令调治，拟疏补并施。

高丽参　潞党参　明党参　北沙参
肥玉竹　淡元参　大麦冬　五味子
明黄精　甜冬术　野于术 枳壳一两五钱炒
怀山药　白茯苓　粉甘草　淡附片
大熟地　何首乌　川桂枝　大白芍
全当归　远志肉　龙眼肉　酸枣仁
大红枣　虎胫骨　宣木瓜　川断肉
桑寄生　纹秦艽　怀牛膝　灵磁石
生蛤壳　补骨脂　胡桃肉　御米壳
扁豆衣　谷麦芽　鸡距子　宋半夏
广陈皮　龟鹿二仙胶 三两　清阿胶 二两　霞天胶 二两
白文冰 十二两

21. 肝心肾亏，头晕耳鸣

张先生　肝心肾三阴皆亏，头易昏晕，耳鸣，心跳，肩膊酸疼，四肢不暖，足膝疲乏。舌苔薄白，脉象小数。冬令培补，拟气营并调。

高丽参　党参　有芪　熟地
附子 六钱　首乌　沙苑　枸杞
滁菊　山萸肉　料豆衣　九孔石决明
远志　枣仁　茯苓神　龙眼
柏子仁　红枣　全当归　白芍
桂枝 五钱　补骨脂　胡桃肉　桑枝
秦艽　桑寄生　川断　杜仲
狗脊　怀牛膝　桑叶　黑芝麻
鸡内金　谷芽　陈皮　宋半夏
猪脑子　猪脊筋　鳖甲胶 二两　阿胶 二两
龟鹿二仙胶 三两　霞天胶 二两　白文冰 一斤

22. 脾胃气虚，肾亏肝旺

宋某某　脾为生痰之源，肺为储痰之器。脾弱则湿渍，肺虚则痰生，腠理不密，动辄感冒，咳嗽气浅，此脾肺病态也。至于头昏目眩，腰酸骨疼，此肾亏肝旺之象征也。冬令调补，拟以益气养阴，化痰理湿为治。

高丽参	潞党参	明党参	南北沙参
淡元参	肥玉竹	野黄精	天麦冬
五味子	杜坎炁	大熟地砂仁炒	首乌
有芪防风一两五钱炒	于术枳壳炒	山药	山萸肉
茯苓神	甘草	旋覆花	代赭石
海浮石	海蛤壳	灵磁石	甘枸杞
白滁菊	沙苑子	石决明	左牡蛎
菟丝子	厚杜仲	川断	当归
白芍桂枝炒	远志	酸枣	象贝
杏仁	苡仁	竹茹	宋半夏
陈皮	须谷芽	清阿胶三两	龟鹿二仙胶二两
鳖甲胶二两	饴糖	白文冰	赤砂糖

23. 心肾两亏，木火刑金

宋师母　心肾两亏，木火刑金，金失肾水涵濡，则气火上炎以伤肺金，肺伤乃喉燥哽痛，咳嗽痰厚成珠。缘肺为娇脏，不耐熏蒸，而肺合皮，外表洒淅，形冷气郁；八脉并弱，而四肢不暖，腰酸带下，虚火常升，头昏耳鸣，牙龈肿疼，日中疲倦，夜间少寐，小溲频频，舌苔淡黄，脉来沉细，病遂丛生。今岁调理，拟数方兼顾。

西洋参	党参	南北沙参	元参
玉竹	黄精	知母	天花粉
射干片	山豆根	海蛤壳青黛末三钱拌	
九孔石决明	西青果	大生地	大熟地
首乌	丹参	当归	白芍
川芎	远志	枣仁	龙眼
香附	香橼	郁金	于术
山药	茯苓神	连翘壳	川断
杜仲	狗脊	红山栀炒黑	宋半夏

陈皮	谷芽	合欢皮	桑螵蛸
南芡实	枳壳	牡蛎	石莲子
线鱼胶	鳖甲胶	元武胶	清阿胶
白文冰			

24. 肺肾两亏，咳嗽气浅

杨先生　肺肾两亏，咳嗽气浅，日久不痊，乍发乍止，不耐寒热，辛劳更甚。冬令培植，拟肺肾同调。

太子参	潞党参	南北沙参	元参
天麦冬	五味子	玉竹	黄精
旋覆花	代赭石	灵磁石	白石英
杜坎炁	苏子霜	光杏仁	象贝母
海蛤壳	海浮石	大熟地	首乌
甜冬术枳壳炒	大有芪	怀山药	茯苓神
粉甘草	甘枸杞	沙苑子	菟丝饼
山萸肉	当归	白芍	桑枝
秦艽	川断	杜仲	宋半夏
陈皮	阿胶	元武胶	鳖甲胶
霞天胶	炼蜜	白文冰	

25. 肝肾两亏，肝胃不和

胡先生　头痛头眩，目花，瞳子色不黧，背脊酸疼，恙由于肝肾两亏所致。且肝胃不和，运输失畅，胃家时易不舒，舌黄，脉软小。当兹冬令培植，拟养阴平肝，疏运中州。

党参一两五钱	有芪一两五钱	生熟地各三两	首乌三两
枸杞二两	滁菊一两五钱	沙苑二两	料豆一两五钱
石决五两	紫贝三两	灵磁石四两	桑叶一两五钱
黑芝麻二两	鲜猪脑半只	鲜猪脊筋七条	鲍鱼肉二两
当归一两五钱	白芍一两五钱	龙眼二两	补骨脂一两五钱
胡桃一两五钱	于术一两五钱	枳壳二两	山药二两
茯苓神各二两	甘草七钱	香橼一两五钱	香附一两五钱

鸡内金二两　绿梅花一两五钱　陈皮七钱　谷芽一两五钱
鳖甲胶一两五钱　元武胶一两五钱　清阿胶二两　霞天胶一两五钱
净饴糖四两　白文冰十两

26. 水不涵木，虚阳上僭

徐先生　肾亏水不涵木，阳易于上僭，头眩昏胀，目干不泽，喉燥不润，寐时手多蜷缩。大抵筋失舒顺，肝主一身之筋，亦由于肝旺阴亏所致，多行气怯，乏力。舌绛苔黄，脉小软。冬时培植，拟乙癸同顾，清养为治。

西洋参　党参砂仁四钱炒　黄芪　生地
熟地　首乌　山萸肉　枸杞
滁菊　沙苑　料豆衣　当归
白芍　枣仁　远志　龙眼
石决　贝齿　灵磁石　龙齿
桑叶　芝麻　桑寄生　秦艽
伸筋草　木瓜　漂白术枳壳一两五钱炒
山药　茯苓　粉草　川断
杜仲　谷芽　陈皮　阿胶
霞天胶　元武胶　鳖甲胶　白文冰

27. 耳鸣心宕，不耐多劳

胡某某　去年以益气固肾，养肺健运，尚合病机，今岁小患皆消。左偏头痛时发，耳鸣心宕，多劳则辄易腰酸乏力，内热口干，气机不顺，夏时湿瘰，至今未瘳。湿热留恋，而今未澈，拟将原意以事删减。

太子参一两五钱　党参二两　黄芪二两　生熟地各三两
首乌三两　白术二两　山药二两　茯苓神各二两
山萸肉七钱　沙苑子二两　枸杞子二两　黄菊一两五钱
料豆衣一两五钱　石决六两　龙齿四两　牡蛎十两
远志一两五钱　枣仁二两　龙眼三两　红枣三两
马齿苋一两五钱　豨莶草一两五钱　白鲜皮一两五钱　海桐皮一两五钱
桑叶皮各一两五钱　黑芝麻三两　粉甘草生熟各五钱　扁豆衣一两五钱
绿豆衣二两　川断一两五钱　杜仲一两五钱　狗脊一两五钱

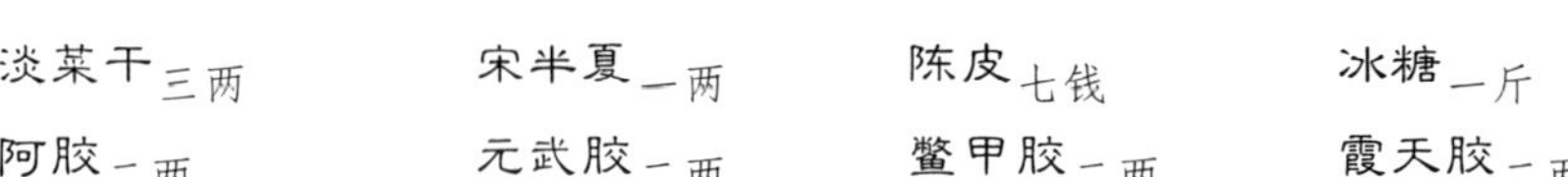

淡菜干三两　宋半夏一两　陈皮七钱　冰糖一斤
阿胶二两　元武胶二两　鳖甲胶二两　霞天胶二两

28. 木火刑金，性躁火旺

张师母　木火刑金，未咳先是失音。禀赋性躁火旺，木击金鸣，气管失于润泽，肾水寡于上呈，前贤所谓循喉咙挟舌本，胥肝肺肾三阴游走之地，而枯槁润泽影响于音声者息息攸关。干咳少痰，喉燥音哑，舌绛，口渴，唇泡，胸闷，动辄乏力，脉象细软。冬时调理，当将三阴并顾，润喉治咳以复音声。

党参一两五钱　黄芪一两五钱　首乌三两　生地三两
南北沙参各一两五钱　元参一两五钱　麦冬一两五钱　玉竹一两五钱
五味子五钱　桑皮一两五钱　马兜铃一两　甜瓜子一两五钱
冬瓜子一两五钱　胖大海一两五钱　炙射干七钱
海蛤壳六两，青黛末三钱拌　玉蝴蝶四钱　西瓜子壳一两，生
象贝一两五钱　杏仁一两五钱　款冬花一两五钱　枇杷叶二十片
石决明六两　灵磁石四两　当归一两　白芍一两
料豆衣一两　竹茹一两　盐半夏一两　陈皮五钱
阿胶三两　元武胶三两　白蜜三两　冰糖八两

29. 肉削形瘦，脾肺同病

叶师兄　肉削形瘦，精神尚佳，两足欠暖，晨起咳嗽，饮食如常。舌绛苔黄，脉小弦数。曾经水泻，现已便坚。心脏素弱，脾肺同病，冬令调治，拟以并顾。

太子参一两　潞党参二两　黄芪二两　熟地三两
首乌三两　南北沙参各二两　元参三两　玉竹二两
麦冬二两　黄精一两五钱　桑皮一两五钱　甜瓜子一两五钱
冬瓜子一两五钱　胖大海一两五钱　五味子六钱　款冬花一两五钱
枇杷叶卅片　甜冬术二两，枳壳一两五钱炒　山药二两
茯苓二两　远志一两五钱　枣仁一两五钱　柏子仁一两五钱
甘草七钱　当归一两　白芍一两　川断一两
杜仲一两　诃子肉一两，炙　御米壳一两，炙　象贝母一两五钱，杵
旋覆花一两　宋半夏一两　陈皮六钱　阿胶一两五钱

元武胶一两五钱　鳖甲胶一两五钱　霞天胶一两五钱　白炼蜜三两
白文冰十两

30. 运化不健，土德不彰

葛先生　脾胃运化不健，便溏屈指[1]半载，虽是饮食失安，究属土德不彰，而今起居如恒，惟仍形态清癯。舌苔薄黄，脉右小软。冬令培植，拟扶土辅胃健运为治，备希指正。

太子参另先焐汁　潞党参春砂仁杵末拌炒　绵有芪清炙
野于术土炒　江枳壳麸炒　怀山药炒黄　野黄精制透
白茯苓　粉甘草清炙　广木香　扁豆衣
诃子肉　白槿花　玫瑰花　御米壳
补骨脂　大白芍　鸡内金　陈香橼
须谷芽　广陈皮　薏苡仁　大腹皮
霞天胶　白文冰

31. 多产营虚，卫不卫外

张太太　多产营虚，卫不卫外，腠理自疏。肩臂背脊漏风，入冬为甚，酸疼，形寒，憎风。舌苔薄白，脉象小软。冬令调治，拟养血祛寒，和协营卫。

合参须　潞党参　绵有芪防风炙炒　生熟地砂仁末拌炒
何首乌　紫丹参　全当归　大白芍
川桂枝　小抚芎　淡附片　片姜黄
北细辛　桑寄生　左秦艽　原红花
伸筋草　络石藤　嫩桑枝　野于术枳壳炒
怀山药　白茯苓　川断肉　厚杜仲
金狗脊　猪脊筋　兴化桂圆　大红枣
胡桃肉　补骨脂　葫芦巴　菟丝子
山萸肉　甘枸杞　沙苑子　远志肉
酸枣仁　香附米　陈香橼　宋半夏
广陈皮　阿胶　霞天胶　龟鹿二仙胶
白文冰

〔1〕屈指：弯着指头计数。

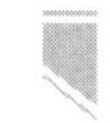

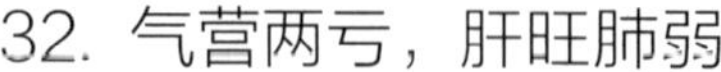

32. 气营两亏，肝旺肺弱

张师母　气营两亏，操劳过甚，肝旺肺弱，心脏又虚，气易拂逆，心跳失眠，咳呛喘急。舌薄，脉弦小数。膏滋调理，拟以兼顾。

潞党参	绵有芪	紫丹参	生熟地
何首乌	甘枸杞	白滁菊	沙苑子
全当归	大白芍	小抚芎	南北沙参
黑元参	天麦冬	玉竹条	五味子
代赭石	旋覆花	灵磁石	白石英
海浮石	海蛤壳	兴化桂圆	远志肉
柏子仁	酸枣仁	九孔石决	绿萼梅
香附米	陈香橼	台白术枳壳炒	怀山药
茯苓神	光杏仁	竹沥夏	青陈皮
清阿胶	元武胶	白炼蜜	雅尔梨
白文冰			

33. 转辗多病，肺脾肾亏

郑世兄　转辗多病，肺脾肾三阴皆亏，齿年[1]若此，生生之气系之受伤。刻下健康已复，病魔胥退，拟乘机培植，希其明春生长之际更加蓬勃。

台参条一两	太子参一两五钱	潞党参二两	南北沙参各二两
淡元参三两	天麦冬各二两	五味子五钱	肥玉竹二两
绵有芪三两	生熟地各四两，砂仁末五钱炒		何首乌三两
野黄精一两五钱	毛燕屑二两	甘枸杞一两五钱	沙苑子二两
菟丝子二两	山萸肉一两	远志肉一两五钱	大白芍二两
全当归一两五钱	野于术三两，枳壳炒	白茯苓三两	怀山药三两
粉甘草一两	扁豆衣一两五钱	鸡内金二两	大红枣三两
川断肉二两	厚杜仲二两	宋半夏一两	广陈皮一两
象贝母二两	霞天胶三两	元武胶三两	清阿胶三两
白文冰一斤			

〔1〕齿年：年龄，多指年老者。

34. 心脾肾虚，督任俱亏

叶某某　心脾肾三阴皆病，督与任两脉俱亏，失寐懵烦，而由乎心肾缺养；背脊形凛恶寒，胥由于两脉不荣，并兼湿邪常侵脾，德之不振，无待言矣。今冬调治，拟数方并投，藉收桴效。

高丽参三两	太子参一两五钱	潞党参三两	绵有芪三两
大熟地七两，砂仁五钱炒		首乌五两	山萸肉一两
菟丝子二两	巴戟天二两	淡苁蓉一两	川断三两
杜仲三两	狗脊三两	枸杞一两五钱	金樱子二两
覆盆子二两	沙苑子三两	大白芍二两	淡附子六钱
川厚朴五钱	南芡实二两	莲肉二两	全当归一两五钱
枣仁三两	远志二两	茯苓神各二两	柏子仁二两
于术三两，枳壳一两五钱炒		山药四两	全瓜蒌三两
杏仁三两	嫩桑枝四两	秦艽一两五钱	宋半夏一两
陈皮一两	鸡内金二两	香橼二两	青皮一两
腹皮二两	旋覆花一两五钱	甘草五钱	阿胶三两
霞天胶四两	龟鹿二仙胶三两	白文冰一斤	

35. 肥体湿痰，气弱不宣

黄先生　肥体湿痰充盈，气弱不克宣化。鼻渊如旧，肝阳偏旺，记忆衰退，头时筋掣，舌白腻厚，便稀不获正常，脉象弦滑左旺。冬令治理，拟兼顾并调。

台参须	潞党参	大有芪	野于术枳壳炒
怀山药	生熟地砂仁炒	何首乌	甘枸杞
白滁菊	山萸肉	沙苑子	料豆衣
酸枣仁	小川连	炒远志	大白芍
全当归	石决明	灵磁石	茯苓神
柏子仁	生熟草	湘莲肉	南芡实
兴化桂圆	小红枣	豨莶草	海桐皮
五加皮	白鲜皮	广木香	薏苡仁
广陈皮	宋半夏	香橼	腹皮
阿胶	元武胶	霞天胶	文冰

36. 血亏之后，略臻衰颓

黄太太　前服补方数载，于兹[1]极为舒适，而今诸恙悉瘳，惟血亏之后，略臻衰颓之状，现踵养血和气，以舒筋宣络。

台参须	西洋参	大熟地	何首乌
山萸肉	怀山药	茯苓神	甜冬术
天麦冬	沙苑子	料豆衣	甘枸杞
白滁菊	全当归	大白芍	龙眼肉
酸枣仁	远志肉	小红枣	川断肉
厚杜仲	金狗脊	嫩桑枝	纹秦艽
桑寄生	香附米	陈香橼	九香虫
大腹皮	青橘皮	小青皮	宋半夏
绿梅花	鸡内金	阿胶	元武胶
鳖甲胶	文冰		

37. 绝瘾之后，神魂欠宁

宋先生　绝瘾之后，习惯不同，乃当然之理。气虚心脏震动，头眩脑筋抽胀，目花视歧，寝寐多梦，神魂欠宁，大便溏而次增，足踝酸胀且掣，鼻塞，迎风流涕。舌苔薄白，中剥质刺，脉象细软乏力。今岁调摄，拟强心补气，养阴健脾，复方图治。

吉林参须	潞党参	太子参	大有芪
南北沙参	甜冬术枳壳炒	五味子	山萸肉
怀山药	熟地砂仁炒	首乌	茯苓神
广木香	扁豆衣	沙苑子	甘枸杞
白滁菊	远志	枣仁	白芍
龙眼	红枣	芡实	湘莲
川断	杜仲	狗脊	桑寄生
桑枝	石决	料豆	秦艽
鸡内金	香橼	青陈皮	旋覆花
象贝	半夏	生熟草	阿胶
霞天胶	元武胶	文冰	

〔1〕于兹：至今。

38. 多育体虚，头眩目花

汪师母　头眩，目花，耳鸣，心跳惊惕，胸宇气又不顺，得噫嗳矢气则舒，支节疼楚，腰酸体软，纳食不馨，便行不爽。多育体虚，近产日余，恶露绵长，气营八脉形体[1]大惫。今岁培植，当增倍调摄。

台参须	太子参	潞党参	生熟地砂仁炒
何首乌	绵有芪	台白术枳壳炒	怀山药
山萸肉	茯苓神	全当归	大白芍
小抚芎	丹参	远志	枣仁
柏子仁	龙眼	甘枸杞	白滁菊
菟丝子	葫芦巴	沙苑子	川断
杜仲	狗脊	桑寄生	鸡血藤
桑枝	秦艽	宣木瓜	川怀牛膝
桑叶	黑芝麻	沉香曲	香附
香橼	乌药	宋半夏	广青陈皮
鳖甲胶	阿胶	霞天胶	元武胶
白炼蜜	白文冰		

39. 勤产多病，操劳戕伐

汪师母　勤产多病操劳，三者均足戕伐，其身气营八脉因之大惫。面容㿠白，更增咳嗽，痰中有红，肺亦病矣。今岁调治，更深一筹。

台参须	西洋参	潞党参	淡元参
南北沙参各	野黄精	天麦冬各	肥玉竹
毛燕窝	冬虫夏草	五味子	绵有芪
大生地砂仁炒	大熟地	甜冬术枳壳炒	怀山药
茯苓神各	粉甘草	甘枸杞	白滁菊
沙苑子	紫丹参	全当归	大白芍
远志肉	酸枣仁	川断肉	厚杜仲
桑皮叶各	黑芝麻	冬瓜子	胖大海
藕节炭	茜草炭	墨旱莲	女贞子
海蛤壳	灵磁石	鹅管石	象贝母

[1] 形体：原稿本作"益形"，文理、医理皆不顺，故改。

枇杷叶　制香附　盐半夏　青陈皮各
清阿胶　龟板胶　鳖甲胶　白炼蜜
雅尔梨　鲜猪肺

40. 血虚之体，便艰心悸

汪师母　血虚之体，经居百日，并无怀孕象征。大便干艰，数日一行，心跳筋错，食不香餐，胸宇痞闷，腹笥膨胀，气又不和，易于感冒。苔薄黄，脉右数左软。冬令培植，拟重于补血，佐以理气润肠而安心神。

潞党参三两　黄芪三两，防风一两五钱炒　生地六两，蒲黄末五钱拌
熟地七两　首乌四两　丹参三两　当归五两
白芍四两　川芎二两　远志三两　枣仁三两
柏子仁三两　龙眼肉三两　红枣三两　枸杞二两
滁菊一两五钱　沙苑三两　桑叶二两　芝麻四两
于术三两　枳壳一两五钱　山药三两　茯苓神各三两
粉甘草一两　胡桃肉三两　川断三两　杜仲三两
狗脊三两　苏梗一两五钱　香附二两　香橼一两五钱
郁金一两　川石斛三两　扁豆衣二两　料豆衣三两
香谷芽五两　宋半夏一两　广陈皮一两　郁李仁三两
大麦仁三两　瓜蒌仁三两　火麻仁三两　陈阿胶四两
元武胶二两　霞天胶二两　鳖甲胶二两　白炼蜜五两
白文冰一斤

41. 禀赋素弱，更兼多产

汪师母　禀赋素弱，更兼多产，营阴愈虚，且经年续，又伤正气，面色憔悴，经常频下，背脊腰酸，大便艰难，咳嗽喉哽，腹痛。苔薄，脉小软弱。屡进益气养营、清肺固下，诸恙较瘳，乘此冬令再拟继进膏滋，以资调养。

人参条二两　太子参三两　党参五两　黄芪五两
生地六两　熟地七两　首乌五两　丹参三两
当归三两　原枝白芍三两　川芎一两五钱　枸杞三两
滁菊二两　沙苑三两　料豆三两　远志三两
枣仁三两　红枣三两　龙眼三两

于术三两,枳壳一两五钱同炒　山药四两　茯苓神各四两
甘草一两五钱　芡实三两　莲肉三两　龙骨五两
牡蛎十两　川断四两　杜仲四两　狗脊四两
胡桃三两　麻仁四两　瓜蒌四两　苏梗一两五钱
香附二两　扁豆三两　谷芽六两　鸡内金三两
淡菜二两　鲍鱼二两　阿胶三两　元武胶三两
黄鱼鳔胶二两　霞天胶三两　鳖甲胶二两　线鱼胶二两
文冰一斤半

42. 经来超前，日期延长

汪师母　每月讯来，往往超前，日期延长，重复如崩，纵然荣养，得不偿失，身体之健康何能恢复？究其病源，尽是“热”之一字为祟。余如经后带下、满身酸疼不舒、动辄乏力、牙宣出血、大便干结、痔漏有红、头眩心跳、脉右滑大等情。今冬调治，拟重于治病，略佐清补之品。

原皮西洋参一两五钱　潞党参三两　有芪二两　生熟地各四两,砂仁炒松
鲜生地七两　鲜首乌七两　全当归二两　原枝白芍二两
湘丹皮二两　生山栀三两　淡黄芩二两　陈藕节五两
侧柏叶三两　茜草根三两　鲜芦根十两　鲜茅根六两
寒水石十两　淡竹叶一百片　赤石脂三两　禹粮石三两
枸杞三两　滁菊二两　沙苑三两　料豆三两
远志三两　枣仁三两,小川连五钱炒　柏子仁三两
瓜蒌六两　郁李五两　火麻七两　于术二两,枳壳炒
山药二两　茯神三两　芡实二两　湘莲二两
牡蛎十五两　川断三两　杜仲三两　狗脊三两
乌贼骨七两　椿根皮四两　阿胶三两　龟板胶三两
鳖甲胶三两　炼蜜六两　文冰一斤　线鱼胶二两

43. 血虚热炽，头眩失眠

汪师母　肝心肾三脏均虚，血虚热炽，现已治疗之后，兹以头眩，多思，失眠，骨节疼楚，一派血亏状态，兼顾胸膺室痹隐疼，参以膏滋治疗，拟气血并调。

党参　黄芪　熟地　生地

首乌	枸杞	远志	枣仁
当归	白芍	川断	杜仲
狗脊	牛膝	鲜生地	丹皮
黑山栀	香附	香橼	霞天胶
鳖甲胶	龟板胶	阿胶	枇杷蜜
文冰			

按：以上六案为汪师母历年膏滋案例，总在血虚之体，勤产多病。血虚气无所依，进而气亦不足。兼之操劳戕伐，诸症蜂起。气虚则乏力、面皖、头眩等，血虚则目花、心悸、多思、失眠等，血热则经来超前、牙宣出血、大便干结、痔漏有红等。经年调治，气血兼顾而已。第二册亦有其“营阴不足，内热偏盛”一案，其理一也。

44. 禀赋孱弱，不耐多劳

郑世兄　禀赋孱弱，不耐多劳，每易头眩昏晕，耳鸣虚怯，目畏日光。舌常苔黄质绛，脉象细软，左部更甚。冬令培植，拟补益脑髓，平降肝阳，佐以健脾养心。

西洋参	太子参	潞党参砂仁炒	大有芪
何首乌	大生地	大熟地	甘枸杞
白滁菊	沙苑子	料豆衣	全当归
大白芍	小川芎	远志肉	酸枣仁
龙眼肉	湘莲肉	南芡实	冬桑叶
黑芝麻	粉丹皮	九孔石决	左牡蛎
灵磁石	野于术枳壳炒	怀山药	茯苓神
粉甘草	川断肉	厚杜仲	金狗脊
怀牛膝	陈皮	元武胶	阿胶
鳖甲胶	猪脑子	白文冰	

45. 头眩昏晕，心宕失眠

高太太　素病肝厥，现虽不发，但内脏暗伤，肝肾心脾皆因之波及。头眩昏晕，心宕失眠，纳少无味，形瘦肉削，傍晚精神疲惫，大肠燥结，便行艰难，脉象细软。总属血液不充，惟苔黄味苦，尚有湿热留恋，舌绛芒刺，冬令调治，拟以兼顾。

西洋参一两　潞党参三两　大有芪三两　何首乌五两
生熟地各四两，砂仁炒　枸杞子三两　白滁菊二两　沙苑子三两
料豆衣二两　石决明　灵磁石　镜面砂[1]
抱木茯神　夜合花　带心翘　全当归
大白芍　小抚芎　酸枣仁　远志肉
柏子仁　郁李仁　火麻仁　瓜蒌仁
苦杏仁　野于术枳壳炒　怀山药　粉甘草
扁豆衣　川断肉　厚杜仲　金狗脊
陈香橼　广郁金　青陈皮　宋半夏
阿胶三两　元武胶三两　鳖甲胶一两　白炼蜜二两
白文冰十二两

46. 心神俱安，起居如恒

郭先生　前数年服膏方后，颇为舒适，心神俱安，起居如恒，刻切脉象尚佳，舌苔清洁，兹拟原意修改。

潞党参三两　大有芪二两　大生熟地各四两，砂仁炒
何首乌四两　野于术三两，枳壳一两五钱同炒　怀山药三两
全当归一两五钱　大白芍一两五钱　炒远志二两　酸枣仁二两
沙苑子二两　枸杞子二两　白滁菊一两五钱　黑芝麻三两
冬桑叶一两五钱　茯苓神各三两　龙眼肉　粉甘草七钱
石决明六两　料豆衣二两　北秫米三两　宋半夏一两
香谷芽四两　广陈皮七钱　香橼皮一两五钱　白茯苓
抱木茯神　陈阿胶二两　霞天胶一两五钱　龟板胶一两五钱
白文冰十两

47. 小产之后，气阴两伤

郭师母　小产后气阴两伤，头眩，背部筋掣，步履无力，虽见减退，而操劳依然，胸次攻痛，大便不实，苔薄脉软。冬令调治，拟以健养。

潞党参二两　太子参一两，另焐浓汁，收膏时下　大有芪二两

[1] 镜面砂：中药名，即朱砂，专指朱砂中色红而鲜艳，质松脆，表面光亮如镜面而微透明者。

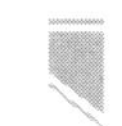

大熟地五两，砂仁炒	何首乌四两	野于术三两	江枳壳一两五钱
怀山药二两	白茯苓二两	粉甘草七钱	广木香一两
制香附二两	老苏梗一两	嫩桑枝三两	桑寄生二两
全当归二两	大白芍一两五钱	小川芎一两	枸杞子一两五钱
白滁菊一两五钱	沙苑子三两	料豆衣一两五钱	扁豆衣一两五钱
大腹皮一两	陈香橼一两	川断肉一两五钱	厚杜仲一两五钱
金狗脊一两五钱	宋半夏一两	广陈皮五钱	清阿胶三两
元武胶三两	白文冰十二两		

48. 多产自乳，营阴更亏

吕师母　多产自乳，营阴更亏，操劳亦甚，夜少安眠，头眩目花，腰酸常多，满体疼痛，胃纳平平。舌光红刺裂纹，脉象右软左数。膏滋调补，拟以兼顾。

合参须一两	潞党参三两	大有芪三两	生熟地各四两，砂仁炒
何首乌四两	甘枸杞三两	白滁菊三两	沙苑子三两
料豆衣三两	山萸肉一两	全当归三两	大白芍三两
石决明八两	酸枣仁三两	远志肉三两	胡桃肉二两
川断三两	厚杜仲三两	金狗脊三两	龙眼肉三两
湘莲肉三两	南芡实三两	乌贼骨六两	椿根皮四两
野于术三两	江枳壳二两	怀山药三两	茯苓神各三两
桑枝五两	纹秦艽一两五钱	桑寄生三两	小抚芎一两
香附米一两五钱	香橼皮一两五钱	宋半夏一两	青陈皮各一两
阿胶三两	霞天胶三两	龟板胶二两	鳖甲胶二两
白文冰一斤			

49. 肾亏之体，湿痰留筋

徐先生　头晕眩，目昏花，记忆不良，心悸惕，耳鸣响，肌肉瞤动，腰酸，背脊多坐乏力，强食腹胀，气机不和，手指振麻，湿痰留筋，苔黄，脉软。肾亏之体，湿痰留筋，冬令封藏，拟以兼顾并调。

合参须一两	西洋参一两	太子参二两	潞党参二两
绵有芪二两	大生地六两，砂仁炒	何首乌五两	

野于术三两，江枳壳二两同炒　怀山药三两　茯苓神各三两
甘枸杞三两　白滁菊二两　沙苑子三两　石决明一两
料豆衣一两　雅川连七钱　酸枣仁三两　远志肉二两
柏子仁二两　全当归一两五钱　大白芍一两五钱　龙眼肉三两
川断三两　厚杜仲三两　金狗脊三两　鸡距子三两
薏苡仁三两　金银花二两　粉丹皮一两半　黑山栀一两半
桑寄生三两　宣木瓜二两　纹秦艽一两五钱　嫩桑枝四两
冬桑叶二两　黑芝麻三两　猪脑子全个　猪脊筋七条
鸡内金三两　陈香橼一两五钱　宋半夏一两半　青陈皮各一两
陈阿胶二两　霞天胶二两　元武胶二两　线鱼胶二两
鳖甲胶二两　白文冰一斤

50. 血热多产，经来参前

徐师母　血热多产，经来参前，肝旺之体，操劳频烦，头痛昏眩，浑体酸疼，筋少血养。苔薄白，脉细软。所幸胃纳尚健，而不受峻补，拟以清养平肝。

西洋参一两　潞党参二两　黄芪二两　生地五两
熟地五两，砂仁炒　首乌五两　枸杞二两　滁菊二两
沙苑三两　归身二两　白芍三两　川芎一两半
丹参三两　枣仁二两　远志二两　龙眼三两
丹皮二两　黑栀二两　红枣二两　银花三两
连翘壳二两　夏枯草三两　女贞子三两　墨旱莲三两
石决明十两　冬桑叶三两　黑芝麻四两　桑枝四两
桑寄生三两　秦艽一两半　料豆衣三两　香附米二两
绿梅花二两　水獭肝一两五钱　川断三两　杜仲三两
狗脊三两　牛膝三两　宋半夏一两　青陈皮各一两
陈阿胶三两　元武胶二两　鳖甲胶二两　白文冰一斤

51. 气阴两亏，久不易复

徐大世兄　昔年大病之后，未曾营养，因此气阴两亏，久不易复，遂致面容憔悴，记忆薄弱，气管发热[1]，咳嗽无痰，头眩胸瞀。舌裂纹颇深，脉细软无

[1] 气管发热：医理似不顺，可理解为呼吸时自觉气息有热，乃阴虚内热所致。

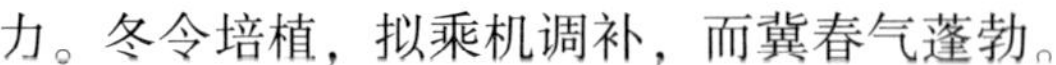

力。冬令培植，拟乘机调补，而冀春气蓬勃。

台参须一两　西洋参一两　潞党参三两　绵有芪三两
大生地五两，砂仁五钱炒　大熟地四两　何首乌四两
野黄精三两，制　淡元参三两，切　野于术三两，枳壳一两五钱炒
怀山药三两　茯苓神各三两　粉甘草一两　沙苑子三两
料豆衣三两　甘枸杞三两　厚金斛三两　大白芍一两五钱
全当归一两五钱　酸枣仁二两　远志肉一两五钱　柏子仁一两半
石决明五两　南北沙参各二两，切　肥玉竹二两，切　鹅管石四两
海蛤壳六两，青黛二钱拌　冬瓜子二两　胖大海二两，洗
款冬花二两　肥知母二两，炒　象贝母二两，杵　苦杏仁二两
女贞子一两五钱　墨旱莲一两五钱，两味同炒　枇杷叶卅片
盐半夏一两　广陈皮一两　陈阿胶二两　霞天胶三两
元武胶二两　鳖甲胶二两　白文冰一斤　猪脑子全个

52. 肺肾两亏，咳嗽胸痛

徐四世兄　先天不足，肺肾两亏，咳嗽胸痛，鼻塞流涕，易于感冒，夜间多尿。膏滋调治，拟以两顾。

太子参二两　潞党参三两　淡元参四两　南北沙参各三两
肥玉竹三两　野黄精三两　五味子八钱　天麦冬各二两
绵有芪三两，防风一两五钱同炙　大生地四两，砂仁五钱拌
大熟地四两　何首乌四两　肥知母二两　海蛤壳七两
鹅管石三两　白石英七两　鲜芦根半斤　鲜茅根半斤
甜冬术三两，枳壳二两同炒　怀山药三两　茯苓神各三两
桑螵蛸六两　左牡蛎十两　苍龙骨四两　沙苑子三两
甘枸杞一两五钱　山萸肉一两　冬瓜子二两　胖大海二两
款冬花二两　马兜铃一两半　旋覆花一两半　丝瓜络一两半
象贝母三两　甜杏仁三两　半夏一两　青陈皮各一两
鲜竹茹一两五钱　鲜猪肝一只，另煮炖焖，收膏时下　陈阿胶三两
霞天胶三两　龟板胶二两　鳖甲胶二两　白文冰一斤

53. 阴亏内热，肺尤孱弱

徐五世兄　阴亏内热，肺尤孱弱，辄易伤风，咳嗽频仍，面色憔黄，掌心灼热，鼻时衄发。脉象软小，舌尖裂纹。冬时疗养，拟以养阴清化。

西洋参七钱	党参一两五钱	黄芪一两五钱，防风七钱同炙	
生地三两，砂仁三钱拌	鲜生地五两	南北沙参各一两五钱	元参一两五钱
麦冬一两五钱	玉竹一两五钱	墨旱莲一两五钱	
女贞子一两五钱，两味同炒		五味子三钱	首乌二两
冬术一两五钱，枳壳八钱同炒		山药一两五钱	茯苓一两五钱
陈藕节二两，炒炭	鲜芦根五两	鲜茅根五两	茜草根一两五钱，炒
紫地榆一两五钱，炒	侧柏叶一两五钱	马兜铃七钱	桑白皮一两
冬瓜子一两五钱	胖大海一两五钱	款冬花一两五钱	枇杷叶二十片
青蒿子一两，切	地骨皮一两，切	毛燕屑一两，先煎	
黑木耳一两，另焐浓汁	鸡内金一两五钱	青陈皮各七钱	陈阿胶二两
元武胶一两五钱	鳖甲胶一两五钱	白炼蜜一两	白文冰十两

54. 耄年大寿，晨起气浅

华老太太　耄年大寿，晨起气浅，亦由乎去年发端，咳嗽有痰，大便素结，近来转润，此乃气机不充。食不多，逢节体痛，脉细滑数。冬令培植，拟肺脾肾同治。

党参	黄芪	熟地砂仁炒	首乌
于术枳壳炒	山药	茯苓神各	当归
白芍	枣仁	远志	龙眼
胡桃肉	补骨脂两味同炒	灵磁石洗	旋覆花
代赭石煅	苏子炒	杏仁	象贝
款冬花	冬瓜子	海浮石	海蛤壳杵
桑枝	桑寄生	秦艽	香独活
鸡内金	香橼	腹皮扎煎	广木香
宋半夏	青陈皮各	扁豆衣	须谷芽
陈阿胶	龟板胶	鳖甲胶	白文冰

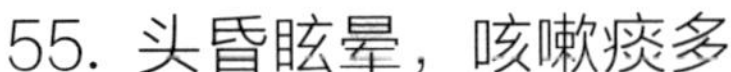

55. 头昏眩晕，咳嗽痰多

王先生　头昏眩晕，咳嗽痰多，浑体酸痛，常觉形寒，胸闷胃呆。舌绛苔黄，口干，脉软。一派胥是体虚操劳过甚所致，冬令调治，拟以兼顾。

党参三两　太子参一两　绵有芪三两　大熟地五两，砂仁炒
何首乌四两　野于术二两，枳壳一两五钱同炒　怀山药二两
白茯苓二两　山萸肉一两　全当归一两五钱
大白芍一两五钱，桂枝四钱同炒　淡附片六钱　菟丝子一两
五味子五钱　巴戟天一两五钱　沙苑子二两　黄甘菊二两
甘枸杞二两　石决明七两　料豆衣二两　紫苏子二两
旋覆花一两　款冬花一两　海蛤壳六两　海浮石四两
嫩桑枝三两　桑寄生二两　纹秦艽一两　丝瓜络一两
川断二两　厚杜仲二两　金狗脊二两　象贝母二两
大腹皮一两　鸡内金二两　宋半夏一两　青陈皮各一两
香谷芽四两　陈阿胶二两　元武胶二两　霞天胶三两
白文冰一斤

56. 湿热下注，两足不暖

徐先生　湿热下注，或着寒，或劳乏，则夙恙易发，平素两足不暖。舌黄，脉软。冬令调治，拟以益气温养之中佐以化湿。

党参二两　黄芪二两　生熟地三两，砂仁五钱同炒
淡附片五钱　何首乌四两　野于术二两，枳壳一两五钱同炒
怀山药二两　赤茯苓各二两　粉萆薢一两五钱　建泽泻一两五钱
五加皮一两五钱　白鲜皮一两五钱　海桐皮一两五钱　川黄柏一两五钱
怀牛膝一两五钱　汉防己一两五钱　川桂枝四钱
大白芍一两五钱，两味同煎　桑枝三两　秦艽一两五钱
桑寄生二两　全当归一两　沙苑子二两　黄甘菊一两五钱
甘枸杞一两五钱　山萸肉一两　川断二两　金狗脊二两
薏苡仁二两　大腹皮一两五钱　宋半夏一两　青陈皮各一两
清阿胶二两　霞天胶三两　龟板胶二两　白文冰十二两

57. 久病之体，气阴两亏

徐师母　寒因咳嗽，已历一十五载，形寒胁痛，喉间痰声，痰吐稀白。苔白中裂，脉沉小。久病气阴两亏，冬令治理，拟以肺肾同调。

高丽参一两　潞党参二两　绵有芪二两
大生地四两，淡秋石粉四钱拌　大熟地五两，砂仁四钱拌
何首乌四两　淡附片八钱　山萸肉一两　补骨脂二两
胡桃肉二两　净麻黄六钱，蜜炙　北细辛五钱，切　川桂枝一两
大白芍二两，两味同炒　旋覆花一两五钱　代赭石四两　南北沙参各二两
淡元参二两　天麦冬各一两五钱　五味子七钱　诃子肉一两五钱，炙
鹅管石四两，洗　海蛤壳六两　海浮石四两　家苏子二两
苦杏仁三两　象贝母三两　款冬花二两　冬虫夏草五钱，扎煎
杜坎炁五条，制透，两味同煎　全当归二两　远志肉二两
沙苑子二两　枸杞子一两五钱　野于术二两
江枳壳一两五钱，两味同煎　怀山药二两　茯苓神各三两
川断二两　杜仲二两　纹秦艽一两五钱　桑寄生二两
宋半夏一两　广陈皮一两　陈阿胶三两
龟鹿二仙胶一两五钱　霞天胶三两　白炼蜜二两　白文冰一斤
鲜猪肺一具，另焐浓汁，收膏时下

58. 气虚脾弱，运行失职

郑先生　气虚脾弱，运行失职，屡次大病，正元更虚。冬令调治，拟以疏补并进，畅理胃肠。

潞党参一两五钱　太子参一两　绵有芪一两五钱　大熟地三两，砂仁炒
淡附片六钱　何首乌三两　野于术三两，枳壳一两八钱同炒
怀山药二两　茯苓神各二两　粉甘草七钱　沙苑子一两五钱
黄甘菊一两　料豆衣一两五钱　甘枸杞一两五钱　全当归一两
大白芍一两五钱　川桂枝六钱，两味同炒　制香附一两五钱
香橼皮一两五钱　鸡内金二两　焦六曲一两五钱，包　谷麦芽各三两，炒，包
制川朴五钱，切片　薏苡仁二两　苦杏仁一两五钱　瓜蒌仁三两
旋覆花一两　小青皮一两　纹秦艽一两　嫩桑枝二两

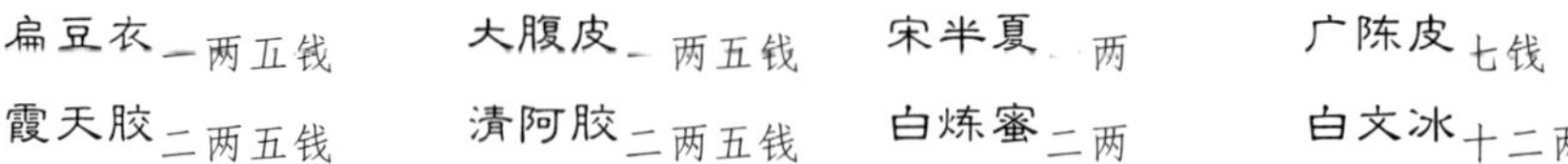

扁豆衣一两五钱　大腹皮一两五钱　宋半夏一两　广陈皮七钱
霞天胶二两五钱　清阿胶二两五钱　白炼蜜二两　白文冰十二两

59. 气阴尚充，湿热偏重

施先生　气阴尚充，湿热偏重，胸膺饱胀，气机拂逆，动则更甚，足腿两胯湿瘰弥漫。舌苔黄腻，脉象平缓。冬令清理，不宜峻补，只需化湿为重，佐以益气。

吉林参二钱五分　西洋参一两　潞党参二两　绵有芪二两
大生地四两，砂仁炒　何首乌四两　台白术三两　枳壳片二两
怀山药三两　赤茯苓各三两　穹窿术二两　川黄柏三两
金银花三两　夏枯草三两　白鲜皮三两　海桐皮三两
豨莶草三两　五加皮三两　马齿苋三两　薏苡仁五两
淡黄芩三两　黑山栀三两　粉萆薢三两　建泽泻三两
旋覆花一两五钱　西赤芍三两　鸡内金三两　陈香橼二两
生草节一两　怀牛膝三两　汉防己三两　青橘皮一两
盐半夏一两　鳖甲胶二两　陈阿胶二两　元武胶二两
线鱼胶二两　白文冰一斤

60. 贫血肝旺，肾脏内亏

施师母　贫血肝旺，肾脏内亏，曾病倒经，因之体伤。头眩昏晕，耳时鸣响，眠少长寤，指爪枯干。胃纳甚少，腰脊酸楚，胸闷腹胀，气攻背部，足常浮肿。舌苔黄腻，口味作苦，脉弦缓数。冬令调补，拟以养血平肝，理气疏化。

吉林参四钱　太子参一两二钱　西洋参一两　潞党参二两
大生地四两　大熟地五两，砂仁六钱拌　何首乌三两
绵有芪二两　野于术二两　江枳壳一两五钱　怀山药二两
云茯神三两　紫丹参二两　丹皮一两五钱　当归身二两
赤白芍各一两五钱　冬桑叶三两　黄甘菊三两　沙苑子三两
枸杞子三两　川黄柏一两五钱　淡黄芩一两五钱　生石决十两
灵磁石十两　远志肉一两五钱　酸枣仁二两　龙眼肉二两
柏子仁二两　制香附三两　鸡内金三两　广郁金一两二钱
陈香橼一两五钱　水獭肝一两五钱　佛手片一两五钱　绿梅花一两五钱

川断三两　厚杜仲三两　桑寄生三两　金狗脊三两
葫芦巴二两　菟丝子二两　陈葫芦四两　宣木瓜二两
汉防己二两　小青皮一两　宋半夏一两　广陈皮一两
陈阿胶三两　龟板胶三两　霞天胶三两　鳖甲胶二两
白文冰一斤

61. 心神两亏，头眩胀昏

张某某　心神两亏，头眩胀昏，心跳，耳鸣，项背脊髓酸疼，髀肉引痛。苔黄裂纹，脉象落阴。冬令培植，拟以兼顾并调。

吉林参　太子参二两，两味另焐，收膏时下　潞党参三两，炒
生熟地各四两，砂仁五钱拌　何首乌四两　甘枸杞二两
白滁菊二两　沙苑子三两　大有芪三两　料豆衣二两
石决明六两　冬桑叶一两五钱　黑芝麻三两　全当归二两
大白芍二两　远志肉二两　酸枣仁二两　柏子仁二两
茯苓神各三两　川断二两　厚杜仲三两　金狗脊二两
粉甘草七钱　野于术三两　江枳壳一两五钱，两味同炒
怀山药三两　山萸肉一两　龙眼肉三两　胡桃肉三两
小红枣三两　绿梅花一两五钱　陈香橼一两五钱　鸡内金二两
扁豆衣二两　宋半夏一两五钱　青陈皮各一两　清阿胶三两
元武胶三两　霞天胶二两　鳖甲胶二两　白文冰一斤

62. 自乳操劳，气营内亏

张少奶奶　自乳操劳，气营内亏，头眩耳鸣，心跳乏力，腰酸带下，经来腹痛，怕冷憎寒，偏体酸麻。冬令调治，拟以兼顾。

潞党参三两　绵有芪三两　生熟地各四两，砂仁四钱拌
何首乌四两　枸杞子三两　白滁菊二两　山萸肉一两五钱
沙苑子三两　料豆衣三两　煅石决八两　全当归三两
湘莲肉三两　大白芍三两，桂枝三钱同炒　酸枣仁三两
柏子仁三两　龙眼肉三两　小红枣三两　远志肉三两
乌贼骨八两　椿根皮三两　粉甘草一两　茯苓神各四两

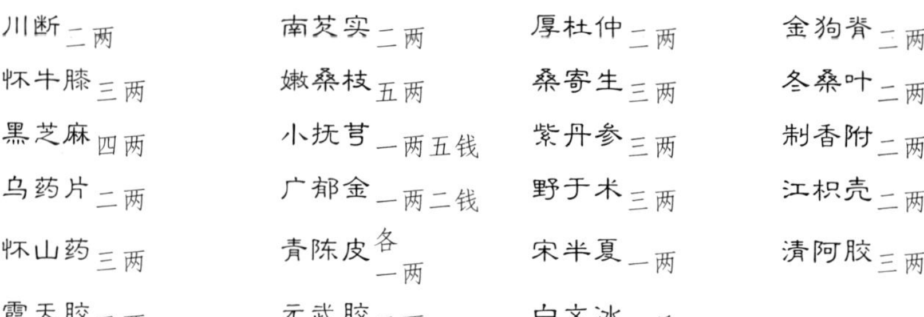

川断二两	南芡实二两	厚杜仲二两	金狗脊二两
怀牛膝三两	嫩桑枝五两	桑寄生三两	冬桑叶二两
黑芝麻四两	小抚芎一两五钱	紫丹参三两	制香附二两
乌药片二两	广郁金一两二钱	野于术三两	江枳壳二两
怀山药三两	青陈皮各一两	宋半夏一两	清阿胶三两
霞天胶三两	元武胶三两	白文冰一斤	

63. 阴亏阳虚，手指不暖

朱贤甥　阴亏阳虚，手指不暖，两足更冷，消化不良，似病胃寒，心空如悬，头痛骨疼，足尤乏力。冬令封藏，拟以培植。

潞党参三两	绵有芪二两	太子参一两	淡附片七钱
川桂枝七钱	大白芍二两，两味同炒		
大熟地五两，砂仁四钱拌		何首乌四两	远志肉二两
酸枣仁二两	全当归二两	龙眼肉三两	小红枣三两
柏子仁二两	粉甘草一两	野于术三两	
江枳壳一两五钱，两味同炒		怀山药三两	茯苓神各三两
老苏梗一两五钱	制香附二两	淡干姜五钱	乌药片一两五钱
巴戟天二两	山萸肉一两	大腹皮二两	桑寄生三两
嫩桑枝四两	纹秦艽一两五钱	小青皮一两	制半夏一两
广陈皮一两	龟鹿二仙胶二两	清阿胶三两	霞天胶三两
白文冰一斤			

64. 肝胆血热，气火上升

陈先生　肝胆血热，气火上升，上盛下虚，头脑昏眩，面红颧赤，现所谓血压太高，而湿热很重。两胯、足趾满布湿瘰，瘙痒不堪，此乃湿热趋于血分。苔糙黄，中裂纹，并多咯痰。冬时调治，拟以凉血平肝，化湿豁痰。

西洋参一两	潞党参二两	绵有芪二两	何首乌四两
大生地六两	鲜生地七两	枸杞子三两	沙苑子三两
白滁菊三两	生石决十两	左牡蛎十两	苍龙齿五两
紫贝齿五两	灵磁石十两	龙胆草二两	小川连一两
川黄柏三两	淡黄芩二两	冬桑叶三两	粉丹皮二两

黑山栀二两	金银花三两	夏枯草三两	白术皮三两
江枳壳二两	茯苓神各三两	怀山药二两	西赤芍二两
白鲜皮三两	豨莶草三两	海桐皮三两	五加皮三两
粉萆薢三两	建泽泻二两	生草节一两	怀牛膝二两
旋覆花一两五钱	汉防己二两	鸡距子三两	盐半夏二两
广陈皮一两五钱	清阿胶三两	鳖甲胶二两	龟板胶二两
白文冰一斤			

65. 营阴两虚，八脉内亏

周少奶奶　产后营阴两虚，八脉内亏，平素血贫血热，所以易于怀孕。然影响体魄至深且巨，益以自乳营伤，遂使面色皖白，头眩目花，耳鸣心宕，闻声惊惕，大便艰难，夜间少寐，经事参前，消化不良，不食不饥，胸脘痞闷，窒塞上逆。际兹冬令封藏，拟以乘机培植，用复方数面兼顾。候主正。

台参条一两五钱	西洋参一两	潞党参三两	绵有芪三两
大熟地五两	大生地五两	何首乌四两	当归身三两
大白芍三两	紫丹参三两	小抚芎一两	远志肉三两
酸枣仁三两	龙眼肉三两	小红枣三两	柏子仁三两
粉甘草一两二钱	野于术三两	江枳壳二两	怀山药三两
茯苓神各四两	枸杞子三两	白滁菊二两	沙苑子三两
黑芝麻四两	冬桑叶二两	石决明十两	料豆衣三两
制香附二两	陈香橼一两五钱	鸡内金三两	焦谷芽四两
扁豆衣三两	旋覆花一两五钱	煅瓦楞七两	广郁金一两二钱
粉丹皮一两五钱	黑山栀一两五钱	谷精珠一两五钱	密蒙花一两五钱
瓜蒌仁三两	火麻仁三两	北秫米四两	盐半夏一两五钱
大腹皮一两五钱	广陈皮一两	陈阿胶三两	鳖甲胶二两
元武胶三两	霞天胶二两	白炼蜜三两	白文冰一斤

66. 阴亏内热，精神颓唐

葛先生　阴亏内热之体，症状丛脞[1]，精神颓唐，不耐多劳，头昏目花，咳嗽喉燥，痰吐成块，夜易失眠，纳食不馨，舌绛苔黄，中现裂纹，四肢不暖，

〔1〕丛脞：细碎，杂乱，繁琐。

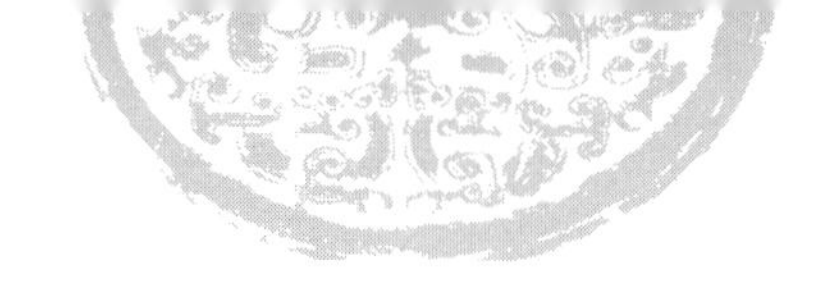

便不正常，脉象细软。时适高年，须当及时调理，兹拟养阴益气，各部兼顾。

台参须	西洋参	潞党参	淡元参
南北沙参各	大麦冬	肥玉竹	野黄精
生熟地各 砂仁炒松	何首乌	绵有芪 防风炒	甜冬术 枳壳炒
怀山药	茯苓神各	甘枸杞	白滁菊
沙苑子	料豆衣	全当归	大白芍
酸枣仁	净连翘 朱拌	生石决	海蛤壳
冬瓜子	胖大海	肥知母	天花粉
旋覆花	象贝母	扁豆衣	鸡内金
长须谷芽	桑寄生	嫩桑枝	金狗脊
川断	大腹皮	宋半夏	青陈皮各
陈阿胶 三两	霞天胶 三两	龟板胶 二两	白文冰 一斤

67. 肝火内旺，心烦恼怒

周少奶奶　肝火内旺，时易煽动，心烦恼怒，气火上扰，头脑昏眩，目睛多眵。血不养筋，筋络不荣，手臂掣痛，屈伸不利，或左或右，靡有定时。秋病湿温〔1〕，绵迁匝月，湿热素盛，不克速化，舌苔黄腻，质常紫绛，脉象弦数。膏滋调治，拟清养血分，佐以平肝化湿理气机。

台参须	党参	生地	有芪
首乌	于术	山药	茯苓神各
枸杞	滁菊	桑叶	丹皮
生山栀	辰翘	石决	地骨皮
银花	料豆	紫贝	牡蛎
淡芩	川连	龙眼	枣仁
远志	赤白芍各	丹参	当归
泽泻	车前	淡竹叶	生草
青陈皮各	香附	郁金	谷芽

〔1〕湿温：中医病名。出自《难经·五十八难》："伤寒有五，有中风，有伤寒，有湿温，有热病，有温病，其所苦各不同。"湿温是指好发于夏秋季节的一种热性病，表现为身热不扬、身重酸痛、胸部痞闷、面色淡黄、苔腻、脉濡，其特点是病势缠绵，病程较长。《医门棒喝·湿温》云："湿温者，以夏令湿盛，或人禀体阳虚多湿，而感四时杂气，遂成湿温。虽四时皆有，而夏秋为多。湿热二气胶黏，淹缠难愈。"

白残花[1]	川石斛	川断	丝瓜络
木瓜	秦艽	狗脊	杜仲
阿胶	龟胶	鳖甲胶	白文冰

68. 肺肾两亏，脾土运弱

汪娘娘　多年痰饮气喘，每交秋冬而发。肺肾两亏，脾土运弱，湿痰易于存积，膏滋治理，拟从金水并调，佐以培土而生金，养血而滋阴。

参须	南北沙参各	玉竹	元参
大生地沉香末拌炒	熟地秋石粉拌炒	天麦冬各	白及
黄精	五味	黄芪	首乌
党参砂仁炒	冬术	于术	山药
山萸肉	茯苓	丹参	当归
白芍	远志	米仁	川断
杜仲	枸杞	沙苑	桑皮
苏子	旋覆花	海石	蛤壳
皂荚	杏仁	枇杷叶	象贝
竹茹	宋半夏	陈皮	前胡
丝瓜络	代赭	阿胶	龟胶
水梨胶	白炼蜜	白文冰	

69. 肝不疏泄，脾少健运

石三奶奶　病后不易恢复，缘体质积弱所致。胃纳呆迟，久久不苏，胸背腹膂气胀拂逆，大抵肝不疏泄，脾少健运，且脾胃为人之大本，职是之繇[2]，精神难振足也。膏滋调治，宜于多用疏运，少用滋补。

真西洋参	党参砂仁炒	天生术枳壳炒	黄芪
熟地沉香末拌炒	首乌	山药	茯苓
炙草	丹参	白芍	当归
川芎	远志	五味	枣仁
甘杞	沙苑	生石决	牡蛎

[1] 白残花：即蔷薇花，又称刺花，为蔷薇科落叶小灌木野蔷薇的花朵，味甘性凉，功在清暑除热，和胃止血，常用于治疗暑热烦渴、胃脘胀闷、吐血衄血、口疮泻痢等病症。

[2] 繇：音 yáo，随从、从属、系连等意。

甘菊	川断	杜仲	狗脊
丝瓜络	香附	桑寄生	枳壳
木香	扁豆衣	乌药	煅瓦楞
金铃	延胡	郁金	青陈皮各
半夏	阿胶	龟胶	鳖胶
文冰			

70. 频年病缠，气血皆虚

席某某　幼稚禀赋先亏，壮盛勉强恢复，自经大病之后，营卫日虚，寒热证久未断绝，懒倦萎顿，寐时遗溺，得热遗泄，四肢辄冷，纳食不甘，腹作饱胀，行动气浅。舌尖碎痛，津液不润，脉象细弦促数。频年病缠，精气神血皆虚，五脏六腑均枯。膏滋调理，宜从兼顾并治。

台参须	西洋参	党参	有芪
熟地	首乌	天生术	山药
山萸肉	茯苓	黄精	苁蓉
菟丝子	巴戟	补骨	南芡
湘莲	红枣	老生姜	青蒿
银柴胡	白薇	川桂枝	白芍
细辛	全当归	川断	杜仲
狗脊	桑枝	秦艽	元金斛
广木香	扁豆衣	枳壳	大腹皮
旋覆花	半夏	象贝	青陈皮各
霞天胶	龟板胶	鹿角胶	清阿胶
鳖甲胶	白文冰		

71. 脾阳不振，肝肾内虚

席某某　气阴两亏，营卫不密，精神颓唐，寒热频发，四肢疲惫，懒于动作。脾阳不振，肝肾内虚，冬令培植，拟以补益肝阳，强固营卫。

洋参	党参	绵芪	于术
炙草	五味	茯苓	山药
首乌	熟地	山萸肉	巴戟
菟丝子	补骨	黄精	金斛

丹参	远志	当归	白芍
枣仁	红枣	川断	狗脊
杜仲	鳖甲	白薇	稽豆衣
青蒿	银柴胡	地骨皮	知母
陈皮	半夏	龟板胶	阿胶
文冰			

72. 营舍内亏，血不养气

金奶奶　营舍内亏，血不养气，木火刑金，干呛无痰，木强侮土，腹膨气胀。舌质紫绛，液少不泽，切脉左右均属细小。肾虚肝旺之体，冬令培植，拟养阴补肺，疏肝理气。

西洋参	党参	丹参	南北沙参各
元参	玉竹	天麦冬各	五味子
毛燕窝	白及	黄精	生熟地各
黄芪	首乌	天生术枳壳炒	山药
山萸肉	茯苓	当归	白芍
川芎	远志	枣仁	元金斛
川断	杜仲	石决	枸杞
沙苑	黄菊	香附	乌药
郁金	白檀香	紫降香	广木香
枸橘梨	绿萼梅	甜瓜子	象贝
宋半夏	陈皮	阿胶	龟板胶
鳖甲胶	白炼蜜	白文冰	

73. 阴液大伤，虚阳上升

席三奶奶　夏秋之际，湿热留恋，冬时更病温热，阴液大伤，虚阳上升，头眩耳鸣，神疲气怯，起坐乏力。舌中光剥，较平时更甚，质绛口渴，边苔黄。自服养阴清化、平肝泄湿之剂，病日起色，冬令调摄，即本前意，扩而充之。

洋参	党参	首乌	生地
熟地	黄芪	枸杞	滁菊
沙苑	元参	花粉	知母
当归	白芍	远志	枣仁

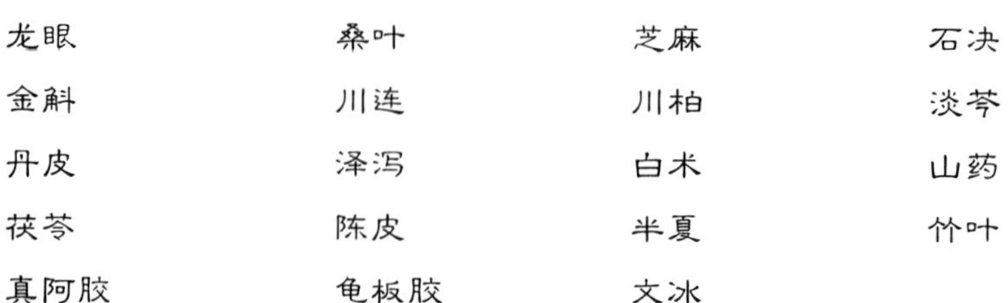

龙眼	桑叶	芝麻	石决
金斛	川连	川柏	淡苓
丹皮	泽泻	白术	山药
茯苓	陈皮	半夏	竹叶
真阿胶	龟板胶	文冰	

74. 中虚气弱，不能摄血

陆先生　肥胖之体必然中虚气弱，不能摄血，血去气无荣养。今岁血崩特甚，气逆横行，亟亟有厥逆之象。自经温运，病势顿止，然血虚不复，气运难调。兹当冬令培植之际，拟以气营并调，佐以疏健。

洋参	党参砂仁炒	生地蛤粉炒	鲜地沉香末拌
绵芪	首乌	茯苓	于术
粉草	山萸肉	山药	当归
白芍	丹参	川芎	茺蔚
川断	杜仲	菟丝子	香附
川楝	乌药	补骨	胡桃
龙眼	乌贼	椿根	桂木
炮姜	牡蛎	龙骨	松香
降香	宋半夏	青陈皮各	龟板胶
鳖甲胶	霞天胶	文冰	

75. 少壮之年，气弱阴亏

褚某某　《内经》云：肾主纳气，肺主出气。又云肺主一身之气。气弱失气化之权，痰滋生也。少壮之年，日常痰多，乃气弱阴亏之体，不待言矣。冬令调治，拟养阴益气以化痰。

吉林参须	党参	生地	五味
茯苓	山萸肉	绵芪	粉沙参
元参	玉竹	麦冬	旋覆
海石	蛤壳	冬瓜子	杏仁
白知母	象贝	石决	黄菊
桑皮	沙苑	菟丝子	巴戟
当归	白芍	粉草	丝瓜络

半夏	新会[1]	竹二青	阿胶
龟板胶	文冰		

76. 花甲遐龄，气阴并亏

郑某某　花甲遐龄，气阴并亏，肺脾两弱。肺主一身之气，肺弱则气弱，弱则痰易停留。脾主运化之机，脾虚则运钝，钝则湿易浸淫，所以去岁湿邪为患，两足浮肿，幸旋痊可，但湿痰之体，至今依然。冬令调摄，拟养阴益气、化痰利湿为治。

党参	首乌	有芪	熟地
于术	山药	白茯	当归
白芍	五味	附片	山萸肉
菟丝子	枸杞	滁菊	巴戟
补骨	远志	枣仁	石决
料豆	川连	黄柏	扁豆
萆薢	牛膝	桑枝	丝瓜络
秦艽	木香	鸡内金	腹绒
青皮	橘红	象贝	薏苡
杏仁	竹茹	阿胶	龟鹿二仙胶
霞天胶	文冰		

77. 遗泄锐减，湿热尚盛

荣某　去岁膏滋，以固摄、祛湿、理气等法，尚为合宜。今年遗泄锐减，胸宇气痛亦不常发，惟湿热尚盛。再守去岁之法以增删之。

党参	绵芪	生地	首乌
白术	山萸肉	枸杞	沙苑
料豆	茯苓	川连	淡芩
川柏	赤芍	银花	泽泻
猪苓	牛膝	香附	香橼
郁金	佛手	绿梅	旋覆
乌药	青皮	枳壳	橘皮

〔1〕新会：中药名，即陈皮，以新会所产者为佳，文中多称新会皮。

宋半夏	粉萆薢	木通	龙胆草
淡竹叶	杜仲	当归	川芎
霞天胶	龟板胶	清阿胶	白文冰

78. 阴虚肝阳，头眩带多

吴奶奶　阴虚肝阳之体，头易昏眩，日常带多。冲任内亏，两度半产，体质更弱。膏滋调摄，拟从肝肾为治，佐以疏运健脾。

党参	于术	生熟地各	有芪
山萸肉	茯苓神各	菟丝子	沙苑
甘枸杞	白菊	桑叶	料豆
全当归	川断	白芍	丹参
远志	枣仁	龙眼	红枣
扁豆衣	乌贼骨	椿根皮	鲜薏苡
谷芽	泽泻	覆盆	金樱
鳖甲	炙草	半夏	陈皮
阿胶	龟板胶	霞天胶	文冰

79. 面少菁华，四末清冷

吴世兄　面少菁华，动鲜兴怀[1]，四末清冷，便行不实。年当奋发之际而呈弱之象，脾肾不足，禀赋先亏，膏滋调治，拟温养扶脾。

党参	首乌	熟地	附片
绵芪	于术枳壳炒	五味	桂枝
白芍	当归	炮姜	粉草
茯苓	山萸肉	山药	菟丝子
巴戟	补骨	胡桃	红枣
沙苑	甘枸杞	元金斛	鳖甲心
川芎	益智仁	远志	丹参
牛膝	扁豆衣	谷芽	腹绒
半夏	陈皮	霞天胶	阿胶
龟鹿二仙胶	文冰		

〔1〕兴怀：引起感触、兴致。

80. 肥体多湿，逗留营分

葛某某　肥体多湿，逗留营分，上升头额，滋生细瘰，质地甚红，余无他病。膏滋调治，清理里分[1]，以疏泄为主，无事猛补。

别直参	潞党	绵芪	生地
首乌	白术	山药	当归
赤芍	忍冬	连翘	桑叶
丹皮	地骨	石决	料豆
黑栀	黄菊	白鲜	海桐
泽泻	川柏	知母	小川连
豨莶	川断	杜仲	生草
陈皮	半夏	竹叶	牛膝
木猪苓	赤苓	阿胶	龟板胶
文冰			

81. 积伤积劳，亏耗已久

金奶奶　多受刺激，心脏已虚，兼之操劳过度，腰肾内伤，左手麻冷少力，血不养筋。积伤积劳之体，亏耗已久，经来无定，腹痛，色泽不艳，动辄带下，日常无力，咳呛气弱，胸宇乳房频有气阻作胀。舌白中裂无华，脉象沉细无力。膏滋调理，拟以兼顾。

党参	黄芪	生地	熟地
首乌	丹参	远志	白芍
当归	川芎	龙眼	茯神
胡桃	枸杞	沙苑	石决
黄菊	料豆	桑叶	芝麻
女贞	墨旱莲	旋覆	陈皮
半夏	苏子	香附	橘叶
川楝	乌药	郁金	五味
麦冬	白术	山药	椿根
乌贼	川断	杜仲	狗脊
桑枝	秦艽	丝瓜络	川石斛

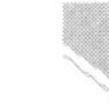

〔1〕分：原稿本无此字，为使文理通顺，故加。

知母	花粉	阿胶	元武胶
鳖甲胶	文冰		

82. 肝木素旺，脾土受侮

王某某　禀赋肝木素旺，脾土受侮，更衣常硬，痔疮下坠，大肠燥结。湿热内蕴，肝旺则疏泄失调，脾弱则湿渍难化，屡进利湿润肠之剂，尚属合宜。兹拟即从其意，加以益气养阴、疏肝健脾之品。

党参	绵芪	生地	野术
清炙甘草	山萸肉	首乌	五味
茯苓	山药	当归	白芍
桑叶	黄菊	枸杞	沙苑
川连	瓜蒌	银花	黑栀
丹皮	川柏	苍术	川牛膝
萆薢	薏苡	鲜竹叶	陈皮
半夏	车前	泽泻	麻仁
杏仁	郁李仁	阿胶	龟板胶
炼蜜	文冰		

83. 午后倦怠，心脏不宁

盛少奶奶　午后常作，没精无聊，倦怠思寐，心脏不宁，乃曾经刺激所由来。今岁迭次伤感，幸善自珍摄，夙恙未甚。鼓动气分，略有拂逆，肝阳时易升越。冬令调治，拟平肝养心，理气疏运。

党参砂仁炒	绵芪	生地	熟地沉香拌炒
首乌	丹参	远志	龙眼
枣仁	茯苓神各	柏子	石决
桑叶	沙苑	紫贝	滁菊
枸杞	山萸肉	当归	白芍
山药	粉草	翘心	竹心
五味	天麦冬各	香附	乌药
木香	香橼	白术	青陈皮各
宋半夏	北秫	元武胶	清阿胶
霞天胶	白文冰		

84. 禀赋单薄，营阴内亏

施少奶奶　经云肝气通于脑，心气通于脑。禀赋单薄，营阴内亏，阴不涵育，阳易上僭，头脑眩晕，肉瞤筋惕，心地模糊，手足振动。冬令调摄，拟肝心肾三阴并顾。

参须	洋参	党参	生地
熟地	首乌	枸杞	元参
山萸肉	滁菊	沙苑	料豆
石决	桑叶	丹皮	芝麻
玳瑁	珍珠紫贝	远志	枣仁
茯苓神各	牡蛎	龙骨	龙眼
归身	白芍	川芎	白术
枳壳	胡桃	柏子仁	半夏
陈皮	竹卷心	天麦冬各	丹参
五味子	元武胶	鳖甲胶	霞天胶
阿胶			

85. 寒凉外袭，营卫并损

霍某　熬夜伤神，诵经伤气，肺肾二家自然有病矣，兼之寒凉外袭，营卫并损。今岁咳呛大作，痰中带红，形神俱耗，幸旋平复。际兹冬令培植，肺脾肾三阴同治，佐以调和营卫。

党参	有芪防风炒	生地	熟地
五味	麦冬	天冬	沙参
元参	玉竹	旋覆	苏子
蛤壳	海石	白及	黄精
川贝	光杏仁	橘络	丝瓜络
白芍桂枝炒	当归	远志	胡桃肉
补骨	菟丝子	沙苑	柏子
杭菊	石决	于术	山药
茯苓	粉草	香附	郁金
乌药	半夏	青陈皮各	霞天胶
阿胶	龟板胶	鳖甲胶	文冰

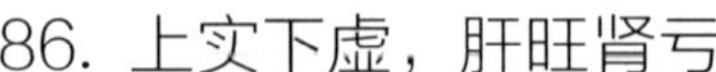

86. 上实下虚，肝旺肾亏

施二奶奶　土德不振，运化孱弱，胃虽强食，脾运滞钝，且头昏眩晕，足轻漂浮。上实下虚，肝旺肾亏，冬令培植，当补土柔木，壮水制阳。

参须　洋参　党参　熟地
首乌　绵芪　于术　山药
沙苑　甘枸杞　山萸肉　茯苓神各
枣仁　龙眼　芝麻　桑叶
穞豆　当归　白芍　紫丹
远志　石决　牡蛎　龙骨
炙草　陈皮　半夏　元武胶
鳖甲胶　清阿胶　白文冰

87. 气阴并耗，木强侮土

王娘娘　病后肢体疲倦，起居乏力，心营不足，气阴并耗，木强侮土，土德不振，冬令培植，当以气营两顾，肝脾同治。

党参　有芪　熟地　首乌
于术　山萸肉　山药　茯苓
五味　白芍　当归　丹参
川芎　龙眼　远志　枣仁
木香　扁豆　鸡内金　香橼
谷芽　川楝　延胡　炙草
佛手　陈皮　半夏　竹茹
阿胶　元武胶　文冰

88. 筋少血养，四肢不荣

穆小姐　湿温病后总之崩冲，气营精髓俱损大亏，筋少血养，四肢不荣，手虽勉强伸举，两足仍难支撑，脉息之小沉弱之极。幸赖室女[1]元气尚充，冬令培植，气营并顾。

台参须　洋参　党参　黄芪
首乌　生地　熟地　丹参

〔1〕室女：指未婚女子。出自宋代齐仲甫的《女科百问》第十三问：“室女者，乃未出闺门之女也。”

当归　白芍　川芎　远志
枣仁　红枣　龙眼　川断
狗脊　杜仲　桑寄生　桑枝
秦艽　丝瓜络　天仙藤　伸筋草
鳖甲　络石藤　木瓜　龟板
于术　山药　茯苓　山萸肉
菟丝子　陈皮　半夏　竹茹
四腿虎骨胶　阿胶　鸡血藤胶　霞天胶
文冰

89. 脱血之后，心少血养

朱少奶奶　脱血之后，心少血养，心绪嘈杂，脾又不健，运化迟钝。加之幼稚受寒，久患痰饮咳嗽，自经养营益阴，心脏已安，而脾肺之病未除。际此冬令调摄，拟以运脾理肺，以肃寒邪。

参须　党参　有芪防风炙　首乌
熟地秋石拌　冬术　于术　山药
南沙参　北沙参　玉竹　五味
炮姜　麦冬　天冬　保金丸[1]
细辛　旋覆　海石　冬瓜子
杏仁　川象贝　丹参　白芍
当归　补骨　胡桃　龙眼
远志　罂粟壳　元金斛　茯苓
木香　扁豆衣　陈皮　半夏
竹茹　枇杷叶　龟板胶　阿胶
炼蜜　文冰

〔1〕保金丸：方剂名。《医钞类编》卷七载保金丸，由阿胶、生地、甘草、麦冬、贝母、白及、青黛、百合组方，炼蜜为丸，治疗肺为虚火所逼的咳血。吴医有验方保金丸，载于《中药成方配本》中，麻黄八两，制半夏、川贝母、白术、茯苓各四两，麻黄用梨、甘蔗、韭菜、荸荠、藕、莱菔等六种原料各一斤，生姜半斤，每种分次打汁，将麻黄拌透晒干，蒸煮三小时，晒干；将蒸煮锅中汁水仍拌入麻黄中，晒干；再配入诸药，共为细末，用白蜜十两炼熟，化水为丸，如绿豆大。功在肃肺定喘，主治痰饮咳嗽、气逆哮喘等病症。两者可互参。

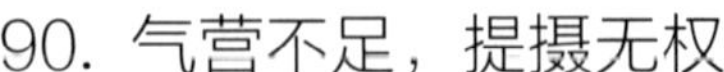

90. 气营不足，提摄无权

朱少奶奶　气营不足，提摄无权，辄易半产，愈是半产，气阴愈亏。平素纳少，神疲乏力，寐思畏[1]寒。脉沉细，虚象毕现，兹又经居两月，按此脉象，未便遽断怀孕。总之体虚若是，务须调理，膏滋治之，当从温养气营。

参须　党参　黄芪　首乌
熟地　生地　丹参　当归
白芍桂枝炒　川芎　茺蔚子　陈艾绒
龙眼　陈苎结[2]　红枣　枣仁
远志　于术　山药　茯苓
山萸肉　川断　杜仲　狗脊
香附　五味　附片　川石斛
扁豆衣　谷芽　广橘白　龟板胶
清阿胶　白文冰

91. 肾水先涸，肝阳上僭

孔太太　《内经》云：肝藏血，心生血，脾统血。肾水先涸，肝阳上僭，头眩昏晕，木火冲心，心脏不宁，惊悸跳宕。综察症象，不外尊年衰颓之征，冬令培植，当以肝心肾三脏同调。

参须　洋参　党参　生地
熟地　首乌　有芪　枸杞
滁菊　沙苑　金斛　桑叶
芝麻　料豆　枣仁　远志
柏子　龙眼　当归　白芍
沙参　川芎　石决　紫贝
山药　茯神　山萸肉　五味
炙草　白残　牡蛎　龙骨
橘白　半夏　竹叶　龟板胶
鳖甲胶　阿胶　文冰

[1] 畏：原稿本无此字，为使文理通顺，故加。

[2] 陈苎结：中药名，即陈苎根，又名苎麻根，为荨麻科植物苎麻的根及根茎，味甘性寒，功在清热利尿，安胎止血，解毒消肿，常用于治疗热淋茎痛、尿血便血、衄血吐血、胎漏下血、热毒痈肿、丹毒肿痛等病症。用陈者，减其性也。

92. 气营两亏，木强侮土

许娘娘　气营两亏，土德不长，木强侮之，嗜素之体，尤其精血不足，膏滋调治，当以从草木之功，以培气血而柔肝扶脾。

参须　洋参　党参　有芪
生地　熟地　首乌　于术
山药　山萸肉　茯苓神各　枸杞
滁菊　沙苑　金斛　丹参
当归　白芍　川芎　龙眼
枣仁　柏子仁　料豆　香附
木香　扁豆衣　香橼　橘白
半夏　白残花　小红枣　白蜜
冰糖

93. 肾阴亏弱，脾胃不健

葛某某　大病之后，头发皆脱，肾阴亏弱，脾胃不健，面浮腹鸣，便行不实。湿滞逗留，运化迟钝，冬令调治，拟以脾肾兼顾，补疏并进。

参须　党参　绵芪　首乌
熟地　于术　山药　山萸肉
茯苓　五味　白芍　当归
木香　扁豆衣　谷芽　川石斛
海桐皮　冬瓜子　腹皮　五加皮
桑皮　红枣　川断　杜仲
甘草　鸡内金　范志曲〔1〕　泽泻
陈皮　半夏　竹叶　龟板胶
阿胶　文冰

94. 薄弱之体，气营并亏

席八奶奶　薄弱之体，气营并亏，肝脾不和，气少血养，攻撑作痛，靡有定处，或是背部，或是足膝，或是腹中也。冬令调治，拟以理气养血，疏肝健脾。

〔1〕范志曲：即建曲，又称建神曲，为面粉、麦麸和多种药物混合后，经发酵而成的曲剂，味苦性温，功在健脾消食，理气化湿，常用于治疗伤食胸痞、腹痛吐泻、感冒头痛等病症。

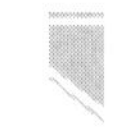

党参砂仁炒　首乌　有芪　生地沉香拌
熟地檀香拌　丹参　当归　白芍
川芎　于术枳壳炒　山药　山萸肉
茯苓　金斛　粉草　枣仁
远志　龙眼　红枣　香附
木香　香橼　川楝　延胡
苏梗　郁金　石决　黄菊
沙苑　甘杞　乌药　青皮
半夏　陈皮　阿胶　龟板胶
霞天胶　炼蜜　文冰

95. 肾不固摄，阴亏遗泄

周某某　阴亏肾不固摄，遗泄今岁又发，湿热靡重，自经调理，湿虽渐去，遗仍未止。膏滋治理，应从两顾。

党参　绵芪　生地　首乌
白术　山药　山萸肉　茯苓
覆盆　菟丝子　淡苁蓉　南芡
湘莲须肉　牡蛎　龙骨　杜仲
川断　狗脊　沙苑　枸杞
白芍　泽泻　牛膝　萆薢
木通　淡竹叶　生草　银花
香附　郁金　绿梅花　旋覆花
乌药　青陈皮各　宋半夏　线鱼胶
金樱子胶　阿胶　龟板胶　文冰

96. 阴虚肠燥，频年多病

朱某某　阴虚肠燥，湿渍，频年多病，气阴更亏，食不易消。冬令培补，拟养阴利湿，润肠疏运。

洋参　党参　黄芪　首乌
于术　熟地　生地　山药
茯苓　山萸肉　丹参　当归
白芍　甘杞　知母　花粉

麻仁	郁李	淡苓	川柏
川连	薏苡仁	萆薢	泽泻
木香	扁豆	腹绒	谷芽
炙草	象贝	陈皮	半夏
竹茹	阿胶	霞天胶	龟板胶
白蜜	文冰		

97. 营阴不养，筋络不荣

大嫂嫂　多产兼之操劳，气营并伤，冲任八脉内亏，舌上少液，头眩昏晕。肝木失于疏泄，动辄气机不调，两臂酸疼，右更为剧。营阴不养，筋络不荣，冬令培植，拟养血舒筋，理气疏肝，佐以固摄八脉。

参须	洋参	党参砂仁炒	有芪
生地沉香拌炒	熟地沉香拌炒	首乌	当归
白芍	川芎	鸡血藤	木瓜
桑寄生	桑枝	丝瓜络	秦艽
橘络	伸筋草	仙鹤草	络石藤
白术枳壳炒	山萸肉	茯苓	山药
红枣	龙眼	石决	黑穞豆衣
甘菊	香附	木香	苏梗
乌药	川断	狗脊	杜仲
陈皮	半夏	线鱼胶	霞天胶
元武胶	清阿胶	白文冰	

98. 肝郁不调，肺失清肃

周某某　《内经》云：肝主疏泄，肺主气化。三载胸膺窜痛，络属肝郁不调，肺失清肃，且禀质阴亏，体多湿热。兹拟膏滋调理，以养阴疏肝、肃肺化湿为治。

党参	黄芪	首乌	生地
白术	山药	山萸肉	茯苓
归身	白芍	丹参	银花
山栀	金铃	延胡	川连
淡苓	知母	黄柏	香附

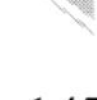

绿梅	扁豆	郁金	泽泻
萆薢	旋覆	桑皮	丹皮
硬白前	海桐皮	白鲜皮	木猪苓
淡竹叶	陈皮	生甘草	制半夏
龟板胶	阿胶		

99. 肾虚肝旺，木火犯胃

施某　夙急肝气，近更木火犯胃，一日数餐，心坎嘈哜[1]，兹已渐痊。然肾虚肝旺，水不足便是火盛。冬令培植，拟养阴涵木，抑火安胃。

党参	有芪	首乌	生熟地各
于术	山萸肉	山药	茯苓
丹参	当归	白芍	远志
枣仁	龙眼	枸杞	沙苑
滁菊	五味	山栀	翘心
香附	苏梗	木香	扁豆
砂仁	绿梅	甘草	竹茹
青陈皮各	半夏	石决	桑叶
芝麻	佛手	阿胶	龟板胶
鳖甲胶	冰糖		

100. 湿温病后，营阴已伤

张少奶奶　时行类疟，湿温病后，营阴已伤，耳鸣乏力。苔黄，脉细软弱。冬令调治，拟养阴补血，健运疏理。

党参	绵芪	生地	熟地
于术	白术	山药	山萸肉
首乌	石决	料豆	丹参
白芍	当归	龙眼	远志
枣仁	川芎	川断	杜仲
狗脊	秦艽	桑叶	黄菊
沙苑	丹皮	枸杞	白薇

〔1〕嘈哜：同哜嘈，嘈杂之意。

茯神	北秫	宋半夏	陈皮
谷芽	扁豆	龟板胶	清阿胶
白文冰			

101. 阴虚内火，里蕴不足

席某　阴虚易于内火，体魄外表虽佳，里蕴不足，脉常沉细，舌常绛红，身常灼热，龈牙常焮浮，嘴唇常碎杂也。膏滋调治，当养阴清化相提并论，不宜偏袒。

洋参	党参	黄芪	生地
鲜生地	白术	茯苓	首乌
枸杞	滁菊	蒺藜	五味
牡蛎	龙骨	桑叶	芝麻
料豆	石决	山栀	丹皮
银花	地骨	青蒿	知母
象贝	元参	花粉	淡芩
淡竹叶	橘白	生草	鳖甲胶
龟板胶	清阿胶	白文冰	

102. 肝木素旺，脾土运弱

文彦贤侄　食多运少，辄易腹痛，肝木素旺，脾土运弱，背脊臀部酸软乏力。肾阴之亏，且有无梦遗泄，大抵湿热又重。膏滋调摄，拟脾肾同调，疏理分泄。

党参	黄芪	于术	山药
枸杞	沙苑	熟地	首乌
湘莲	芡实	茯苓	杜仲
川断	狗脊	萆薢	泽泻
白芍	炙草	木香	青皮
腹绒	香附	川楝子	乌药
太子参	扁豆	鸡内金	半夏
陈皮	元武胶	阿胶	白文冰

103. 湿热下注，胥由阴亏

惠巨襟弟　夏时湿热下注，胥由阴亏所致。现今虽无大痾，饮食起居如恒。冬令调治，拟养阴健脾，利湿宣络。

党参砂仁炒	黄芪	白术	山药
小生地	首乌	枸杞	滁菊
沙苑	远志	白芍	红枣
湘莲	芡实	当归	川断
杜仲	狗脊	桑枝	丝瓜络
秦艽	赤茯苓各	泽泻	萆薢
川石斛	扁豆衣	旋覆花	陈皮
宋半夏	竹茹	阿胶	龟板胶
鳖甲胶	文冰		

104. 外疡连连，操劳纷烦

瀚澄嫂嫂　承示原方权宜，今岁外疡连连，操劳纷烦，心血交瘁，胸膺筋络欠舒，记忆不良，寝寐不宁，怕烦心宕，乏力。一派胥是血亏失于荣养之状，膏滋调理，再踵前法加减。

党参砂仁炒	生地	熟地	首乌
黄芪	天麦冬各	五味	元参
枸杞	甘菊	沙苑	当归
白芍	丹参	川芎	于术枳壳炒
山药	远志	枣仁	龙眼
芡实	湘莲	红枣	胡桃
茯神	川断	杜仲	狗脊
石决	料豆	旋覆	苏梗
香附	乌药	郁金	丝瓜络
秦艽	橘皮络	桑枝	宋半夏
川石斛	扁豆衣	龟板胶	阿胶
鳖甲胶	白蜜	毛燕屑	冰糖
自加参末五钱			

105. 无病之体，疏调气血

郑太太　去岁加味方服之，尚称权宜，今载从无病疴，似奏肤功。拟当遵循前意，气血并调，疏补兼行，差堪为功。

西洋参	党参砂仁炒	参须	熟地
首乌	黄芪	于术枳壳炒	山药
炙草	五味子	茯苓	山萸肉
枸杞	天冬	沙苑	料豆
芝麻	桑叶	滁菊	石决
龙眼	枣仁	丹参	当归
白芍桂皮炒	香附	香橼	补骨
胡桃	虎骨	木瓜	川断
杜仲	鲍鱼	白木耳	湘莲
丝瓜络	川郁金	宋半夏	陈皮
龟鹿二仙胶	阿胶	鳖甲胶	

106. 大病之后，本元未复

施娘娘　曾昔大病之后，本元未复，迁延至今，哮呛连绵，气浅痰多，神疲倦怠。舌薄质绛，脉小右沉。冬令调理，拟益气养阴，理肺化痰。

党参	黄芪	南北沙参各	元参
天麦冬各	五味	玉竹	白及
黄精	生熟地各	首乌	枸杞
沙苑	于术	山药	丹参
白芍	当归	川芎	远志
茯神	桑皮	冬瓜子	蜜炙苏子
杏仁	知母	象贝	蛤壳
旋覆	海石	款冬花	枇杷叶
半夏	陈皮	竹二青	鳖甲胶
元武胶	清阿胶	白文冰	白炼蜜

107. 肝脾肾亏，操劳伤神

章某　肝脾肾三阴皆亏，兼之操劳伤神，运化失调。今岁病后，又复寒热连绵，并有睾丸左大，气垂注急，已历经年。现状面黄神疲，倦怠乏力，舌苔满白，口泛冷泡，脉沉细弱。冬令培植，拟温养健益，疏理肝脾。

高丽须	党参	黄芪	于术
山药	熟地	首乌	枸杞
沙苑	茯苓	桂木	白芍
吴萸	当归	巴戟	山萸肉
干姜	附片	菟丝饼	鳖甲片
川楝	小茴香	延胡	荔枝核
橘核	香附	苏梗	青皮
川断	杜仲	狗脊	秦艽
桑枝	腹绒	乌药	湘莲
芡实	牡蛎	陈皮	半夏
龟鹿二仙胶	霞天胶	清阿胶	

108. 肝旺内热，木火冲心

席六奶奶　头眩耳鸣，肉瞤筋惕，心跳不宁，辄易失寐。肝旺内热，木火冲心，营阴亏弱，八脉皆虚。冬令培植，拟养阴平肝，安神宁心，舒筋活络。

参须	党参	有芪	生熟地各
首乌	于术	山药	山萸肉
茯苓神各	枸杞	滁菊	沙苑
料豆	生石决	柏子仁	益智仁
炙草	香附	郁金	远志
枣仁	龙眼	丹参	当归
白芍	桑寄生	宣木瓜	伸筋草
鸡血藤	络石藤	丝瓜络	龙骨
牡蛎	半夏	陈皮	阿胶
龟板胶	鳖甲胶	文冰	

109. 肺肾两亏，咳嗽痰多

丁先生　肺肾两亏，曾经咯血，颇多土方调治，右部肺体据云暂告休息，单由左部肺体支持呼吸，胃纳尚佳，咳嗽痰多，动易气浅。苔薄舌绛，脉来细软。冬令培植，拟以肺肾兼顾。

台参须七钱	西洋参五钱	太子参二两	潞党参三两

淡元参三两	南北沙参各三两	天麦冬各二两	五味子五钱
野黄精三两	肥玉竹二两	绵有芪四两，防风七钱同蜜炙	
生熟地各四两	何首乌五两	沙苑子三两	甘枸杞三两
甜冬术四两	怀山药四两	山萸肉一两	白茯苓三两
全当归一两五钱	大白芍一两五钱	海蛤壳四两	鹅管石四两
冬瓜子二两	胖大海二两	马兜铃一两	桑白皮二两
仙鹤草二两	藕节炭四两	侧柏炭二两	女贞子三两
墨旱莲三两	生石决七两	灵磁石七两	京川贝二两
仙露夏[1]一两五钱	新会皮一两	旋覆花一两五钱	川断二两
厚杜仲二两	湘莲肉三两	南芡实三两	
雅尔梨四只，去心捣烂	鲜猪肺二具	白文冰一斤	清阿胶四两
元武胶三两	鳖甲胶三两		

110. 辗转多病，气血两败

郑先生　辗转多病，遂使气血两败，肠胃运化失司，大便时易秘结，非药不能畅通，是无自制之权。四肢不暖，多穿无补，苔易堆聚，腹右常觉膨胀，胸部不松，脉来细软。冬令调补，拟补益气血，流通肠胃，务希融洽内外，以冀消除隐患。

高丽须三两	潞党参四两	太子参三两	紫河车五具，制透
淡附片一两，制	绵有芪三两	大熟地五两，切	大生地五两，砂仁末拌
何首乌五两	野于术三两，枳壳二两同炒		怀山药三两
茯苓神各三两	粉甘草一两	川桂枝一两	大白芍四两
全当归四两	小抚芎一两五钱	陈香橼一两五钱	鸡内金三两
扁豆衣三两	长须谷芽四两	须麦芽三两，炒	花槟榔一两五钱
大腹皮一两五钱	小青皮一两	全瓜蒌四两	郁李仁三两
火麻仁三两	大麦仁三两	松子肉二两	宋半夏一两五钱
广陈皮一两	清阿胶三两	霞天胶二两	龟板胶一两五钱
鳖甲胶一两五钱	白炼蜜四两	净饴糖三两	白文冰十二两

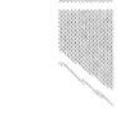

〔1〕仙露夏：中药名，即仙半夏，又称仙露半夏，出自《本草纲目拾遗》，为半夏用甘草、五味子、青陈皮等十多味中药煎汁浸泡后的制成品，作用与半夏相似，但毒性降低，理气化痰作用增强。

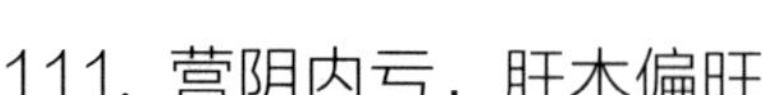

111. 营阴内亏，肝木偏旺

顾太太　多产，营阴内亏，肝木偏旺，木来侮土，脾运失健，湿热挟肝阳上升，左头部湿瘰遍布，瘙痒难堪，黄水滋生，又颈项结核，差幸散化。素有胃病，偶有不适，胸脘辄易痞闷，呕吐酸水，近更风尘仆仆，感受寒邪，气滞交阻，迭进温通疏散，寒去便通，所苦渐解。当兹冬令封藏之际，理宜及时调养，拟从补益气血，平肝化湿，兼治胃疡，为治备矣。主正。

吉林参一两五钱　西洋参二两　潞党参三两
大生地四两，砂仁末五钱拌炒　大熟地四两　何首乌一两
绵有芪三两　野于术三两，枳壳一两五钱同炒　怀山药三两
茯苓神各三两　白木耳三两　沙苑子三两　枸杞子三两
白滁菊二两　全当归三两　大白芍三两，桂枝五钱同炒
酸枣仁三两　远志肉二两　柏子仁一两五钱　龙眼肉三两
南芡实三两　湘莲肉三两　川黄柏一两五钱　五加皮一两五钱
白鲜皮一两五钱　豨莶草一两五钱　海桐皮一两五钱　生石决一两
料豆衣三两　陈香橼二两　绿梅花二两
制香附二两，高良姜三钱同杵　老苏梗一两五钱　川断三两
厚杜仲三两　金狗脊三两　怀牛膝三两　京川贝一两五钱
宋半夏一两五钱　扁豆衣三两　新会白一两　鳖甲胶三两
元武胶三两　清阿胶四两　白文冰一斤　白炼蜜五两

112. 产后失调，病遂丛生

徐嫂夫人　十载前产后失调，病遂丛生，体随亏乏，动辄得咎，不耐多劳，舌剥裂纹，常年咳嗽，时寒时热，形瘦骨立，脉象细软，差幸心绪尚宽，君主无病。拟以养阴理肺，气血并调。

高丽须三两　西洋参一两五钱　潞党参三两　生熟地各四两
大有芪三两　何首乌四两　南北沙参各三两　淡元参四两
淡附片一两　肥玉竹二两　野黄精二两　天麦冬各二两
五味子七分，炮姜二钱同焙　野于术三两，枳壳一两五钱炒
怀山药三两　茯苓神各三两　远志肉二两　酸枣仁二两
龙眼肉二两　小红枣三两，洗　补骨脂三两　胡桃肉三两

全当归三两　川桂枝一两二钱　大白芍三两　小抚芎一两
沙苑子三两　枸杞子三两　白滁菊一两五钱　料豆衣三两
秦艽一两五钱　桑寄生二两　桑枝四两　川断三两
杜仲三两　狗脊三两　苏梗一两五钱　香附二两
乌药一两五钱　半夏一两五钱　陈皮一两　清阿胶三两
龟鹿二仙胶二两　鳖甲胶二两　霞天胶三两　白炼蜜四两
白文冰一斤

113. 腠理不固，易客风邪

邵先生　腠理不固，易客风邪，鼻塞流涕，不时而作，里热咳嗽，舌苔少液，不耐多劳，脉象沉软且小。肺脾肾三阴同病，膏滋调治，拟补肾益气、养肺健脾等法。

太子参一两　党参一两五钱，砂仁三钱炒
黄芪一两五钱，防风八钱炒　生熟地各三两，海蛤粉一两炒
首乌三两　南沙参一两五钱　元参一两五钱　玉竹一两五钱
黄精一两五钱　山药二两　冬术二两　枳壳一两
茯苓神各一两五钱　山萸肉六钱　沙苑子一两五钱　枸杞子一两五钱
五味子四钱　菟丝子一两五钱　金樱子一两五钱　女贞子一两五钱
墨旱莲一两五钱　柏子仁一两五钱　仙鹤草一两五钱　燕窝根一两，另焙
当归一两　白芍一两　桑白皮一两五钱，炙　白薇前各一两
冬瓜子一两五钱　枇杷叶卅片　龟板胶一两五钱　鳖甲胶一两五钱
霞天胶一两五钱　清阿胶一两五钱　白炼蜜三两　白文冰十二两

114. 腠理不密，卫阳不固

曹先生　今冬两度感冒，喉痒咳嗽无痰，鼻塞流涕，喑哑胁痛，形凛恶风。胥是肺虚，腠理不密，卫阳不固，邪易辐凑，营不营内，卫不卫外。冬令调摄，拟以气营两顾。

台参须七钱　党参三两，砂仁四钱炒　大有芪三两
大生地四两，鹅管石粉一两五钱拌　首乌四两　南沙参三两
元参三两　天麦冬各一两五钱　黄精二两　肥玉竹二两

冬术三两，枳壳一两五钱炒　原枝山药三两，炒杵
白茯苓三两　粉甘草七钱，炙　沙苑子二两　甘枸杞一两五钱
当归一两　白芍一两　远志一两五钱　枣仁一两五钱
扁豆衣一两五钱　香橼一两五钱　旋覆花一两五钱　海蛤壳五两，杵
川断一两五钱　杜仲二两　菟丝子一两五钱　金樱子一两五钱
北五味五钱　龙眼肉二两　湘莲肉二两　小红枣二两
宋半夏一两　广陈皮五钱　清阿胶一两五钱　元武胶一两五钱
霞天胶一两五钱　鳖甲胶一两五钱　白文冰一斤

115. 阳虚气弱，肺肾两亏

黄先生　骩骨[1]以及臀部均觉酸软，足冷憎寒，背部肌肤不暖，辄易感冒，鼻塞流涕，咳嗽痰吐稀薄。苔白黄腻，脉右滑左软。综察尊禀，大抵阳虚气弱，肺肾两亏，督脉不健，乘此封藏之时，拟以兼顾并调。

高丽参一两　淡附子一两，制透切片　党参三两
有芪三两，防风炒　熟地六两　首乌四两　山萸肉一两
巴戟三两　菟丝子三两　肉苁蓉一两五钱，漂淡
葫芦巴三两　沙苑子三两　甘枸杞二两　五味子五钱
元参三两　南沙参三两　天麦冬各三两　玉竹二两
桂枝一两　白芍一两五钱　细辛五钱，切　当归一两五钱
补骨三两　胡桃肉三两　虎胫骨三两　川断三两
杜仲三两　狗脊三两　桑寄生三两　威灵仙二两，切
苏子二两　杏仁二两　旋覆一两五钱　海石三两
蛤壳五两　款冬花二两　宋半夏一两五钱　广陈皮一两
龟鹿二仙胶二两　清阿胶三两　霞天胶二两　鳖甲胶一两五钱
猪腰子四只　白文冰一斤

116. 阳虚气弱，肺脾肾亏

潘某某　平素嗜好烟酒，湿痰内蕴充斥，咳痰频频，气机浅怯，禀赋阳虚气弱，肺脾肾皆亏。舌苔白，脉滑小。冬令调补，拟益气温阳，疏化湿痰为治。

高丽弯须一两　党参二两　黄芪二两　生地四两

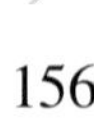
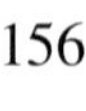

[1] 骩骨：在此指骨盆及髋关节处。骩，音意皆同骫，音 wěi，意为骨弯曲。

附子一两,两味同打　首乌三两　山萸肉一两　巴戟天一两五钱
葫芦巴一两五钱　川桂枝八钱　粉甘草五钱,切,两味同炙
淡干姜六钱　于术三两,枳壳一两五钱炒　原枝山药三两
茯苓三两　沙苑二两　枸杞一两五钱　五味五钱
当归一两　白芍一两　旋覆一两五钱　代赭石四两
灵磁石四两,洗　海蛤壳五两　海浮石四两　款冬花一两五钱
远志肉一两五钱　龙眼肉二两　益智仁一两五钱,煨　小红枣二两
家苏子二两　苦杏仁二两　扁豆衣一两五钱　大腹皮二两
鸡距子二两　象贝母一两五钱　薏苡仁三两　宋半夏一两五钱
广陈皮一两　清阿胶三两　霞天胶二两
龟鹿二仙胶一两五钱　白文冰一斤

117. 遐龄古稀，内热咯血

静芳大师　遐龄古稀，禀质内热，热喘咯血，咳呛气急，自服清降之剂，血止咳减，气亦较平。际兹封藏之时，拟以原方意立方，以冀宿恙根除。

党参二两　黄芪二两　大生地四两,砂仁炒　鲜生地四两
首乌四两　麦冬一两五钱　元参二两　玉竹一两五钱
知母二两　原花粉二两,勿漂切片　鲜芦根四两
鲜茅根四两　南沙参二两　蛤壳四两,杵　白石英四两,杵
灵磁石五两　石决明五两,生,杵　鹅管石二两　女贞二两
墨旱莲二两　陈藕节四两　茜草根一两五钱　侧柏叶一两五钱
陈地榆一两五钱　沙苑一两五钱　枸杞一两五钱
冬术二两,枳壳一两五钱炒　山药二两　白茯苓二两
左牡蛎五两　牛膝一两五钱　清阿胶二两　雅尔梨四只
元武胶二两　鳖甲胶二两　白炼蜜三两　白文冰十二两

118. 阴亏肝旺，不耐多劳

郑师母　阴亏肝旺，不耐多劳，辄易喉间哽痛，多痰，口味甜腻，胃纳终未甘美，龈肿牙痛，劳则失眠，脉细软小。膏滋调治，拟以兼顾。

西洋参一两　潞党参三两　大有芪三两　淡元参三两
大生地四两,青黛粉三钱拌　大熟地四两　何首乌四两
天麦冬各二两　五味子五钱　紫丹参二两　全当归三两

大白芍三两　小抚芎一两　枸杞二两　甘菊一两五钱
沙苑三两　白术三两　枳壳一两五钱　山药三两
茯苓神各三两　鸡内金三两　扁豆衣三两　香橼一两五钱
香附二两　柏子仁三两　枣仁三两　远志二两
龙眼三两　绿萼梅一两五钱　石决明六两　川断三两
杜仲三两　狗脊三两　长须谷芽五两　宋半夏一两五钱
广陈皮一两　紫河车二具　清阿胶三两　霞天胶二两
元武胶二两　鳖甲胶二两　白文冰一斤

119. 肺体素弱，失眠心悸

曾师母　心肺肾三阴皆亏，产后两月，幸而调摄有方，体未大损，然肺体素弱，略有咳痰，夜间失眠，心旌跳动，苔黄，口干少液，劳则筋酸骨痛，胁肋疼楚，脉象小弱。冬令培植，拟以兼顾。

党参二两　有芪二两　生熟地各三两，砂仁末四钱炒松
首乌三两　南沙参一两五钱　天麦冬各一两五钱　五味子四钱
玉竹一两五钱　元参一两五钱　枸杞一两　沙苑一两五钱
黄菊一两　枣仁二两　远志二两　柏子仁二两
龙眼二两　红枣二两　于术一两五钱　枳壳一两
山药一两五钱　茯苓神各二两　丹参一两五钱　当归一两
白芍一两　川芎七钱　旋覆一两　款冬一两五钱
苏子一两五钱　杏仁一两五钱　桑枝二两　秦艽一两
枇杷叶廿片　宋半夏一两　广陈皮六钱　陈阿胶三两
元武胶二两　鳖甲胶二两　白文冰一斤

120. 时或梦遗，不耐多劳

钱先生　数载肺病，幸已痊可。体魄增重，丰采焕发，然尚时或梦遗，不耐多劳，左肺部气机流行尚欠舒泰，鼻流清涕，苔薄脉细。总究肺肾两亏，际兹冬令，仍宜培养。

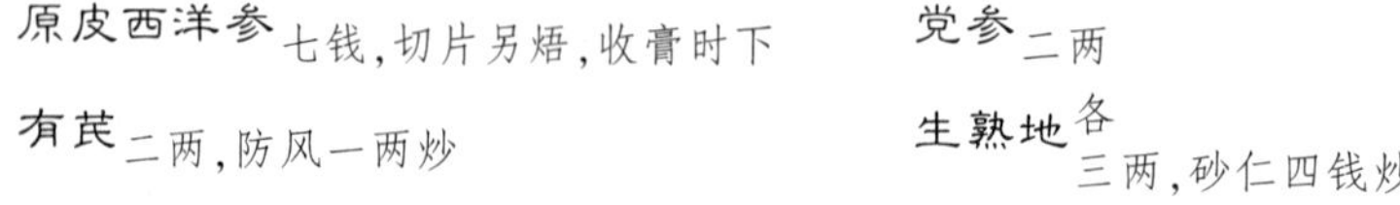

原皮西洋参七钱，切片另焐，收膏时下　党参二两
有芪二两，防风一两炒　生熟地各三两，砂仁四钱炒

首乌三两　元参二两　麦冬一两五钱　白木耳屑一两
五味子三钱　黄精一两五钱　玉竹一两五钱　枸杞一两五钱
滁菊一两　沙苑二两　于术二两，枳壳炒　山药二两
茯苓三两　甘草五钱　当归一两　白芍一两
远志一两　枣仁一两五钱　菟丝子一两五钱　金樱一两五钱
覆盆子一两五钱　左牡蛎一两五钱　女贞一两五钱　墨旱莲一两五钱
款冬花一两五钱　枇杷叶廿片　旋覆花一两五钱　丝瓜络一两
川断一两五钱　杜仲一两五钱　狗脊一两五钱　桑寄生一两五钱
宋半夏一两　新会皮七钱　清阿胶一两五钱　元武胶一两五钱
鳖甲胶一两五钱　线鱼胶一两五钱　白文冰十二两

121. 经后带下，肠燥腹胀

丁女士　每逢经后，辄有带下，平日头眩，冬时遇风，夏时受热，头痛频作，大便虽能日解，肠燥干坚难下，脾胃运化不健，多食腹易饱胀。苔薄白，脉细数。膏方调治，拟养血润肠，健运治带。

党参三两　黄芪二两　生熟地各三两，砂仁炒　首乌三两
丹参一两五钱　当归二两　白芍二两　川芎七钱
于术三两，枳壳一两八钱同炒　山药二两　茯苓二两
枸杞一两五钱　滁菊一两　沙苑二两　桑叶一两五钱
芝麻三两　枣仁一两五钱　远志一两五钱　龙眼二两
红枣二两　川断二两　杜仲二两　芡实二两
湘莲二两　乌贼骨六两　樗白皮四两　牡蛎七两
山萸肉一两　香橼一两五钱　香附一两五钱　鸡内金二两
腹皮二两　绿梅花一两五钱　青陈皮各一两　郁李仁四两
火麻仁四两　陈阿胶二两　霞天胶一两五钱　龟板胶二两
鳖甲胶一两五钱　白文冰十两　白炼蜜三两

122. 血不养肝，虚阳上僭

刘太太　头痛眩晕，多产失调，气血两亏，血不养肝，虚阳上僭，筋络酸楚，腿酸乏力。苔黄，脉细数。一派胥是营养不足之状，际兹冬令封藏，拟育阴潜阳，气血并调。

别直参一两	党参三两	黄芪一两	生地三两，砂仁五钱炒
熟地四两	首乌三两	枸杞三两	滁菊二两
沙苑三两	料豆三两	天麻一两二钱，切片	石决七两
磁石六两	山萸肉一两	白芍二两，桂枝五钱炒	
当归二两	丹参一两五钱	川芎一两	枣仁三两
远志二两	龙眼三两	红枣三两	
于术三两，枳壳一两八钱炒，两味同炒		山药三两	茯苓神各三两
绿梅花一两五钱	白残花一两五钱，去蒂		陈香橼一两五钱
香附米一两五钱	秦艽一两五钱	桑寄生二两	桑枝三两
牛膝三两	川断三两	杜仲三两	狗脊三两
桑叶一两五钱	芝麻三两	谷芽七两	扁豆衣三两
陈阿胶三两	元武胶三两	鳖甲胶一两五钱	霞天胶一两五钱
文冰一斤	鲍鱼肉四两，刨片另焙，收膏时下		

123. 阳虚气弱，肝脾肾亏

张师母　历年服膏滋药，体魄尚属小康，漏肩风背脊酸疼较为轻松，入冬依然憎寒觉冷，而复有食后消化不健之患，不外乎阳虚气弱，肝脾肾三阴皆亏。舌苔光剥，裂纹碎痛。再拟养阴益气，健脾疏运。

台参须二两	原枝西洋参一两五钱		党参三两
有芪二两	生地四两，砂仁末五钱炒松		熟地四两
首乌四两	元参三两	丹参三两	当归三两
桂枝七钱	白芍三两	鸡血藤三两，切	淡附子一两
片姜黄二两，焙	北细辛八钱	原枝金斛三两，切断先煎	
川芎一两	桑寄生三两	秦艽二两	伸筋草二两，切
络石藤三两，扎	沙苑三两	枸杞三两	
于术三两，枳壳一两八钱同炒		山药四两	茯苓四两
川断三两	杜仲三两	狗脊三两	龙眼三两
红枣三两	远志三两	枣仁三两	鸡内金二两
扁豆衣二两	香橼三两	谷芽六两	腹皮三两
小青皮一两五钱	清阿胶四两	霞天胶四两	龟鹿二仙胶三两
鳖甲胶二两	文冰一斤	炼蜜五两	

124. 内脏病伤，下元更虚

徐先生　禀体外貌魁梧，内脏病伤，下元更虚，时易遗泄、失眠，手足酸软，状近瘫痪，大便不实，日行数次，小溲频频，苔白干腻少液，头眩目花，胃纳呆钝，食后饱胀，脉来细软。综察病源，肝脾心肾均有病也，冬令调理，拟多方兼顾。

别直参一两　太子参二两　党参三两　黄芪三两
熟地五两，砂仁末五钱拌，炒松　首乌四两　山药四两
于术三两，枳壳一两五钱同炒　茯苓神各三两　甘草一两
淡附子一两二钱　枸杞子二两　滁菊五钱　沙苑三两
料豆二两　肉苁蓉一两五钱　菟丝子三两　覆盆三两
金樱三两　五味五钱　芡实三两　莲肉三两
莲须一两五钱　牡蛎七两　龙骨三两　补骨三两
葫芦巴三两　山萸肉一两　巴戟天二两　川桂枝一两二钱
大白芍一两五钱　当归一两　川芎七钱　鸡血藤三两
虎胫骨三两　桑寄生二两　钻地风二两，切　青风藤二两，切
海风藤二两，切　秦艽一两五钱　桑枝三两　片姜黄一两五钱
牛膝二两　木瓜二两　元金斛二两　远志一两五钱
枣仁二两　龙眼二两　红枣二两　扁豆衣二两
鸡内金二两　谷芽五两　炮姜炭五钱，切　广木香一两
肉豆蔻二钱，煨　诃子肉二两　龟鹿二仙胶二两　清阿胶三两
霞天胶二两　线鱼胶二两　鳖甲胶一两五钱　白文冰一斤半

125. 血虚阳亢，脾德不振

张先生　血虚阳亢，时易上升，脾德不振，便行稀薄，临晨而解，胸腹沃涩，脉来浮软，不耐重按。肝脾肾三阴悉病，拟以兼顾并调。

别直参一两　党参三两　有芪三两
熟地四两，砂仁末五钱炒松　首乌四两　山萸肉一两
巴戟天一两五钱　葫芦巴一两五钱　淡附片七钱　甘草五钱
沙苑三两　枸杞子三两　滁菊三两　料豆衣三两
灵磁石十两　九孔石决明十两　老桂木三钱　白芍一两
广木香一两二钱　淡吴萸四钱　炮姜炭四钱　番荜拔二钱，囫囵
金铃子一两五钱　制香附一两五钱　于术三两，枳壳一两八钱炒

山药三两　茯苓四两　扁豆衣一两五钱　腹皮一两五钱
香橼一两五钱　乌药一两五钱　补骨脂二两　诃子肉二两
红枣三两　青皮一两　谷芽五两　清阿胶二两
霞天胶四两　元武胶三两　文冰一斤

126. 肾虚肝旺，气血两亏

徐师母　肾虚肝旺，头眩目花，眼泡色黄，胃呆干恶，多劳神疲，失眠头痛，大便艰难，痔疮下坠，所谓之气血两亏，洵不诬焉。舌苔中剥根淡黄，脉左右俱见软小。冬令调治，拟以兼顾。

吉林人参一两，连芦，另焙浓汁　原皮西洋参一两五钱
党参三两　有芪三两　生地五两，砂仁末五钱炒松
熟地五两　首乌五两　白归身三两　白芍三两
川芎一两五钱　丹参三两　枸杞三两　滁菊三两
沙苑三两　料豆三两　于术三两，枳壳炒　山药三两
茯苓神各三两　枣仁三两　远志二两　龙眼三两
红枣三两　桑叶二两　芝麻四两　石决七两
牡蛎六两　川断三两　杜仲三两　狗脊三两
牛膝三两　桑寄生三两　桑枝三两　扁豆衣三两
谷芽五两　香附一两五钱　香橼一两五钱　绿梅花一两五钱
广陈皮一两　女贞三两　墨旱莲三两　火麻仁五两
郁李仁五两　阿胶四两　元武胶二两　鳖甲胶二两
霞天胶二两　炼蜜四两　文冰一斤半

127. 气虚血亏，头昏目花

叶少奶奶　气虚血亏，今春血崩之后，营亏更弱，气少血养，气分愈无归宿，头昏目花，气浅运钝，寐不宁贴，气色憔悴。舌苔黄白无华，脉象沉细软小。一派未老先衰之象，冬令膏滋培养，拟以气血两调，肝脾肾三阴并顾。

吉林参三两　西洋参一两　潞党参三两
大熟地六两，砂仁末五钱炒松　大生地五两，沉香末三钱拌
何首乌四两　绵黄芪三两　野于术三两，枳壳一两五钱炒
怀山药四两　茯苓神各三两　粉甘草一两　全当归三两

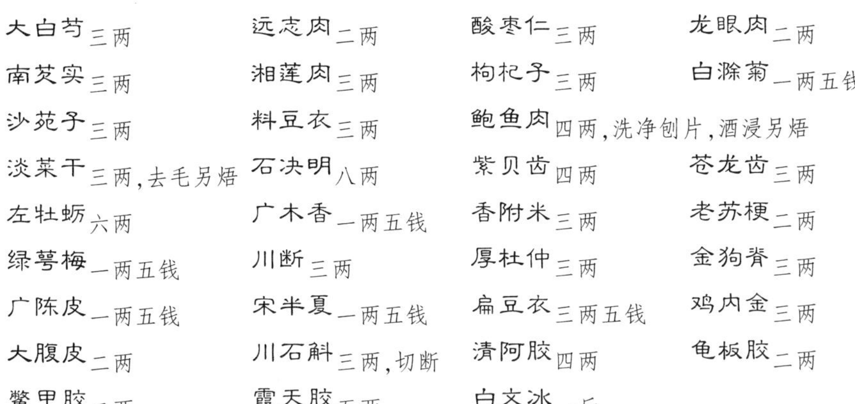
大白芍三两　远志肉二两　酸枣仁三两　龙眼肉二两
南芡实三两　湘莲肉三两　枸杞子三两　白滁菊一两五钱
沙苑子三两　料豆衣三两　鲍鱼肉四两，洗净刨片，酒浸另焙
淡菜干三两，去毛另焙　石决明八两　紫贝齿四两　苍龙齿三两
左牡蛎六两　广木香一两五钱　香附米三两　老苏梗二两
绿萼梅一两五钱　川断三两　厚杜仲三两　金狗脊三两
广陈皮一两五钱　宋半夏一两五钱　扁豆衣三两五钱　鸡内金三两
大腹皮二两　川石斛三两，切断　清阿胶四两　龟板胶二两
鳖甲胶二两　霞天胶五两　白文冰一斤

128. 血不养气，气无归宿

叶少奶奶　去年气血两调，肝脾肾三阴并顾，积虚久病之躯，虽未大效，一载无病。左脉皆见平稳，腹中气机未尝横逆，胃纳尚可，大便自行，小溲频频，经事尚调，白带颇多，头昏目花，多劳悸惕，寝寐不觉甘美，气色略较润泽，应对稍能裕如。综察病态，仍是血不养气，气无归宿，当以原意之中佐以固摄缩泉。

吉林参一两　太子参二两　潞党参七两，砂仁末六钱炒
生熟地各六两，沉香末三钱炒　何首乌五两　黄芪四两
于术三两，枳壳一两八钱炒　山药四两　茯苓神各三两
甘草一两　紫河车三具　桑螵蛸四两　苍龙骨四两
左牡蛎十两　石莲子三两　沙苑子三两　枸杞子三两
白滁菊二两　料豆衣三两　生石决八两　鲍鱼肉四两
干淡菜四两　猪脑子二只，去筋另焙　南芡实三两
当归三两　白芍三两　远志二两　枣仁三两
川断三两　杜仲三两　乌贼骨七两　椿根皮三两
金狗脊三两　老苏梗一两五钱　香附米三两　绿梅花二两
广木香一两五钱　陈香橼二两　鸡内金三两　小青皮一两五钱
陈阿胶四两　龟板胶三两　鳖甲胶三两　霞天胶四两
白文冰一斤

129. 精气大伤，积虚多病

黄某　平素熬夜耐劳，精气大伤，频年又失调养，因之积虚多病，经来参

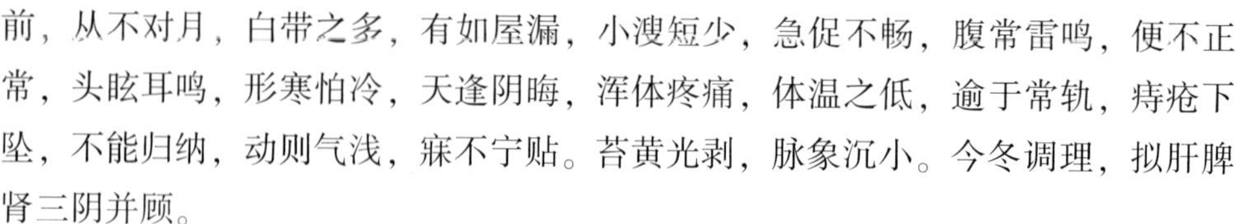

前，从不对月，白带之多，有如屋漏，小溲短少，急促不畅，腹常雷鸣，便不正常，头眩耳鸣，形寒怕冷，天逢阴晦，浑体疼痛，体温之低，逾于常轨，痔疮下坠，不能归纳，动则气浅，寐不宁贴。苔黄光剥，脉象沉小。今冬调理，拟肝脾肾三阴并顾。

吉林参一两　高丽参一两五钱　潞党参四两，砂仁末六钱炒
大有芪四两　生熟地各五两，沉香末三钱炒　淡附子二两
首乌四两　五味子六钱　于术三两，枳壳炒　山药五两
茯苓神各三两　粉甘草一两五钱　当归三两　白芍三两
杏仁三两　远志二两　龙眼三两　红枣三两
龙骨四两　牡蛎十两　枸杞三两　滁菊二两
沙苑四两　料豆三两　芡实四两　湘莲四两
桑螵蛸六两，炙　紫河车三具　鲍鱼四两　淡菜干四两
猪脊筋廿条，另焐　椿根皮四两　乌贼骨八两　川断三两
杜仲三两　狗脊三两　鸡内金三两　扁豆衣三两
苏梗一两五钱　香附二两　木香一两五钱
川石斛三两，另先煎浓汁　香谷芽六两　腹皮三两
石决十两　阿胶三两　龟板胶三两　鳖甲胶二两
霞天胶三两　黄鱼鳔胶三两　线鱼胶三两　白文冰四两

130. 头额多烦，略觉胀晕

刑某某　曾经失音，自服养阴清喉之后，音声完全恢复，咿呀自响亮，身心愉快，精神焕发，头额多烦，略觉胀晕，腠理不密，感冒流涕。舌苔干糙而不润泽，脉象两手均属软弱。冬令培植，拟养阴益气，肺肾并调。

西洋参一两　蛤蚧尾两对，去头足　潞党参三两　防风一两
黄芪三两　大生地五两　于术三两，枳壳一两五钱炒
首乌四两　山药二两　南沙参二两　北沙参一两
元参二两　麦冬一两半　玉竹一两半　枸杞一两半
滁菊一两半　沙苑二两　西瓜子壳一两，去肉　玉蝴蝶三钱
鸡蛋清十五枚，滤出，收膏时下　知母一两半　象贝二两
马兜铃一两　蛤壳四两　山豆根一两半，切　黄精一两五钱
茯苓二两　川石斛二两　猪肺两只，另焐　毛燕屑二两，另焐

黑木耳二两，另焐　穞豆衣一两五钱，炒　腹皮一两五钱　谷芽三两
枇杷叶二十片　阿胶三两　龟板胶三两　鳖甲胶三两
炼蜜三两　冰糖一斤　雅尔梨五个

131. 头昏耳鸣，心跳悸惕

邢师母　头右昏眩，耳常鸣响，心跳悸惕，神疲倦怠，憎风恶寒，四肢不暖，易于感冒，腹痛便泄，消化不良，腰酸带多。苔薄无华，脉象沉软。兹际封蛰之时，肝脾心肾同治。

高丽弯参三两　太子参一两五钱　潞党参三两，砂仁六钱炒
黄芪三两　防风一两二钱　生熟地各五两　山萸肉一两
首乌四两　于术三两，枳壳一两五钱炒　山药三两
茯苓神各三两　甘草一两　白附片一两　桂枝一两
炮姜六钱　吴萸五钱　诃子二两　御米壳三两
补骨脂二两　广木香一两五钱　扁豆衣二两　椿根皮三两
乌贼骨七钱　牡蛎六两　芡实三两　湘莲三两
当归二两　白芍二两　川石斛二两　远志二两
枣仁三两　红枣四两　沙苑三钱　枸杞一两五钱
滁菊一两五钱　石决五两　桑寄生二两　川断三两
杜仲三两　狗脊三两　香橼一两五钱　香附二两
鸡内金二两　黄鱼鳔胶二两　阿胶三两　龟板胶二两
鳖甲胶二两　霞天胶二两　文冰一斤

132. 年将花甲，精气两衰

张先生　肾阳久亏，血压高亢，去年以肝脾肾三阴兼顾并调，之后而诸恙略瘳。腹中沃涩，偶然而有心绪稍烦，略觉失眠，惟两足乏力，步履不健，右甚于左。不外年将花甲，精气两衰，似有内风动阳之态。今冬调理，拟将成法之中用以增删。

别直参　党参　黄芪　熟地
首乌　山萸肉　虎胫骨　宣木瓜
巴戟天　葫芦巴　淡附片　粉甘草
川桂枝　大白芍　枸杞　滁菊

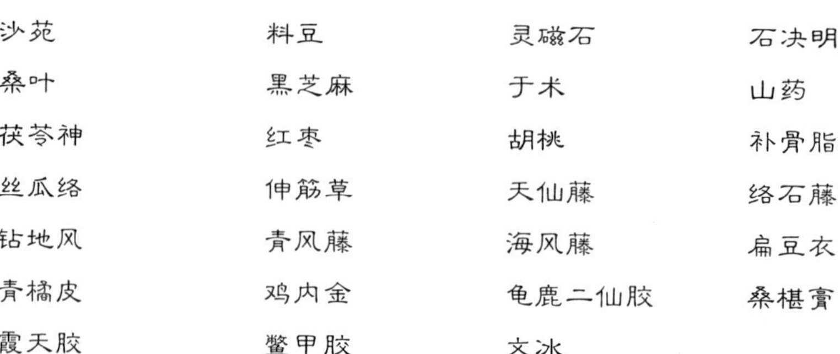

沙苑	料豆	灵磁石	石决明
桑叶	黑芝麻	于术	山药
茯苓神	红枣	胡桃	补骨脂
丝瓜络	伸筋草	天仙藤	络石藤
钻地风	青风藤	海风藤	扁豆衣
青橘皮	鸡内金	龟鹿二仙胶	桑椹膏
霞天胶	鳖甲胶	文冰	

133. 喜茗多湿，湿渍脾弱

闵先生　此系喜茗多湿，湿渍脾弱，阳气自虚，抵御乏力，偶受寒邪，寒湿两感。健康之时，足有湿气，排泄有路，不足之时，湿就内侵，饮食俱减，甚至滴水不进，即为病焉。今冬调治，拟益气健脾，利湿泄化。

党参三两，砂仁五钱炒	黄芪二两	生地五两	首乌三两
原枝山药三两	山萸肉一两	茯苓神各二两	生熟甘草各五钱
于术三两，枳壳一两五钱炒		沙苑三两	黄甘菊二两
枸杞二两	料豆衣二两	桑叶二两	芝麻二两
石决六两	灵磁石五两	当归一两五钱	白芍一两五钱
桂枝三钱	酸枣仁一两五钱	柏子仁一两五钱	五加皮二两
豨莶草二两	海桐皮二两	薏苡仁三两	泽泻一两五钱
白鲜皮二两	怀牛膝二两	桑寄生一两五钱	桑枝三两
宣木瓜二两	制半夏一两五钱	小青皮一两	香橼一两五钱
阿胶二两	龟板胶一两五钱	鳖甲胶一两五钱	霞天胶二两
文冰一斤			

134. 阳虚气弱，脾肾两惫

黄先生　阳虚气弱，脾肾两惫，不耐操劳，胃欲不旺，消化不良，四肢疲倦，恶寒形凛，头胀疼痛，腹常鸣响，便色不正，虽属坚硬而有粘质，清晨咳呛，痰吐或黄或白，苔白中厚，能睡多梦，神绪纷扰，脉象小软。冬令培植，拟益气扶阳，健运疏化。

高丽参一两	太子参一两	党参三两，砂仁炒	黄芪二两
熟地五两	首乌四两	山萸肉一两	山药三两

茯苓神各三两	台白术三两，枳壳一两八钱炒		白附子六钱
淡吴萸四钱	淡干姜四钱	川桂枝七钱	广木香一两五钱
扁豆衣三两	枸杞二两	滁菊一两五钱	沙苑三两
枣仁三两	远志二两	菟丝子三两	苁蓉一两五钱
当归一两五钱	白芍一两五钱	苏梗一两五钱	香附二两
旋覆一两五钱	香橼二两	鸡内金三两	米仁四两
半夏一两五钱	青皮一两	芡实二两	莲肉二两
腹皮二两	谷芽四两	阿胶二两	龟板胶一两五钱
鳖甲胶一两五钱	霞天胶三两	文冰一斤	

135. 奔波操劳，肺肾气伤

朱先生　昔年奔波操劳，无时或息，肺肾气伤，遂成气虚痰饮喘逆之症，为时悠久，交冬更甚。咳呛气浅，喉间痰声，心脏衰弱，遇事耿耿，肢冷畏寒，鼻常流涕，苔薄少液，舌上觉辣，两膝酸软，脉大滑促。冬令调治，拟心肺肾三经同顾。

高丽参一两	蛤蚧尾	太子参三两	党参三两
黄芪三两，防风炒	生熟地各四两	五味子五钱，首乌炒	南北沙参各二两
元参三两	天麦冬各一两五钱	玉竹二两	冬术三两，枳壳炒
山药三两	茯苓神各二两	灵磁石八两	鹅管石四两
海蛤壳七两	旋覆花一两五钱	白石英五两	坎炁五条
紫河车三具	远志三两	柏子仁二两	枣仁三两
龙眼三两	原枝白芍二两	桂枝七钱	当归一两半
银杏肉卅个，去壳	桑枝三两	附子七钱	苏子一两五钱
杏仁二两	半夏一两五钱	象贝三两	陈皮一两
沙苑三两	枸杞一两五钱	菟丝子二两	胡桃肉三两
牛膝二两	山萸肉一两	芡实三两	湘莲三两
阿胶三两	龟鹿二仙胶二两	鳖甲胶二两	霞天胶三两
炼蜜四两	冰糖一斤		

136. 肝肾两亏，精气不足

姚世兄　韶华之年，头旋掉眩，瞳子紧缩，视物昏糊，耳时鸣响，舌苔光绛，中有纹条，精神疲弱，脉象缓小而觉歇止。此乃肝肾两亏，精气不足，冬令培植，拟养阴平肝。

太子参二两　党参三两　黄芪三两　生地六两
熟地六两　山萸肉一两　首乌五两　枸杞四两
滁菊三两　沙苑四两　料豆三两
生羊肝四两，去筋膜捣烂　桑叶三两，扎煎　黑芝麻四两
猪脑子二个　鲍鱼二两　夜明砂二两，淘净　密蒙花二两，焙
谷精珠三两，扎煎　青葙子三两，焙　当归一两五钱　白芍二两
丹皮一两五钱　枣仁三两　茯苓神各三两　山药三两
生熟甘草各五钱，切　黑山栀仁一两五钱　石决十两　紫贝五两
草决明二两，扎　川石斛三两　零石燕[1]七两，杵
磁石七两，两味同煎　阿胶三两　龟板胶二两　元武胶三两
鳖甲胶三两　文冰一斤

137. 阳气不足，脾运不健

盛先生　胃病二十载，每逢霉令以及隆冬之时乃病则发，发时胸闷胀痛，频频呕恶，不能进食。大抵积受寒湿有以使然，而究其病根，阳气不足，脾运不健，寒湿易侵，常觉形寒怕冷，咳痰浓厚。舌常苔黄，脉象软小。冬令调治，拟温运理湿，健益补气。

太子参二两　党参三两，砂仁炒　于术三两，枳壳炒　茅山术一两，炒焦
粉甘草七钱　茯苓神各二两　真虎肚一两五钱，炙　川石斛三两，另焙
扁豆衣三两　川厚朴五钱　家苏子二两　苦杏仁二两
旋覆花一两八钱　陈香橼二两　瓦楞子五两　鸡内金三两
香谷芽五两　制附片五钱　细生地四两　何首乌四两
黄芪二两　山药三两　乌梅十五枚　枸杞一两五钱
滁菊一两　石决五两　良姜七钱　香附二两，两味同炒

[1] 零石燕：中药名，因多出自零陵州，故名，又称石燕子、灵石燕等，味甘咸性凉，无毒，为古生代腕足类石燕子科动物中华弓石燕及近缘动物的化石，功在除湿热，利小便，暖腰膝，添精髓，退目翳等，常用于治疗热淋涩痛、尿血带下、肠风痔漏、眼目障翳等病症。《雷公炮制药性解》云石燕“主五淋小便不利，肠风痔。妇人产难，两手各握一枚，立验。研细水飞用。按：《图经》云：石燕出零陵郡，今祁阳县沙滩亦有之，形似蚶而小，其实石也。观其主治，都是行下之功，《食疗》赞其补益，似未然耳。”

当归一两　白芍一两五钱　桂枝五钱，两味同炒　芡实二两
莲肉二两　半夏二两　象贝三两　青陈皮各一两
腹绒一两五钱　阿胶二两　龟鹿二仙胶二两　霞天胶四两
饴糖四两　文冰一斤

138. 胃病剧痛，内溃出血

盛先生　胃病今时剧痛，内溃以致出血，数量不少，二十年之考病未尝遇此，而内藏之伤害不言可知。食物偶而稍硬，痛即随之而来，如响斯应，胃之消化力日弱，于此可见一斑。苔常黄腻，灰则不舒，右脉弦滑，体温又弱。今冬调治，拟以益气健运，和胃化湿。

参须一两五钱　太子参一两五钱　党参三两　黄芪三两
首乌四两　熟地四两　于潜术四两，枳壳二两炒
山药四两　茯苓三两　甘草一两五钱　虎肚二两
刺猬皮二两　川石斛三两　扁豆衣三两　川朴五钱
川连六钱　乌梅十七枚　瓦楞七两　香附二两
当归一两五钱　白芍二两　香橼二两　旋覆花二两五钱
鸡内金三两　春砂仁七钱　北秫米三两　宋半夏一两五钱
陈皮一两　谷芽五两　郁金一两　苏梗一两五钱
路路通一两五钱　佛手一两五钱　元武胶二两　阿胶三两
霞天胶三两　饴糖五两　文冰一斤

139. 湿热酝酿，逐渐积聚

祝先生　曾患胆岩[1]，两度解剖，检出有形之物两块，乃由平素耽醪过甚，湿热酝酿，逐渐积聚，以至于斯。近则嗜不沾唇，锻炼体魄，精神倍增，惟气尚不充，湿热恋栈，多动则气机怯弱。苔常黄厚且腻，脉象颇旺。冬令调治，拟益气化湿。

太子参一两五钱　党参三两　黄芪二两　白术三两
枳壳一两五钱　山药三两　甘草一两，生熟各半　茯苓三两

〔1〕岩：中医病名，是以肿块坚硬如石，表面凹凸不平、形如岩石为主要表现的体表恶性肿瘤的统称，意同癌。《仁斋直指方论·癌·发癌方论》云：“癌者，上高下深，岩穴之状，颗颗累垂，裂如瞽眼。”后又将体内非直观者癌症也以岩名之，如胆岩，即胆囊癌。从本案表述来看，更似与胆石症相关。

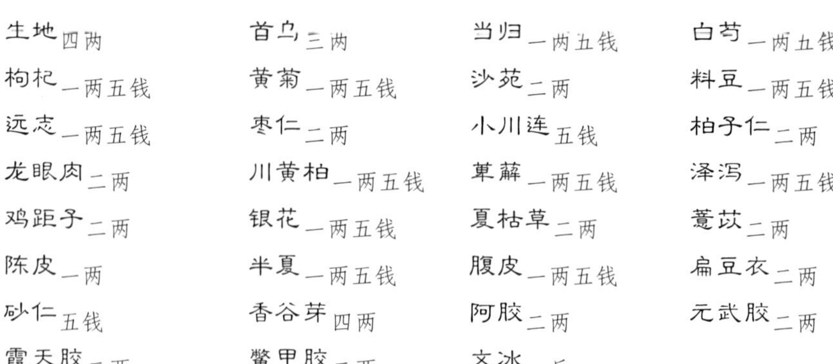

生地四两	首乌三两	当归一两五钱	白芍一两五钱
枸杞一两五钱	黄菊一两五钱	沙苑二两	料豆一两五钱
远志一两五钱	枣仁二两	小川连五钱	柏子仁二两
龙眼肉二两	川黄柏一两五钱	萆薢一两五钱	泽泻一两五钱
鸡距子二两	银花一两五钱	夏枯草二两	薏苡二两
陈皮一两	半夏一两五钱	腹皮一两五钱	扁豆衣二两
砂仁五钱	香谷芽四两	阿胶二两	元武胶二两
霞天胶二两	鳖甲胶二两	文冰一斤	

140. 湿热尚盛，肝心火旺

祝先生　戒除酒醪嗜好，并服补气化湿之剂，今岁一载健康。但是舌苔黄腻，本有之湿热尚盛；尖绛芒刺，肝心之火有余，系属环境使然。头眩目花，耳鸣心跳，心绪急躁，有时略有恶心，开刀之处天阴觉痛，脉象尚佳。今冬调治，拟平肝宁心，补气化湿。

合参须二两	潞党参三两	有芪三两	首乌四两
生熟地各四两，砂仁炒松	枸杞三两	沙苑三两	滁菊二两
料豆三两	枣仁三两	川连七钱	远志二两
柏子仁三两	龙眼三两	茯神三两	石决八两
紫贝六两	牡蛎七两	桑叶一两五钱	黑芝麻二两
磁石五两，朱砂一钱煅	夏枯草二两	黄柏二两	知母一两五钱
于术三两	枳壳一两五钱	山药三两	银花三两
带心翘二两	甘草一两	阿胶三两	元武胶二两
鳖甲胶二两	霞天胶三两	文冰一斤	

141. 禀赋孱弱，不耐操劳

张师母　《内经》云：人年四十，阴气自半。且多产血亏，易致衰颓，兼属禀赋孱弱，不耐操劳，怕冷恶风，漏肩风散漫，背部酸痛，时作心跳，寐时设[1]寤，则不能鼾睡，舌绛苔黄芒刺，便行不畅，脉象软小。自服膏滋调理，差幸身躯整年无恙，舌质光剥较弥，裂纹碎痛亦减。今冬治理，拟以兼顾。

合弯须三两	原皮西洋参一两五钱	党参三两

〔1〕设：假使、假如。

黄芪三两 熟地五两 白附子一两五钱 生地四两，砂仁炒
首乌四两 元参三两 丹参三两 当归三两
白芍三两 桂枝一两五钱 细辛六钱 片姜黄二两
鸡血藤四两 桑寄生二两 秦艽一两五钱 元红花七钱
丝瓜络一两五钱 桑枝三两 枸杞三两 滁菊二两
沙苑三两 于术四两，枳壳一两六钱炒 山药四两
茯苓四两 粉草一两二钱 远志三两 枣仁三两
柏子仁三两 龙眼四两 金斛三两 谷芽五两，炒
扁豆三两 木瓜三两 威灵二两 红枣三两
川断三两 杜仲三两 狗脊三两 阿胶四两
霞天胶四两 龟鹿二仙胶三两 四腿虎骨三两 炼蜜五两
文冰一斤

142. 肾阴不足，肝阳上僭

林先生　年近花甲，肾阴不足，肝阳上僭，耳常鸣响，时觉有窸窣之声，其余饮食起居一如畴昔。舌苔薄白，脉息软缓。冬令培植，拟壮水之主以制阳光。

党参二两 有芪二两 生地四两 熟地四两
首乌四两 山萸肉一两 茯苓神各二两 山药二两
枸杞二两 滁菊二两 磁石七两 石决十两
紫贝五两 牡蛎八两 龙齿三两 鲍鱼二两
猪脑二只 料豆二两 桑叶一两五钱 芝麻二两
丹皮一两 于术二两，枳壳一两五钱炒 白芍二两
枣仁二两 远志一两五钱 当归一两五钱 龙眼三两
川芎七钱 穞豆一两五钱 白残花一两 香橼一两五钱
青皮七钱 阿胶二两 龟板胶二两 鳖甲胶三两
文冰一斤

143. 肺肾两亏，鼻常流涕

钱先生　肺部遇节觉痛，左部[1]较甚，宿恙肺病，良有以也。胃纳其乃较苏，尚不十分甘美，头部微痛，想系脑神经过劳，骨节亦感时酸疼，鼻常流涕，

〔1〕部：原稿本作“手”，似文理、医理不顺，故改。

苔薄脉软。肺肾两亏，仍拟益气补阴，健胃固表。

太子参一两五钱	党参二两	有芪二两，防风同炙	
生熟地各三两，海蛤粉二两拌		首乌三两	南沙参二两五钱
元参二两	天麦冬各二两	黄精一两五钱	玉竹一两五钱
五味四钱	石斛二两	于术二两，枳壳炒	山药二两
茯苓二两	粉草六钱	当归一两	白芍一两
远志一两五钱	枣仁一两五钱	枸杞一两五钱	滁菊一两
沙苑一两五钱	料豆一两五钱	石决五两	桑叶一两五钱
芝麻二两	菟丝子一两五钱	牡蛎四两	女贞一两五钱
墨旱莲一两五钱	枇杷叶廿片	旋覆一两	川断一两五钱
杜仲一两五钱	秦艽一两	桑枝二两	鸡内金二两
扁豆二两	谷芽三两	阿胶二两	元武胶一两五钱
鳖甲胶一两五钱	霞天胶一两五钱	炼蜜三两	文冰十二两

144. 四肢清冷，泛吐酸水

马先生　四肢清冷，泛吐酸水，亦属不暖，已有数月。食欲索然，中脘痞闷，腹笥沃涩。舌苔滑白，脉象迟小。阳虚反胃，冬令调治，拟以温中补火，使其丹田温暖，得能腐熟五谷。

高丽须一两五钱，另焙	黄厚附块二两，制透		潞党参三两，砂仁炒
野于术三两	江枳壳一两五钱，两味同炒		乌梅肉十五枚，打
制香附一两八钱，去心	高良姜七钱	补火丸[1]八钱，包煎	
桂枝六钱，炒	番荜拔四钱，炒	川椒目三钱，焙	制半夏一两五钱，杵
广橘红一两，炙	薤白头三两，酒浸	韭菜汁十调羹，洗净	
老姜汁五调羹，洗去泥	瓦楞子五两，醋煅	广郁金七钱，原枝，杵	
路路通二两，去刺	淡吴萸五钱，炒	白蔻仁六钱，杵	川石斛二两，切
橘子核二两，焙	荔枝核二两，焙	金铃子二两	
小茴香五钱，两味同炒	延胡索一两五钱，酒炒		小青皮一两，切
霞天胶二两，酒浸	黄鱼肚二两，焙汁	饴糖半斤	文冰十二两

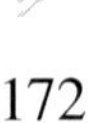

[1] 补火丸：方剂名，出自《医方考》。“生硫黄一斤，猪脏二尺。将硫黄为细末，尽实脏中，烂煮二时取出，去脏蒸饼为丸，如梧子大。每服十丸，日渐加之。冷劳病瘠，血气枯竭，齿落不已，四肢倦怠，语言不足者，此方主之。”

145. 阴亏内热，熏蒸伤液

马二世兄　阴亏内热，熏蒸伤液，肺居上焦，首先受之，曾经痰火蕴结，肺弱不能肃化，病延颇久，自服养阴清化之剂，遂得痊可。究竟阴亏未复，肺热未清，痰浊未除，而近更便行溏薄，此乃脾脏亦弱。冬令调治，拟仍本养阴清化之法，佐以扶脾健运，希其土能生金，生生不息，以符脾胃为后天根本之意。

合参须三两	太子参三两	党参三两	黄芪三两
南北沙参各三两	天麦冬各三两	元参三两	玉竹三两
明黄精三两	生熟地各五两	首乌五两	于术四两，枳壳炒
山药四两	茯苓三两	元金斛五两	当归一两五钱
白芍二两	蛤壳七两	石决六两	鹅管石五两
桑皮一两五钱，炙	旋覆花一两五钱	象贝三两	宋半夏二两
陈皮一两	扁豆衣三两	谷芽七两	广木香一两五钱
诃子肉一两五钱	粉甘草一两，炙	鸡内金三两	阿胶三两
龟板胶三两	霞天胶三两	鳖甲胶三两	文冰一斤四两

146. 肾阴亏虚，水不涵木

朱先生　去年服调治心肺肾三阴之后，今觉气机略徐，精神尚可，晨间咳呛未休，肺气不降，肾气不纳，肝火内旺，辄易恼怒，未可自抑。此亦属肾亏水不涵木，今冬再进膏滋，拟去芜存精。

高丽须二两	太子参三两	党参三两	淡附子一两五钱
熟地十两	蛤蚧尾两对	五味子七钱	净麻黄一两，炙
川桂枝一两五钱	大白芍二两	北细辛五钱，切	补骨脂三两
炮姜炭七钱，切	黄芪三两	首乌六两	南北沙参各三两
天麦冬各三两	元参三两	于术四两	山药四两
茯苓神各二两	远志三两	磁石十两	白石英十两
代赭石十两	旋覆花二两	坎炁十条	河车三具
山萸肉一两五钱	沙苑三两	枸杞二两	菟丝子三两
生甘草	石膏	沙参	生地
桑皮	冬花	冬瓜子	胖大海
青黛	蛤壳	杏仁	甜瓜子

知母　阿胶四两　龟鹿二仙胶三两　霞天胶四两
炼蜜六两　文冰一斤

147. 营养不裕，时易不适

许太太　近年营养不裕，时易不适，体温之不及格距离颇远，四肢之清冷可谓彻骨，幸喜胃纳尚良，向有肝阳，亦不甚发。舌苔薄白，脉象沉细。今冬调治，拟以气血并顾。

高丽须二两　太子参二两　党参二两　有芪二两
首乌五两　熟地四两　生地四两　当归二两
白芍二两　川桂枝一两　川芎一两　枣仁二两
远志二两　红枣三两　龙眼二两　茯神二两
枸杞二两　滁菊一两五钱　料豆二两　沙苑二两
于术三两，枳壳炒　山药三两　山萸肉一两　附片一两
芡实三两　莲肉三两　阿胶四两　龟鹿二仙胶三两
霞天胶二两　鳖甲胶二两　白文冰一斤

148. 肝肾两亏，持物失落

沈某弟弟　禀赋肝肾两亏，持物失落，往往不能自觉，秋间疟数次，咳嗽稍有咯痰，夜间自汗、盗汗并泄，舌白，脉细数，足力怯弱，易于仆倾。冬令调理，拟养阴镇摄。

党参二两　黄芪二两　生地五两　熟地五两
首乌五两　枸杞二两　滁菊一两五钱　山萸肉一两
山药二两　茯神二两　石决五两，洗　磁石六两
紫贝四两　胆星一两，陈，杵　竺黄屑六钱，拣净　钩藤一两五钱
翘心二两　料豆二两　沙苑二两　当归一两五钱
白芍一两五钱　枣仁二两　远志二两　旋覆一两五钱
竹沥夏一两　牡蛎六两　麻黄根四钱，拣净　浮小麦二两，拣
瘪桃仁二两，拣　稻根须三两，扎煎　于术二两　阿胶二两
元武胶二两　鳖甲胶二两　霞天胶二两　文冰一斤

149. 阴不涵阳，肝火上亢

褚先生　头昏脑鸣，颊车常响，开合不利，机窍失弛，偶食油腻，便解稀

薄，腹易沃涩，腰臀酸软，不能受寒，左脉沉细软小，右部缓数。阴不涵阳，肝火上亢，气阴并亏，肝肾两弱。际兹冬令培植，拟数方兼顾。

吉林参条二两	太子参三两	潞党参三两	熟地八两，砂仁炒
生地六两	首乌六两	沙苑四两	枸杞四两
滁菊二两	五味子一两	料豆三两	绿梅花二两
石决十两	紫贝十两	磁石十两	巴戟三两
山萸肉一两五钱	附片一两	桃肉三两	紫河车二具
于术三两，枳壳炒	山药三两	茯苓三两	当归一两五钱
白芍一两五钱	红枣二两	远志二两	芡实二两
湘莲二两	川怀牛膝各二两	菟丝子三两	
生铁落十两，代水煎药		阿胶三两	元武胶三两
鳖甲胶三两	线鱼胶三两	文冰一斤半	

150. 年尊古稀，精枯神衰

陆先生　年尊古稀，操劳素勤，脑汁暗伤，精枯神衰，心机尚灵，时或模糊，言语謇涩〔1〕，步履蹒跚，大便前日稀泄，溲溺频频不禁，寐无长寤。健时足上湿癣，瘙痒滋甚，今则干燥无渍，足见内源液涸。舌苔黄糙，脉象沉小。曾经二患中风，虚象叠布，今冬培植，拟气血并顾，数脏兼调，以冀克臻耄耋，矍铄乃翁。

高丽参一两五钱	太子参三两	潞党参三两	有芪三两
生熟地各六两	首乌五两	沙苑三两	枸杞三两
滁菊一两五钱	当归一两五钱	原枝白芍一两五钱，桂枝炒	
苁蓉一两五钱	菟丝子二两	巴戟二两	淫羊藿三两
葫芦巴三两	淡菜二两	干贝一两	鲍鱼二两
附片二两	补骨脂三两	胡桃肉三两，存隔	于术三两，枳壳炒
原枝山药二两	茯神三两	紫河车二具	黄唇肚二两
猪脑筋十五条	猪脑子五个	锁阳三两	粉草一两
五味子五钱	牛膝三两	四腿虎骨胶二两	霞天胶一两
龟鹿二仙胶二两	清阿胶二两	鳖甲胶二两	文冰一斤半

〔1〕謇涩：言辞不顺畅，晦涩难懂。原本作“欠涩”，医理不顺，故改。亦可改为“艰涩”。

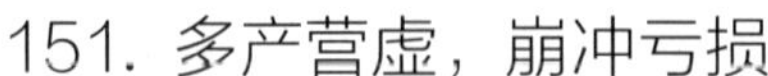

151. 多产营虚，崩冲亏损

徐四少奶奶　多产已属营虚，崩冲更觉亏损，阴不足阳有余，遂致血压高亢。肝阳上升，近则肝火冲心，心跳，少寐，纳少，神疲。湿热停滞胃肠，连服苦泄平肝，安神化湿，病魔渐退。兹值冬令培养，拟清补养血，安神平肝。

吉林参须一两五钱	西洋参一两	潞党参二两	大有芪二两
何首乌四两	生熟地各四两，砂仁五钱炒		当归三两
白芍三两	丹参三两	远志二两	
枣仁三两，小川连五钱炒		龙眼三两	枸杞三两
滁菊二两	沙苑三两	石决十两	贝齿六两
磁石六两	料豆三两	鲍鱼二两	茯神三两
带心翘二两	海藻二两，扎煎	柏子仁二两	于术二两，枳壳炒
山药三两	桑叶二两	黑芝麻三两	丹皮一两五钱
绿梅花二两	香附米一两五钱	广郁金一两	橘白一两
盐半夏一两五钱	北秫米三两	阿胶三两	元武胶三两
鳖甲胶二两	炼蜜四两	文冰一斤	

152. 痰饮老病，胸宇痞窒

潘先生　痰饮老病，究属气虚，受寒则发，阳亢无力，而湿痰易聚，舌苔白黄厚腻，胸宇痞窒不展，动辄气浅，胃呆纳少，脉象滑数。按《经》云：脾为生痰之源，肺为储痰之器。肾气不足，乃脾肺肾三阴皆病。今冬调治，拟从兼顾。

台参须二两	太子参二两	西奎党三两	大有芪三两
首乌四两	棋子青铅四两，打	生熟地各三两	五味子六钱
天麦冬各二两	淡附片一两五钱	坎炁七条	紫河车二具
胡桃肉三两	补骨脂三两	南沙参三两	元参二两
玉竹二两	原白芍一两五钱	桂枝一两	远志二两
于术三两	枳壳一两五钱	原山药三两	茯苓三两
甘草一两	苏子三两	旋覆花二两	代赭石八两
灵磁石八两	竹沥夏二两	象贝二两	橘红一两
阿胶三两	龟鹿二仙胶三两	霞天胶二两	白炼蜜四两
白文冰一斤			

153. 经事衍期，崩冲营亏

唐师母　素来经事衍期，崩冲之后营阴更亏，络脉虚，少血养，血不养气，气不条达，右气海失于润濡，右手臂举动不利，经临腹痛膨胀，胸闷纳少，舌光绛，脉细软，筋骨酸楚，夜间怕冷。膏滋调治，拟益气养营为主，佐以安神宣络。

高丽须一两	党参三两	有芪三两	首乌四两
生熟地各四两，砂仁六钱炒松		当归三两	
白芍三两，桂枝五钱炒		川芎一两	丹参三两
远志二两	枣仁三两	红枣三两	龙眼三两
红花一两	桑寄生三两	桑枝三两	秦艽一两五钱
鸡血藤二两	片姜黄一两五钱，制	苏梗一两五钱	香附二两
于术三两，枳壳一两五钱炒		山药三两	茯苓神各二两
沙苑三两	枸杞二两	滁菊一两五钱	石决四两
料豆衣二两	原枝郁金一两	扁豆衣二两	谷芽四两
川断三两	杜仲三两	阿胶三两	元武胶三两
鳖甲胶二两	霞天胶二两	文冰一斤	

154. 内热素旺，多产血虚

张师母　阴亏之体，内热素旺，更兼多产血虚，心脏衰弱，肝阳易升，头眩耳鸣，心跳少寐。近患肺炎，幸而治之速愈。兹当腊尽春回，急拟养阴清化，平肝宁心。

西洋参五钱	潞党参二两五钱	有芪二两五钱	南沙参一两五钱
淡元参一两五钱	天麦冬各一两五钱	肥玉竹一两五钱	五味子三钱
肥知母一两五钱	象贝一两五钱	石决四两	蛤壳四两
首乌三两	生熟地各三两	当归一两五钱	白芍一两五钱
远志一两五钱	枣仁一两五钱	柏子仁一两五钱	龙眼肉二两
连翘一两五钱	沙苑二两	枸杞一两五钱	滁菊一两五钱
料豆一两五钱	于术一两五钱	枳壳一两五钱	山药二两
茯神二两	夜合花一两，拣	桑叶一两五钱	芝麻二两
龟板胶二两	鳖甲胶二两	阿胶二两	文冰半斤

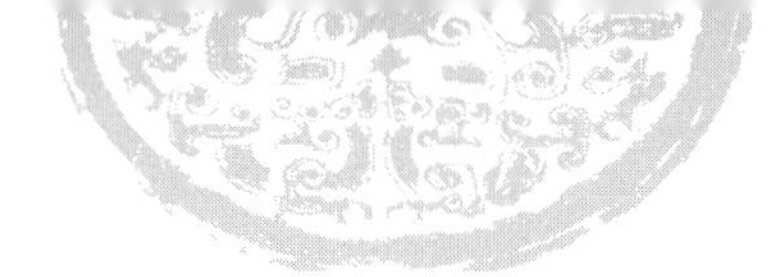

155. 多产营虚，肝旺心弱

张师母　多产营虚，肝旺心弱，肝气横逆，胃运不健，夜少安寐，心跳虚怯，头眩耳鸣，舌质中裂，脉象细软，外貌尚丰，内脏亏弱。兹当腊尽春回，急拟养阴清化，柔肝宁心，理气和胃。

太子参二两　西洋参一两　潞党参二两　有芪二两
首乌三两　生熟地各四两，砂仁炒松　南沙参一两五钱
元参一两五钱　五味子五钱　麦冬一两五钱　当归三两
白芍三两　远志三两　枣仁三两　柏子仁三两
龙眼三两　桃肉三两　红枣三两　枸杞三两
滁菊二两　沙苑三两　料豆三两　于术三两，枳壳炒
山药三两　茯神三两　金铃二两　香附二两
香橼二两　绿梅花二两　带心连翘二两　夜合花二两
桑叶二两　芝麻三两　橘白一两　阿胶三两
龟板胶二两　霞天胶二两　鳖甲胶二两　文冰一斤

156. 多产营亏，肺脾两弱

张师母　头昏眩晕，耳鸣心跳，多汗心嘈，骨痛腰酸，少寐，舌中裂痕，一派胥是多产营亏。辄易感冒，咳嗽有痰，食量尚可，运化较迟，而油腻不喜，以上肺脾两弱。经来色泽不佳，略有带下，此乃天癸临了之兆。今冬调治，拟各方兼顾。

太子参二两　党参三两　有芪三两，防风同炙　熟地五两
生地五两　首乌四两　枸杞三两　滁菊一两五钱
沙苑三两　料豆三两　南沙参三两　元参三两
玉竹三两　五味五钱半　当归四两　白芍四两
川芎一两五钱　丹参三两　远志三两　枣仁二两
茯神三两　龙眼三两　石决四两　桑叶二两五钱
芝麻三两　扁豆衣二两　香橼一两五钱　香附二两
鸡内金三两　川断　杜仲
于术三两，枳壳一两五钱同炒　山药三两　阿胶四两
龟板胶二两　霞天胶三两　鳖甲胶二两　饴糖五两
文冰一斤

按：以上三案，为张师母历年所用膏方，阴亏之体，内热素旺，更兼多产血虚，内脏愈加亏弱，调之以膏滋，养阴清化，平肝宁心，益气和胃，各方兼顾也。

157. 气营并虚，左体失养

龚某某　脾肾两亏，左手足酸软疲惫，左胸胁疼痛不适，举动乏力，大便时易溏泄，腹中沃涩痞胀，舌质裂纹，苔薄无华，脉象缓软。气营并虚，左体失于荣养，胃肠运化不健。冬令蛰藏之时，拟益气养营，健运脾胃。

太子参一两五钱	党参二两，砂仁六钱炒		黄芪二两
熟地二两，附子一两炒		首乌二两	
于术三两，枳壳一两五钱炒		山药三两	茯苓神各一两五钱
当归一两五钱	白芍一两五钱，桂枝炒		红花五钱
片姜黄八钱	甘草五钱	五味子三钱	桑寄生一两五钱
鸡血藤一两五钱	连节麻黄四钱	桑枝二两	秦艽一两
牛膝一两五钱	虎胫骨一两五钱	胡桃一两	补骨脂二两
山萸肉七钱	巴戟天二两	诃子一两五钱	鸡内金二两
扁豆衣二两	谷芽三两	广木香一两	广陈皮四钱
阿胶二两	龟鹿二仙胶一两五钱		霞天胶二两
白文冰十二两			

158. 操劳积虚，湿热偏多

黄先生　操劳积虚之体，心力交瘁，湿热偏多，往昔霉令足上湿瘰，频有出路，而今气弱，外达无由，湿热反而盘踞，遂致胃肠运化不健，体温降低，四末清冷，蜷缩憎寒，头昏脑晕，耳鸣目花，溲时形凛，便不正常，舌常不净，脉象小软显著，一派衰颓之状。际此冬令蛰藏，拟益气培元，肝肾同治，兼以健化胃肠而利湿热。

高丽须	太子参	党参砂仁炒	黄芪防风同炙
首乌	熟地	附片	山萸肉
巴戟天	菟丝子	枸杞	滁菊
沙苑	料豆衣	白芍桂枝炒	当归
于术枳壳炒	北细辛	山药	茯神
鸡内金	扁豆衣	桑寄生	牛膝
苡仁	五加皮	豨莶草	猪脑

川断　杜仲　狗脊　阿胶
龟鹿二仙胶　虎骨胶　鳖甲胶　文冰

159. 气营不协，手足俱冷

朱师母　肺主皮毛，腠理不密则易感冒；心脏孱弱，惊惕不宁则易失眠；胃肠不健，食物运钝则易便不正常，遂使气营不协，手足俱冷，畏风憎寒，舌苔垢厚，口味不和，经事不调，偶有带下，体温低弱，脉象软小。值兹冬令培植，拟以数方兼顾，容以膏滋调治。

台参条一两五钱　太子参二两　党参三两，砂仁炒
黄芪三两，防风二两同炒　首乌四两　生地五两
附片　于术三两，枳壳炒　山药三两　山萸肉一两半
远志三两　枣仁三两　柏子三两　茯神三两
红枣三两　龙眼三两　当归三两　白芍三两，桂枝炒
川芎一两五钱　丹参三两　川石斛三两　南沙参三两
麦冬三两　五味子六钱　元参三两　木香一两五钱
香橼一两五钱　香附二两　鸡内金三两　青皮一两五钱
扁豆衣三两　川断　杜仲　阿胶三两
霞天胶三两　元武胶二两　鳖甲胶二两　文冰一斤半
枸杞二两　菊花一两五钱

160. 湿热内蕴，肾虚肝旺

钱某某　上部头昏眩晕，筋缩掣痛，目花多眵[1]，耳时鸣响，记忆不良；中部心绪紊乱，左胁刺痛，气机浅促；下部久年遗泄，有梦无梦靡有定数。手指抖颤，足跟麻疼，不能多走，大便不畅，小溲不清，四肢则掌心灼热。苔中厚，脉象细弦。总之气火易升，湿热内蕴，肾虚肝旺，膏滋治疗，拟以兼顾并调。

太子参一两　党参二两五钱，砂仁五钱炒
有芪二两五钱，防风一两二钱同炙　生熟地各三两，蛤粉五钱拌
首乌三两　枸杞二两　五味子一两五钱　沙苑二两
料豆衣二两　枳壳一两五钱　冬术二两　山药二两五钱
茯苓神各一两半，辰砂拌　白芍二两五钱　石决四两

〔1〕眵：原稿本作“眦”，据医理改。

磁石五两　旋覆花一两半　枸橘梨二两五钱　瓦楞粉三两
桑叶一两五钱　黄菊一两五钱　枣仁二两　川柏一两五钱
夏枯草一两五钱　金樱子二两　覆盆子二两　怀牛膝一两五钱
牡蛎五两　远志一两五钱　阿胶二两　鳖甲胶二两
元武胶二两　文冰一斤

161. 年将花甲，荣养不丰

朱某　年将花甲，荣养不丰，头眩心跳，失眠自汗，便泄虚热，咳呛气浅。舌绛苔薄，脉沉细软。一派衰颓之状毕露，五脏皆病，膏滋调治，拟各方兼顾。

党参一两五钱，砂仁炒　绵芪一两五钱，防风同炙
南沙参一两五钱　冬术二两　于术二两，枳壳炒　原山药二两
附片一两
熟地二两　五味七钱　甘草七钱
茯苓神各一两五钱，辰砂拌　扁豆衣一两五钱　远志一两五钱
枣仁一两五钱　广木香七钱　牡蛎三两　灵磁石三两
白芍一两五钱　桂枝一两　枸杞一两五钱　沙苑一两五钱
当归一两　扁豆一两五钱　炙诃子一两五钱　阿胶二两
元武胶二两　冰糖十二两

162. 嗳嗳频频，四肢不暖

金先生　噫嗳频频，胸脘胀闷，胃家病也。涉及背部，亦然胀痛，气攻逆也。四肢不暖，舌苔无华，大便不畅，小溲混浊，脉象软小，肾阳虚也。膏滋治疗，拟益气温肾，和胃健运。

高丽参二两　党参一两五钱，砂仁末拌　黄芪一两五钱
熟地二两，附片炒　首乌二两　菟丝子一两五钱　苁蓉一两五钱
于术二两，枳壳一两五钱炒　山药二两　茯苓一两五钱
巴戟天一两五钱　葫芦巴一两五钱　山萸肉七钱　白芍一两五钱
老桂木六钱　干姜四钱　吴萸四钱　木香一两
紫河车一具　虎肚六钱　高良姜三钱　香附一两五钱
瓦楞子二两　枸橘梨一两五钱　鸡内金二两　路路通二两
阿胶一两五钱　霞天胶二两　元武胶一两　饴糖十二两
文冰

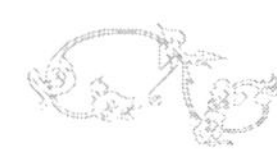

补遗

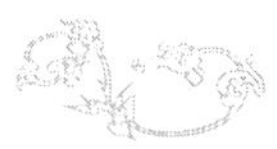

1. 中虚阳衰，纳呆运钝

潘太太　尊年中虚阳衰，一遇寒滞侵犯，则生腹痛便泄，时休时作，纳呆运钝，精神易疲，辄拟温运健益，幸均合宜。膏滋调治，即本斯意，扩而充之。

台参须	洋参	党参	于术
山药	茯苓	炙草	熟地
山萸肉	绵芪	首乌	丹参
白芍	老桂木	当归	熟附片
川芎	杏仁	远志	炮姜
广木香	沙苑	五味子	补骨脂
肉果仁	川断	杜仲	扁豆衣
谷芽	宋半夏	陈皮	川石斛
阿胶	龟板胶	文冰	

2. 积虚之体，神疲昏迷

潘奶奶　积虚之体，神疲昏迷，一日数发，甚则呼吸断绝，人事不省，喉关阻塞，心中瞀闷，日常易有寒热。舌苔光剥，脉细软。一派虚象毕现，膏滋调治，当以重补气血。

大中尘[1]　　合参须　　党参　　黄芪

熟地沉香炒　　首乌　　于术　　山药

茯苓　　山萸肉　　丹参　　当归

白芍　　川芎　　沙苑　　枸杞

远志　　枣仁　　五味子　　补骨脂

龙眼　　红枣　　巴戟天　　金斛

桂枝　　明黄精　　南北沙参各　　元参

附片　　胡桃肉　　九孔石决　　滁菊

料豆衣　　半夏　　橘红　　阿胶

龟板胶　　鳖甲胶　　线鱼胶

3. 肺火上呈，面播红瘰

汪某某　肺火上呈，面播红瘰，血热肠燥，便艰，肛门刺痛。年甫花甲，余无所苦，膏滋调理，拟当健中摄下，凉血祛湿为治。

党参　　炙草　　绵芪　　于术

山药　　茯苓　　首乌　　小生地

熟地　　当归　　白芍　　川芎

地骨皮　　桑皮　　花粉　　知母

五味子　　沙苑　　枸杞　　滁菊

川断　　杜仲　　牛膝　　黑栀

淡芩　　丹皮　　泽泻　　生薏苡

竹茹　　宋半夏　　陈皮　　炼蜜

阿胶　　龟板胶　　文冰

4. 年将花甲，精气神足

汪叔　年将花甲，精气神皆足，膏滋调治，只宜出之轻浅。

党参　　黄芪　　大熟地　　白术

首乌　　茯苓　　炙草　　山药

五味　　枸杞子　　白芍　　当归

〔1〕大中尾：中药名，即高丽参。高丽参分原形参（全须），以及用支根和须根做成的大尾、大中尾、中尾、小尾、细尾等，品质按优次分等，以皮细质坚、无破皮、无疤痕者为优，皮粗、黄者次之，有疤、有破皮者更次一等，内心空泡者最次。

川断　杜仲　牛膝　狗脊
丝瓜络　桑枝　宣木瓜　龙眼
枣仁　丹皮　黑山栀　陈皮
制半夏　阿胶　龟板胶　白文冰

5. 肾阴虚弱，脾土不健

曹某某　肾阴虚弱，湿热偏盛，多半辛劳，便觉困惫。脾土不健，中宫运钝。膏滋治理，拟从脾肾两顾。

党参　绵芪　于术　山药
茯苓　山萸肉　巴戟　菟丝子
补骨脂　广木香　炙草　白芍
首乌　熟地　当归　炙鸡金
谷芽　扁豆衣　砂仁　白蔻壳
枸杞　五味子　川石斛　红枣
泽泻　腹绒　枳壳　陈皮
半夏　象贝　竹茹　六神曲
川断　厚杜仲　阿胶　龟板胶
文冰

6. 心思为劳，血不养心

郑太太　人事更多，心思为劳，血不养心，心常系肝，并有肝阳肝气或时窃发。多病伤神，益入暮质，前哲拟方，颇称投机，兹当追随后尘，略从增换。

参须一两　洋参一两五钱　党参　黄芪
丹参　熟地　首乌　枸杞
山萸肉　山药　茯苓神各　于术二两
甘草生炙各半　沙苑子　料豆　枣仁
龙眼肉四两　柏子仁　当归　白芍
川芎　黑芝麻　煅瓦楞　香橼
川郁金　银花　制半夏　陈皮
鲍鱼肉三两　湘莲肉四两　白木耳一两五钱　胡桃肉四两
滁菊一两　阿胶三两　龟板胶四两　冰糖半斤

7. 多产营虚，操劳伤神

薛奶奶　多产营虚，操劳伤神，头昏眩晕，体倦乏力，少腹常时不适，月事逾期不至。水不润木，肝阳升腾，膏滋调治，拟养血益水，理气平肝。

党参	黄芪	首乌	生地
熟地	丹参	当归	白芍
川芎	冬术	山萸肉	山药
茯苓	五味子	枸杞	沙苑
杭菊	料豆	石决	黑芝麻
桑叶	酸枣仁	龙眼	小南枣
香附	川断	杜仲	茺蔚
金石斛	陈皮	制半夏	阿胶
龟板胶	霞天胶	文冰	

8. 肺脾肾脏，三阴皆亏

汪某某　肺脾肾三阴皆亏，咳嗽稀痰，便常不实，热则遗泄。汤剂调理，诸恙均痊，膏滋培植，拟培土生金益水三法。

参须	党参	黄芪	南沙参
北沙参	元参	天冬	麦冬
玉竹	山药	山萸肉	炙草
茯苓	沙苑	覆盆子	菟丝子
鳖甲	女贞子	墨旱莲	湘莲
牡蛎	龙齿	芡实	熟地
白芍	当归	广木香	扁豆衣
川贝	陈皮	制半夏	阿胶
龟板胶	霞天胶	冰糖	

丸药方

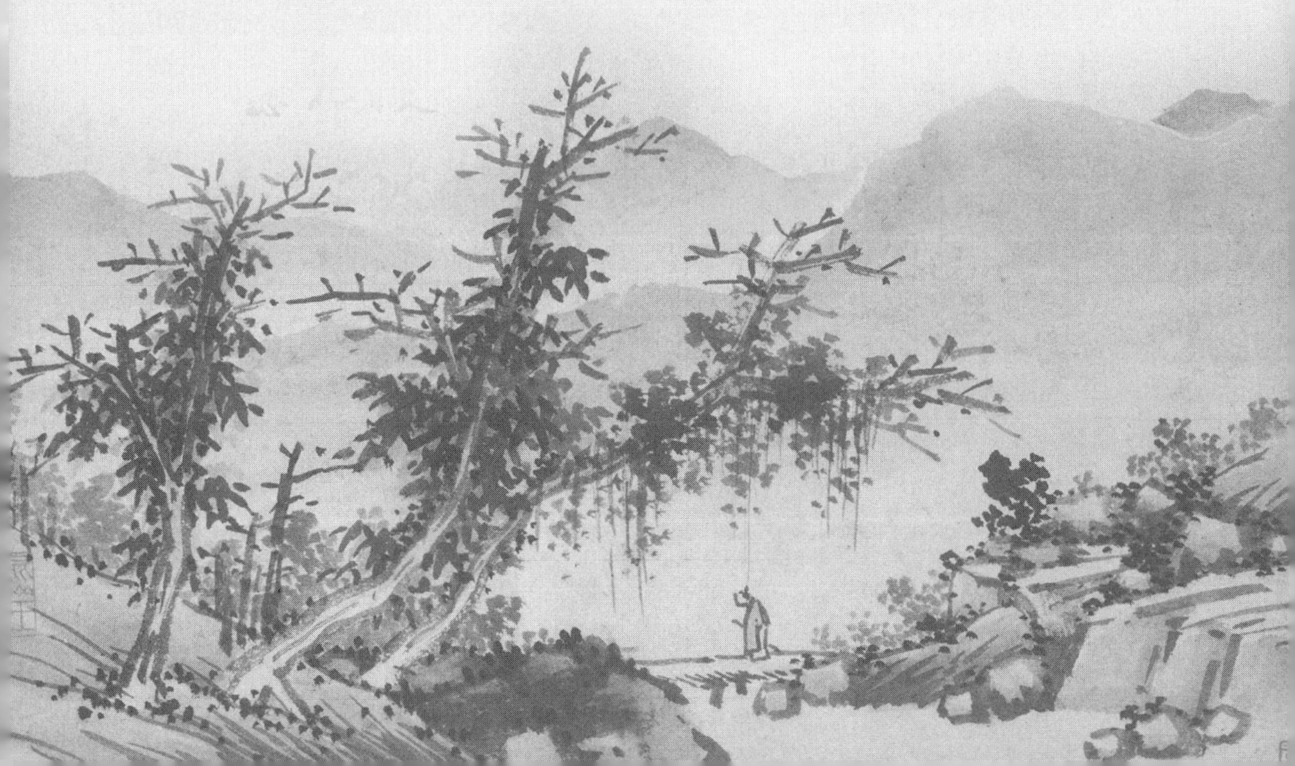

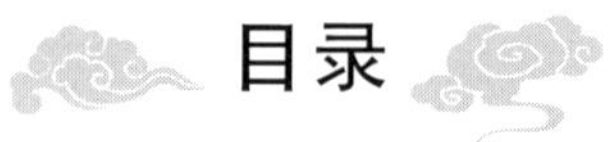

目录

第一册

第二册

第三册

补遗

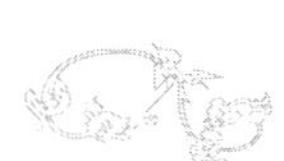

第一册

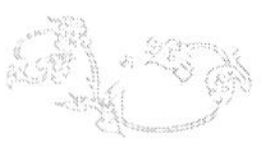

1. 肝肾两亏，肺气上逆

袁先生　肝肾两亏，肺气上逆，湿痰丰腴，咳呛气浅，舌苔黄腻，睾丸偏胀，两肋痞满，便行不畅，脉象左小右滑。高年病复，丸剂调治，拟以兼顾。

党参一两五钱　黄芪一两五钱　熟地二两，砂仁四钱炒松
五味子五钱　首乌一两五钱　白术一两五钱，枳壳炒
山药一两五钱　茯苓一两五钱　坎炁四条　麦冬一两五钱
旋覆花一两　代赭石四两　灵磁石四两，三味煎水
海蛤壳二两　苏子梗各七钱　香附七钱　川楝子七钱
延胡七钱　荔枝核七钱　橘核五钱　海藻五钱
昆布五钱　淡苓五钱　半夏四钱　香橼五钱
米仁五钱　蛤蚧一对　霞天胶一两五钱　青皮
陈皮

2. 年当而立，已呈疲弱

江先生　年当而立，已呈疲弱之状，病遂丛生，而有神经不振，失眠，头昏脑胀，肝旺恼怒，面色憔悴，痰多，脉象沉软。运化不良，腹中不舒，便不正常，四肢清冷，皆由禀赋不足、刺激过深所致。兹拟丸药调理，以益气健脾，兼

顾并治。

高丽头	潞党参	有芪	首乌
熟地	于术	枳壳	山药
茯苓神各	巴戟天	葫芦巴	山萸肉
淡附片	川桂枝	白芍	广木香
诃子	炮姜	金樱子	覆盆子
枸杞子	沙苑子	制半夏	陈皮
旋覆花			

3. 肝不疏泄，气机拂逆

孙先生　肝不疏泄，气机拂逆，胃胀下垂，脾运迟钝，所以满腹不舒，便不正常，舌苔白腻，纳食膜胀，四肢清冷，脉象沉小无力，体温低弱不堪。屡进汤剂，尚合病机，兹拟丸药长治，将原意增删，以冀霍然。

高丽别头二两	太子参一两	党参一两，砂仁四钱炒	
有芪五钱	于术一两	枳壳七钱	山药一两
茯苓六钱	附子一两	桂枝五钱	干姜三钱
高良姜四钱	香附八钱[1]	吴萸三钱	升麻二钱
香橼六钱	广木香五钱	半夏四钱	枸橘梨六钱
陈皮三钱	瓦楞子二两五钱	乌梅四钱	鸡内金一两五钱
绿梅花五钱	旋覆花	霞天胶一两，酒炖化	

4. 肾肺两亏，气机浅弱

潘先生　肾肺两亏，气机浅弱，体温不足，咳嗽喘逆，动则更甚，逢节易发。痰吐不爽，有时失眠，头辄眩晕，平素酬酢[2]频繁，湿痰内充，苔黄腻，脉沉小。是乃虚实参半，丸剂调理，拟益气降纳，泄化湿痰。

别直参一两	太子参一两	党参一两	黄芪一两
于术一两	枳壳六钱	山药一两	茯苓一两
淡附片四钱	桂枝四钱	细辛一钱半	灵磁石三两

〔1〕八钱：原稿本作“八两”，判读本丸方其他药物用量，结合香附的药性与作用，以及参考下文香附的具体用量，似笔误，故改。

〔2〕酬酢：宾主互相敬酒，泛指交际应酬。

河车一具　　山萸肉四钱　　连节麻黄三钱　　款冬七钱
冬虫夏草二钱　　南沙参一两　　元参一两　　五味子二钱
麦冬七钱　　明黄精七钱　　鸡距子五钱　　半夏五钱
橘皮三钱　　旋覆花

5. 肝旺血热，血热风生

张师母　素有鹅掌风疾，平时操劳，兼之肝旺血热，血热风生，鼓动不息，左腿筋掣酸痛，胯部结核，足踝焮红，鹅掌风剧发，两手心瘙痒裂纹。一派风湿偏盛，走入筋络血分。兹拟丸药常调，以清血舒筋，祛风利湿为治。

漂茅术　　茯苓皮　　五加皮　　白鲜皮
海桐皮　　丹皮　　豨莶草　　夏枯草
川黄柏　　怀牛膝　　陈皮　　宣木瓜
防己　　天仙藤　　伸筋草　　络石藤
海风藤　　青风藤　　钻地风　　桑寄生
秦艽　　香独活　　小生地　　当归须
大白芍　　西赤芍　　忍冬藤

6. 运化不强，腹笥胀痛

陆某某　腹位中央，上盛胃腑，饮食其藏，属脾而主运化，运化不强，则易停留，腹笥胀痛，其由来焉。平素手足不暖，舌苔白腻，食欲退缩，便不爽利，精神不振，脉象缓小软弱。自服温运剂后，诸恙渐减，惟便未纳入正轨。兹拟丸药长治，将汤方扩而成之。

太子参一两　　潞党参二两　　于术一两五钱　　山药一两
茯苓八钱　　粉草二钱　　附块二钱半　　老桂木二钱半
吴萸一钱半　　干姜一钱半　　制香附八钱　　香橼八钱
鸡内金一两　　砂仁二钱半　　乌药六钱　　青皮五钱
木香五钱　　枳壳六钱　　瓜蒌仁七钱　　郁李仁六钱
火麻仁六钱　　大麦仁八钱　　扁豆衣一两　　谷芽一两

7. 经事落后，色紫成块

姚师母　血虚经事落后，色紫成块，左肚角[1]酸胀，平时白带颇多，头昏耳鸣，心跳失眠，体寒怕冷，消化不良，纳食减少，黎明咳痰。舌苔白黄，口腻，作泻，脉沉细软。丸药调治，拟以兼顾。

太子参　党参　黄芪　生熟地各

首乌　南北沙参各　于术　枳壳

山药　当归　白芍　丹参

川芎　远志　枣仁　石决

牡蛎　椿根皮　乌贼骨　茯苓

制香附　川断　杜仲　狗脊

元武胶　陈阿胶　茺蔚子　沙苑子

枸杞　山萸肉　川郁金　金铃子

香橼　青皮

8. 气营两亏，轮转不利

李先生　昔年右足屈曲，起因酸痛，麻木日久，自服温补通利之剂，渐见滚动，今夏左足复蹈前辙，但是酸痛，未曾麻木，不外乎气营两亏，轮转不利，所谓枝叶痿颓，干体失荣。兹拟仍从前法，丸剂、药酒并进。

丸方：

连节麻黄二两　蕲蛇半条　草蛇半条　桂枝二两

细辛五钱　当归二两　红花一两　木瓜二两

党参二两　绵芪二两　川乌五钱　草乌五钱

补骨脂一两　川断一两　杜仲角一两　葫芦巴一两五钱

王不留行一两五钱　怀牛膝二两　炙乳没各一两　伸筋草一两

络石藤一两　熟地二两　狗脊一两　鸡血藤一两

四腿虎骨胶五钱　鹿角胶五钱

酒方：

连节麻黄一两　桂枝一两　细辛五钱　川乌五钱

〔1〕肚角：推拿穴位名，出自《小儿推拿秘诀》，位于脐下两寸，旁开两寸两大筋处。主治腹痛、腹泻。术者用拇、示、中三指拿，称拿肚角；用中指端按，称按肚角。

草乌五钱　木瓜一两　草蛇半条　红花一两
当归一两　蕲州白花蛇一条　怀牛膝一两　葫芦巴五钱
王不留行五钱　鸡血藤一两　伸筋草一两　熟地二两
络石藤一两　狗脊一两　四腿虎骨胶五钱　鹿角胶五钱

9. 四肢清冷，头常昏眩

陈女士　四肢清冷，头常昏眩，精神疲弱，夜无数寐，胃纳式微，苔薄裂纹，便行不畅，脉象细软。气阴两亏，丸剂调治，拟以兼顾。

太子参　党参　黄芪　生熟地砂仁末炒松
首乌　甘枸杞　滁菊　沙苑子
山萸肉　于术枳壳炒　山药　茯苓神各
白芍　桂枝　附片　扁豆衣
远志　枣仁　当归　丹参
柏子仁　鸡内金　阿胶　元武胶

10. 胃阳不振，遇寒辄发

汪先生　胃阳不振，遇寒辄发，胸脘痞闷，消化停顿，饮食索然，往往泛吐酸水，形寒肢冷，苔薄裂纹，脉象迟小软弱。《内经》云：胃为水谷之海，脾胃为后天根本，水谷少纳则气血何由充盈？自然抵御力薄，寒凉受袭。兹拟丸剂长治，即以加强抗卫而图根绝。

潞党参一两　白附子四钱　陈虎肚四钱　野于术七钱
江枳壳五钱　广木香四钱　原桂枝五钱　淡吴萸一钱半
高良姜三钱　制香附六钱　川椒目一钱　番荜拨一钱
干姜一钱半　乌梅四钱　陈皮四钱　香橼五钱
鸡内金六钱　砂仁二钱　扁豆衣七钱　瓦楞子一两五钱

11. 阴虚肝旺，气机拂逆

江师母　阴虚肝旺，血热气机拂逆，右胁胀痛，攻撑背部，逆盛呕恶，时或形寒掌热，右手臂酸疼无力，曲池处屈伸不利，指尖冷麻，头痛，耳鸣，心跳。曾经吐血颇多，血不养气。苔薄白裂纹，脉细弦数。兹拟丸剂调治，应以养血和营，平肝理气。

党参一两　黄芪一两　生熟地各一两五钱　首乌一两
枸杞五钱　黄菊五钱　沙苑五钱　远志五钱
枣仁六钱　香附六钱　绿梅花五钱　香橼五钱
乌梅三钱　当归八钱　白芍五钱　桂枝一钱半
丹参五钱　川芎三钱　川断四钱　杜仲四钱
桑寄生五钱　枸橘梨五钱　片子姜黄三钱　秦艽四钱
佛手五钱　旋覆花　阿胶六钱　元武胶六钱

12. 无梦滑遗，气阴亏损

孙先生　无梦滑遗，历有七八年，次数频繁，其肾脏关闸之不固，已属严重。视力日弱，度量[1]速增，记忆不良，耳鸣心跳，身体怕冷，四肢不暖，多烦火升，腰膂酸软，消化不健，胃肠胀痛。舌质绛刺，中心裂纹，脉象沉弱。综察病状，气阴亏损，丸药调摄，兼顾并治。

太子参　党参　黄芪　熟地砂仁炒
首乌　枸杞　沙苑　金樱子
覆盆子　菟丝子　淡苁蓉　五味子
葫芦巴　巴戟天　附块　原桂枝
益智仁　补骨脂　川断　杜仲
细辛　山萸肉　白术　枳壳
山药　茯苓神辰砂拌　远志　沙参
麦冬　线鱼胶　龟鹿二仙胶

13. 肝肾受伤，督脉内亏

贾先生　早年肝肾受伤，并有遗泄，而今不耐多劳，时感足酸疲乏，目力远视减退，背部形寒酸楚，四肢不暖，督脉内亏。前经透视，肺稍有痰，近更胃家有病，现已痊可。苔薄黄，脉细软。兹拟丸方调治，培养肝肾为主，药以阴阳并进，使其不致偏胜。

高丽须一两　太子参一两　党参一两，砂仁炒　淡附块四钱
黄芪五钱　熟地一两　熟附块二钱　首乌六钱
五味子二钱　金樱子八钱　覆盆子八钱　菟丝子八钱

〔1〕度量：在此指眼镜的度数。

淡苁蓉六钱　山萸肉四钱　葫芦巴八钱　巴戟天八钱
淫羊藿八钱　锁阳八钱　原桂枝四钱　白芍四钱
黄狗肾一条　元武胶七钱　线鱼胶七钱　川断六钱
杜仲六钱　狗脊六钱　于术六钱　枳壳四钱
茯苓一两

14. 多劳伤神，气阴内亏

董先生　多劳伤神，气阴内亏，头眩怕冷，体温低弱，异于寻常，舌质淡绛，糙剥无华，胸宇腹部感寒觉痛，气机怯弱，脉象沉软。丸剂调治，拟以气阴并顾。

高丽须一两　太子参一两　潞党参一两　于术一两
枳壳六钱　山药七钱　茯苓神各四钱　桂枝五钱
附子五钱　淡干姜三钱　良姜三钱　香附七钱
吴萸三钱　山萸肉四钱　巴戟天七钱　葫芦巴七钱
广木香五钱　香橼六钱　首乌七钱　熟地七钱
沙苑六钱　枸杞六钱　砂仁二钱　谷芽一两

15. 肝旺不调，气机拂逆

江师母　肝旺气不条达，头常昏晕，面部轰热，手指觉热，背部形寒，气机拂逆，冲动血分，因而咳血，手臂酸疼，胁肋攻撑。再拟丸剂，仍以疏肝理气，泄降气火。

金铃子八钱　制香附八钱　枸橘梨五钱　陈香橼八钱
绿萼梅八钱　陈佛手八钱　广郁金四钱　乌梅饼六枚
赤白芍各四钱　酸枣仁五钱　小川连一钱二分　石决明二两
黄甘菊六钱　甘枸杞五钱　旋覆花六钱　路路通六钱
防风三钱　陈藕节一两　南沙参一两　生熟地各五钱
制首乌一两　大有芪六钱　女贞子七钱　墨旱莲七钱
侧柏叶七钱　陈地榆七钱　参三七一钱半

16. 小产崩冲，肝少血养

刘师母　小产崩冲，俱是伤血之由。肝少血养，失于濡润，自然气火偏亢。

脘胁胀疼，胃家受侮，胸宇饱闷。湿热素盛，足有湿瘰，腰膂酸软，带下甚多，手臂肌肤瘙痒，纳少头晕，心宕惊惕，舌苔黄腻，脉小滑数，腹部胀疼，便行不爽。丸剂调治，拟以数方兼顾。

甘枸杞三钱	白滁菊四钱	生地八钱	当归四钱
白芍四钱	丹参三钱	远志三钱	枣仁三钱
柏子仁三钱	绿梅花三钱	香橼三钱	香附三钱
川连一钱	潆茅根三钱	枳壳三钱	乌药三钱
九香虫二钱	青皮二钱	枸橘梨三钱	广郁金二钱
石决一两	陈佛手三钱	白鲜皮四钱	五加皮四钱
海桐皮四钱	豨莶草四钱	乌贼骨一两	椿根皮五钱
地肤子四钱	茯苓皮六钱	伸筋草	夏枯草
路路通	旋覆花	丝瓜络	

17. 肝旺之体，心脏不宁

刘师母　肝旺之体，心脏不宁，湿热偏盛，脾德不振，头昏眩晕，心跳肉瞤，气火上升，寐不安适，运化不健，腹阵作痛，舌根黄厚，大便数日，更时干艰，腰酸带下，脉象小滑。再图调治，仍拟柔肝和胃，化湿宁心。

苏梗五钱	香附八钱	川连二钱	川朴五钱
茅术五钱	绿梅花八钱	香橼七钱	佛手六钱
水沉香五钱半	鸡内金一两	砂仁二钱	扁豆衣一两
麦芽六钱	谷芽六钱	九香虫四钱	乌药六钱
青皮五钱	广郁金四钱	枳壳五钱	半夏
陈皮三钱	木香四钱	沙苑一两	甘枸杞六钱
滁菊五钱	当归六钱	丹参六钱	川芎三钱
远志六钱	枣仁六钱	带皮苓八钱	五加皮六钱
海桐皮六钱	豨莶草六钱	旋覆花六钱，煎水	炒桑枝六钱
丝瓜络四钱	辰砂三钱，为衣		

18. 肾脏亏弱，精关不固

解某某　频频遗泄，或有梦或无梦，靡有一定，但一次遗泄，继续自漏滴点。肾脏亏弱，精关不固，气无摄纳之功能甚属严重，头眩昏晕，膝骨酸疲，接踵而至。平素睡眠多梦，舌质绛红，中有裂痕，脉象弦数无力。兹拟丸药调理，以补气养阴，巩固精关。

太子参七钱　党参一两　黄芪七钱　生地八钱
熟地八钱　甘枸杞一两　沙苑一两　于术八钱
甘草四钱　山药一两　茯苓神各五钱　菟丝子六钱
五味二钱　金樱一两　覆盆一两　石莲六钱
芡实六钱　川断六钱　杜仲六钱　狗脊六钱
远志一两五钱　枣仁五钱　牡蛎二两　乌贼骨一两五钱
椿根皮一两　怀牛膝五钱　元武胶一两　线鱼胶一两
白石脂　禹粮石　辰砂为衣

19. 气阴两亏，肺肾日虚

董太太　年高气阴两亏，肺肾日病，客受冬寒，咳嗽，痰饮上泛，引动气机浅逆，舌苔粉白，胃呆纳少，四肢寒冷，时觉形寒，脉象软小。丸药调治，拟益气降纳[1]。

高丽须一两　党参一两　紫河车一具　天麦冬各五钱
五味子一钱半　生熟地各一两　首乌一两　元参七钱
制附块五钱　山萸肉五钱　白茯苓七钱　补骨脂六钱
原桂枝四钱　旋覆花六钱，煎水　苏子六钱　蛤壳二两
灵磁石二两　炮姜一钱半　制半夏五钱　橘红四钱
远志六钱　牡蛎二两　于术六钱　枳壳四钱
象贝母七钱　海石

20. 荣养不充，气血并亏

温先生　平素操劳辛勤，荣养不充，气血并亏，年华耳顺，已呈衰老状态，肝脾心肾，病遂丛生。头昏眩晕，心宕气浅，偶有事故，辄易失眠，肛门垂脱，大便有血，胸脘痞闷，胃纳呆迟，睾丸胀大，疝气时发，泄溺频繁，神疲乏力。苔白边绛，脉象细软。丸剂常调，拟以建中为主，使其中枢有权，以兼顾并治，备矣。

太子参一两　党参一两　清炙绵芪一两

[1] 降纳：原为投诚归附之意，在此指降逆下气。

熟地一两，砂仁末一两五钱炒松　制首乌一两　枸杞七钱
沙苑七钱　于术一两，枳壳五钱炒　山药一两
炙粉草六钱　白芍七钱　桂枝三钱　炮姜二钱
远志六钱　枣仁六钱　香附七钱　金铃子七钱
橘核七钱　荔枝核七钱　桑螵蛸七钱　覆盆子七钱
茯苓神各三钱　牡蛎二两　无花果十五枚　霞天胶六钱
元武胶六钱　朱砂二钱，为衣

21. 肝热湿渍，胃运不健

孙表哥　古稀遐龄，头眩耳鸣，目多胬翳，肝热湿渍，胃运不健，食欲平常，大便日行，寝寐宁贴，脉象弦大，并无大疴。丸剂长调，拟平肝健胃而化湿浊。

太子参　党参砂仁末炒　有芪　生地
熟地　首乌　枸杞　滁菊
沙苑　料豆衣　草决明　石决明
密蒙花　于术　枳壳　山药
桑叶　丹皮　茯苓　扁豆衣
陈皮　苡仁　谷芽　麦芽

22. 体胖多湿，心烦火旺

顾某某　体胖多湿，心烦火旺，头脑昏晕胀痛，足酸疲软乏力，形成上盛下虚，畏惧阳亢。检查血压太高，肝阳上扰。舌苔粉白，满布垢厚，夏令湿热泛滥，足多湿瘰，脉象左弦右缓。以禀赋现状而论尚足，肝阳实火，按《内经》论治，实火可泻以苦寒咸寒。丸剂调治，拟平肝化湿，苦降血压，且苦寒镇静肝阳，性躁亦将以静以胜躁[1]为法。

天麻一两　白芷四钱　龙胆草六钱　芦荟五钱
生苍术六钱　川朴三钱　生山栀七钱　川连三钱
黄柏七钱　豨莶草七钱　海桐皮七钱　海藻叶一两
白鲜皮七钱　五加皮七钱　生熟地各四钱　陈皮四钱

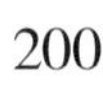

〔1〕静以胜躁：出自《老子》第四十五章“静胜躁，寒胜热，清静为天下正”。意为清静克服扰动，寒冷克服暑热。

绿萼梅六钱	灵磁石二两	泽泻七钱	黄甘菊一两
石决明二两	夏枯草一两半	盐制半夏五钱	桑叶六钱
丹皮四钱	怀牛膝七钱	飞辰砂三钱，为衣	

23. 肾亏肝旺，心脏孱弱

叶先生（癸巳五月望） 心绪纷纭，意志杌陧，耳常鸣响，目干不润，头昏眩晕，面赤颧红，气腾火升，动辄自汗，寝寐时短，精神疲惫，不耐多劳，腹膂虚弱，足膝酸软，舌绛芒刺，脉左软小。综合各种病况，胥是肾亏肝旺，心脏孱弱所致。静能胜躁，物之常理，自身须具镇宁态度，用药亦遵循此意，拟以镇静甘寒之剂而补气养阴，所谓壮水之主，以制阳光，冀其充盈内脏，强固心肾，愿与阁下共勉之。

太子参一两	潞党参一两	绵芪一两	生熟地各一两，砂仁炒
制首乌一两	甘枸杞八钱	白滁菊四钱	沙苑子八钱
灵磁石一两六钱	石决明一两六钱	左牡蛎二两	羚香粉[1]四分
紫贝齿一两	远志肉四钱	枣仁四钱	抱木茯神四钱
飞辰砂五分	川断四钱	杜仲四钱	牛膝四钱
狗脊四钱	甘草三钱	元金斛六钱	陈皮二钱

24. 用脑颇甚，心神两弱

叶某某（甲午立春日） 禀赋肾亏肝旺，平时用脑颇甚，心神两弱，头晕耳鸣，目干转睛，面容无华，精神疲乏，心跳不宁，睡眠易于失常。仍然精关不守，思虑过度，辄作非非之想，意志徜徉，遂致愦愦莫明[2]。舌绛芒刺，脉象细数。余如火升颧赤，腰酸膝软，略觉减轻。追踪前意，仍拟养阴平肝，镇静宁心。

吉林参五钱	党参七钱	紫河车一两	大熟地八钱
首乌七钱	甘枸杞七钱	滁菊四钱	沙苑子八钱
石决一两五钱	灵磁石一两五钱	牡蛎二两	抱木茯神五钱
飞辰砂一钱五分	枣仁五钱	远志五钱	柏子仁五钱

〔1〕羚香粉：中药名，即羚羊角粉。味咸性寒，功在平肝熄风，清热镇惊，常用于治疗惊痫抽搐、妊娠子痫、高热痉厥、头痛眩晕等病症。因羚羊属国家一类保护动物，羚羊角粉已不再在临床使用。

〔2〕愦愦莫明：烦闷貌，忧愁貌，有愤愤不平之意。

当归四钱　绵芪六钱　川断四钱　杜仲四钱

25. 气虚下陷，面浮足肿

朱师母　气虚下陷，面浮足肿，舌苔腻白，胃纳尚可，大便又行不实，脾胃运化不良。足趾湿瘰，今夏不发，小腿略觉瘙痒，湿热虽欲达出，仍然透泄无路。脉象软数。兹拟丸药调治，以透化湿热为主，补益气分为佐。

党参七钱　白术七钱　茯苓七钱，带皮　茅术七钱
川朴七钱　苏梗五钱　香附五钱　香橼五钱
乌药五钱　青皮四钱　陈皮四钱　扁豆衣五钱
砂仁一钱　五加皮七钱　豨莶草七钱　海桐皮七钱
白鲜皮七钱　泽泻六钱　米仁一两　牛膝六钱
川柏六钱　木香三钱　枳壳四钱　防风六钱

26. 阳虚气弱，脾肺失健

蒋先生　阳虚气弱，脾胃运化不健，肺失清肃之权，湿痰易聚，咳痰气浅，四肢不暖，苔常白腻厚浊，食量不旺，神疲倦怠，脉象软滑。兹以丸药长调，拟以益气健运，肃肺化痰。

党参一两五钱　太子参一两　附块二钱　于术一两
茯苓一两五钱　山药二两　川朴四钱　茅山术六钱
江枳壳五钱　扁豆衣六钱　春砂仁二钱　瓜蒌仁一两
郁李仁一两　家苏子八钱　苦杏仁六钱　海浮石一两五钱
海蛤壳一两五钱　制半夏五钱　广陈皮五钱　磁石三两
款冬花八钱　远志一两　旋覆花一两　谷芽一两

27. 胸脘痞闷，腹笥膜胀

白某某　胃病消化不良，胸脘痞闷，腹笥膜胀，饮食不旺，尤其不能多劳。此由昔日工作努力，寒暖饥饱无定，胃肠运化失却常轨，且属大解干结，形成便秘，数日一次，乃亦能引起胃病之一大因素。舌脉平缓。兹将丸药常治，拟健胃运化，通润大肠。

党参一两二钱　于术一两二钱　山药八钱　茯苓八钱
香橼六钱　香附六钱　苏梗六钱　乌药六钱

枳壳六钱　郁金四钱　青皮四钱　鸡内金一两五钱
砂仁三钱　扁豆衣四钱　广木香四钱　瓜蒌仁七钱
郁李仁七钱　火麻仁六钱　光杏仁五钱　大麦仁七钱
广陈皮三钱　谷芽一两　制半夏四钱　瓦楞子一两
旋覆花　路路通

28. 操劳不息，心肾两虚

沈某某（甲午春朝后）本元素亏，日常操劳不息，脑运用过度，往往事务纷满则头昏耳鸣，心跳失眠；腠理不固则容易感冒，咳痰鼻塞流涕。体痛足酸，消化不健，便不正常，不能日解，解时干结不畅。苔黄质绛，中尖裂纹，脉象沉小软弱。总之心肾两虚，拟以复方兼顾。

吉林参五钱　潞党参一两　紫河车一两　有芪八钱，防风三钱炒
生熟地各六钱　首乌一两　枸杞四钱　沙苑六钱
茯苓六钱　于术八钱　山药八钱　山萸肉五钱
远志六钱　枣仁六钱　柏子仁六钱　龙眼一两
辰砂一钱半　当归四钱　秦艽三钱　桑寄生五钱
怀牛膝五钱　鸡内金六钱　郁李肉六钱　元武胶四钱
阿胶四钱

29. 虚火常扰，心肾两亏

沈某某（乙未年夏月）操劳过度，心力交瘁，于心则心跳失眠，在脑乃头晕耳鸣，精神殊有不克胜任。舌苔薄黄微灰，质地裂痕颇深，大便不润，里液干涸，脉象沉小软弱。虚火常扰，心肾两亏，丸剂图治，再拟益气养阴，兼调并顾。

吉林参五钱　太子参一两　潞党参七钱　大有芪七钱
紫河车一具　五味子四钱　川石斛　何首乌一两
生熟地各一两　甘枸杞七钱　白滁菊四钱　明天麻三钱
沙苑子八钱　野于术六钱　粉甘草二钱　茯苓神各三钱
怀山药　大天冬　山萸肉　远志肉四钱
柏子仁五钱　酸枣仁五钱　龙眼肉四钱　小红枣二两
郁李仁五钱　火麻仁五钱　瓜蒌仁五钱　油当归六钱

厚杜仲五钱	川断肉五钱	元武胶五钱	陈阿胶五钱
飞辰砂二钱	桑叶五钱	黑胡麻一两	磁石三两

30. 肝热生风，内风蠢动

刘太太　年高血虚肝旺，头昏眩晕，两目失明，耳时鸣响，睡眠尚安，闻声易醒，心旌跳宕，面色憔黄，左手足麻木，此肝热生风，内风蠢动。消化迟钝，大便干结不易畅达，亦由肝热使然。因肝主开合而疏泄，大便之艰难良有攸关。舌苔黄，脉弦滑大，且略有歇止之状，中风之危甚可虑焉。兹为预防及消危起见，拟以凉血平肝，疏理润肠，丸剂调治。

生熟地各七钱	首乌一两	枸杞五钱	滁菊五钱
天麻五钱	石决二两	灵磁石二两	料豆衣五钱
沙苑七钱	桑叶五钱	黑芝麻五钱	生丹皮四钱
生山栀五钱	川连二钱	龙胆草四钱	郁李仁五钱
瓜蒌仁六钱	火麻仁六钱	青皮三钱	枳壳四钱
枣仁五钱	远志五钱	大麦仁六钱	茯苓四钱
老钩藤五钱	天仙藤五钱	伸筋草五钱	海风藤五钱
络石藤五钱	青风藤五钱	生铁落半斤	飞辰砂三钱

31. 气血两亏，肝阳上僭

杨太太　头昏，仰则眩，俯则胀，近日连续呕恶，尽是苦水，略有心跳，寐尚安然，纳食减少，强服饱胀，舌绛苔薄，质裂如纹，下午面浮足肿，脉左软弦，右缓小。气血两亏，肝阳上僭，拟以益气养血，平肝和胃。

吉林参一两	绵有芪五钱	于术四钱	生熟地各一两
山药五钱	首乌一两	茯苓神各二钱	枸杞七钱
滁菊四钱	沙苑子八钱	天麻四钱	石决一两
牡蛎一两	当归四钱	川芎三钱	远志五钱
枣仁五钱	扁豆衣四钱	砂仁一钱	枳壳四钱
绿梅花三钱	辰砂一钱半，为衣	谷芽一两	川石斛五钱，煎汤泛丸

32. 头胀耳鸣，体痛背酸

江师母（甲午十二月中浣）　数年胃病吐血，自经调治，血止之后，接续怀麟，安然分娩。而今头胀，耳鸣心跳，体痛背酸，右手臂难能高举，屈伸不舒，胸脘气机未和，掌心灼，手指热，脉象细软。血虚肝旺，兹拟丸方继续调理，以养血疏肝，和胃宣络。

党参一两　丹参一两　生地一两　熟地一两
首乌一两　枸杞七钱　滁菊五钱　沙苑一两
全当归七钱　归须七钱　川芎四钱　片姜黄五钱
威灵仙六钱　宣木瓜六钱　秦艽五钱　鸡血藤七钱
伸筋草五钱　络石藤五钱　香附六钱　香橼六钱
乌药六钱　枳壳五钱　远志六钱　枣仁六钱
阿胶七钱　元武胶七钱　丝瓜络一两

按：此案血虚肝旺，见诸头胀、耳鸣心跳、体痛背酸等症，以养血疏肝、益气通络为治。第二册另载其“肝旺血热，头晕耳鸣”“肝旺血热，劳动伤筋”两案，其理一也。

33. 心肾两亏，肝火内盛

陈师母　心肾两亏，肝火内盛，头昏重晕，耳鸣岑岑，气火升腾，自觉轰热，心跳失眠，血压高，心脏弱。舌绛苔薄，脉象弦数。拟以平肝泄热，定心安神。

大生地六钱　大熟地六钱　制首乌八钱　甘枸杞六钱
白滁菊五钱　沙苑子七钱　胡黄连四钱　小川连三钱
生淡芩七钱　生山栀五钱　明天麻五钱　龙胆草五钱
枣仁四钱　远志四钱　芦荟四钱　辰砂一钱半
茯苓四钱　灵磁石　生铁落

34. 气虚脾弱，湿热稽留

沈某某　气虚脾弱，湿热稽留，多劳伤力，体痛腰酸，足膝胀疼，舌苔腻厚，肢冷畏寒，纳减无味，精神疲乏，不能劳作，眼皮低垂，脉象沉细。自服益气温运，诸恙悉轻。兹拟丸药调治，以资健康。

党参一两五钱　太子参八钱　绵芪六钱　附块一钱半
于术一两　枳壳五钱　山药一两　茯苓八钱
黄精六钱　桂枝一钱半　川断八钱　杜仲八钱

枸杞八钱　牛膝八钱　扁豆衣五钱　陈皮三钱
虎胫骨八钱　桑寄生六钱　秦艽五钱　甘草三钱
谷芽一两　砂仁一钱半　当归六钱　熟地八钱

35. 肾关不固，脾运不健

葛某某　肾关不固，遗泄已久，脾运不健，消化艰难，胸脘痞闷，食后饱胀，腹痛便稀，精神疲惫，日间倦怠，洒淅形凛，常觉憎寒。曾经咯血，肺体亦弱。舌白无华，脉数不实。年当少壮，已呈衰颓，气血并亏，肝脾肺肾四脏均病，现拟方剂图治，应以兼顾，调摄注重脾肾着鞭[1]，以资开源节流，康复前程，庶几有保。

太子参一两　紫河车一两　党参一两　黄芪八钱
于术一两　山药一两　茯苓七钱　甘草三钱
首乌一两　熟地一两　附块一钱半　黄精八钱
桂枝一钱半　白芍四钱　木香四钱　诃子六钱
金樱子七钱　覆盆子七钱　枸杞子七钱　沙苑子一两
五味子一钱半　菟丝子七钱　山萸肉五钱　牡蛎三钱
川断肉六钱　杜仲六钱　牛膝六钱　砂仁一钱半
枳壳四钱　狗脊六钱　芡实一两　石莲子一两
霞天胶一两　元武胶一两

36. 胃病咳嗽，不能烦劳

华某（甲午端午节）　寒冷饮食不节，致成胃病，继而咳嗽，已有三载。平时不能烦劳，动辄额热掌灼，气促，痰黄气臭，头昏耳鸣，心跳失眠，视物无神，久之花糊，容易感冒鼻塞，胁肋或时隐痛，腹笥膨胀，大便不甚正常，纳谷有时不馨，消化不健，腰酸体倦，遗泄刻已减轻，小溲频数。舌苔薄白，质绛有刺，脉象软缓。肺肝脾三阴皆亏，拟用复方调理。

太子参一两　杜河车一两五钱　党参一两　黄芪一两五钱
防风七钱　于术一两　山药一两　茯苓一两
甘草五钱　黄精八钱　熟地一两，砂仁炒　甘枸杞五钱

〔1〕着鞭：本意有三，一为鞭打，用鞭子赶；二犹言着手进行，开始做；三常用以勉人努力进取。此处意为健脾益肾，脾肾双补。

沙苑八钱	天冬五钱	五味子二钱	南沙参六钱
玉竹五钱	百部五钱	鹅管石一两	蛤壳一两五钱
青黛六钱	象贝四钱	盐半夏四钱	葫芦巴六钱
广木香四钱	枳壳四钱	鸡内金六钱	马兜铃四钱
远志七钱	旋覆花一两	丝瓜络五钱	枇杷叶二十片
霞天胶一两	元武胶一两		

37. 咳痰薄白，气促未定

华某（甲午九秋） 前以养益疏理，将肺脾肾三脏兼顾并调，尚属相宜，诸恙见象略有，掌灼额热已痊，咳痰薄白而不腥臭，气促未定，胁肋不作隐痛，腹笥尚舒，便未畅适，精关数月未启，纳食消化未健，舌脉稍觉好转。兹拟继续调理，自当加以润饰，而希益臻佳境。

太子参一两	河车一两	党参一两	南沙参七钱
有芪一两	防风四钱	于术一两	茯苓八钱
山药一两	甘草四钱	元参五钱	五味四钱
黄精一两	熟地一两	玉竹五钱	天冬五钱
白前四钱	马兜铃四钱	磁石三两	
海蛤壳一两，青黛末二钱拌		鹅管石八钱	远志六钱
木香四钱	砂仁二钱	鸡内金八钱	枳壳六钱
郁李肉五钱	杏仁五钱	盐半夏四钱	陈皮三钱
旋覆花一两	枇杷叶三十片	阿胶一两	霞天胶一两
元武胶一两	鳖甲胶一两		

38. 相火内亢，精关不固

陈某某 相火内亢，精关不固，得热妄行，不能多劳，常易遗泄，甚至无梦，引起头昏腰酸，掌心足底里热颇炽，偶然努力便觉心跳汗泄，足趾时麻，多走脚软，劲力不充。舌绛地裂，脉弦旺数。丸方调治，拟以泻其有余，补其不足。

党参八钱	有芪八钱	于术六钱	山药一两
茯苓一两	甘草三钱	沙苑一两	大生地一两
龙胆草六钱	川连三钱	川黄柏六钱	知母六钱
黑山栀六钱	石莲七钱	五味子一钱半	莲须五钱

牡蛎三两	覆盆子七钱	金樱子七钱	甘枸杞六钱
龙骨七钱	砂仁一钱半	薏仁五钱	远志四钱
金银花五钱	黄鱼胶一两	元武胶一两	夏枯草一两
淡竹叶一两	川断五钱	杜仲五钱	芡实六钱

39. 肾关不固，虚阳易升

浦某某　头眩耳鸣，面色㿠白，心跳少眠，腰酸膂痛，手足无力，一月数次遗泄，甚至无梦，苔白质绛，脉象细软，一派胥是体虚劳伤，工力不能胜任。肾关不固，虚阳易升，兹以丸方调理，拟用兼顾。

太子参一两五钱	党参一两五钱	绵芪一两	熟地一两
首乌一两	枸杞一两	滁菊六钱	沙苑子一两五钱
山药一两五钱	茯苓七钱	甘草四钱	枣仁七钱
远志七钱	金樱子七钱	覆盆子七钱	菟丝子六钱
五味子二钱	石莲子七钱	牡蛎四两	莲须五钱
柏子仁六钱	川断七钱	杜仲七钱	元武胶一两
黄鱼胶一两	辰砂二钱		

40. 肝旺内热，肠热便红

顾某某　外表虽然丰腴，内脏未见充盈，肝旺内热，肠热便红，神疲乏力，气机怯弱，胃气呆钝。苔黄质绛，脉象细数。丸剂调理，拟益气摄血，清化养胃。

太子参六钱	党参七钱	绵芪六钱	于术七钱
山药七钱	甘草三钱	茯苓六钱	净槐花六钱
小蓟草炭五钱	细地五钱	当归五钱	条芩三钱
川连三钱	金银花七钱	侧柏叶六钱	赤石脂三两，煎水
地榆草炭六钱	禹粮石三两，煎水	陈藕节八钱	枳壳四钱
牡蛎二两五钱	香橼四钱	青皮三钱	陈皮三钱
谷芽二两	扁豆五钱	春砂仁一两五钱	川石斛六钱
元武胶	霞天胶		

41. 舌伸略斜，口唇尚正

陈某某（甲午中伏）　头部左面筋络不自然，舌伸略斜，口唇尚正，左手足筋不舒。

连节麻黄一两	参三七二钱	木瓜一两	虎筋三两
地龙一两	鸡血藤一两	千年健六钱	钻地风六钱
伸筋草六钱	络石藤六钱	天仙藤七钱	桑寄生七钱
炙乳没各五钱	怀牛膝八钱	川断八钱	杜仲八钱
威灵仙六钱	王不留行六钱		

按：本案应为中风之兆，唐以前多以外风立论，风邪所袭，或偏枯，或风痱，或风懿，或风痹，疏散风邪即为其治，以大小续命汤之类治之。其后内风学说渐起，“多因喜怒思悲恐五志有所过极而卒中者”，或风，或火，或痰，或瘀，平肝熄风为其主治，以镇肝熄风汤、天麻钩藤饮、化痰通络汤之类治之。综合祝氏之方药，以疏风祛湿、养血通络为主，似以外风立论。《医经溯洄集》曰：“三子之论，河间主乎火，东垣主乎气，彦修主于湿……以予观之，昔人、三子之论，皆不可偏废。但三子以相类中风之病，视为中风而立论，故使后人狐疑而不能决，殊不知因于风者，真中风也，因于火、因于气、因于湿者，类中风而非中风也。”可加以参考。

42. 湿热内盛，阳为湿困

陈某某

连节麻黄一两五钱	桂枝二两	熟地四两	附块一两
归须一两五钱	红花四钱	地龙六钱	龙衣六钱
威灵仙七钱	秦艽七钱	木瓜一两	鸡血藤一两
伸筋草六钱	络石藤六钱	桑寄生七钱	杜仲八钱
天仙藤七钱	虎骨胶一两五钱		

按：本案原稿中未出症情描述，推测为前案正值“甲午中伏”，暑热当令，丸方服后，至此长夏，湿热为盛，阳为湿困，抑或禀赋阳虚湿盛，故方中以熟地、附块阴阳兼顾，以续后治。

43. 气血不充，筋络失荣

陈某某（甲午菊秋） 左手筋络较为舒适，振动减退，注下仍不轻松，此系气弱下注。左足趾行路亦较缓转。按以上情况，属于佳象，惟觉冷注重着，总是气血不充，筋络失荣。当将冬令，拟将丸方扩展加重，荣养气血，以祈逐步进展。

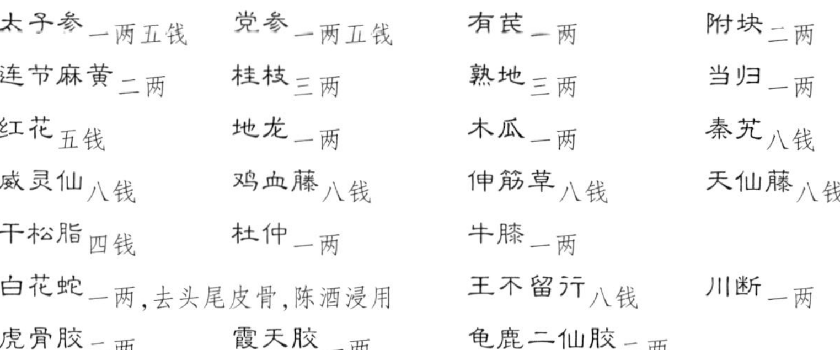
太子参一两五钱　党参一两五钱　有芪一两　附块二两
连节麻黄二两　桂枝三两　熟地三两　当归一两
红花五钱　地龙一两　木瓜一两　秦艽八钱
威灵仙八钱　鸡血藤八钱　伸筋草八钱　天仙藤八钱
干松脂四钱　杜仲一两　牛膝一两
白花蛇一两，去头尾皮骨，陈酒浸用　王不留行八钱　川断一两
虎骨胶二两　霞天胶一两　龟鹿二仙胶二两

按：以上三案为一连续治例，首以扶正祛邪之法调治，病情转缓。然夏日消耗不可小觑，至此“甲午菊秋”，病邪似已式微，但机体气阴亦有不足，祝氏以益气养阴、舒筋通络为主治，顺乎病情之演变。

44. 胸膈痞窒，隐隐作痛

汪先生（55岁）　胸膈两旁时或痞窒闷胀，隐隐作痛，肝不疏泄，胃运不良，湿热素盛，气不流利，过往数次大发，迭用通腑行气，庶克奏效。而今预为提防，仍循疏泄肝胆，运胃通腑，改以丸剂调治，而图久安之计。

金铃子七钱　延胡索六钱　制川厚朴二钱　小川连三钱
醋制香附米一两　北柴胡三钱　陈香橼六钱　陈佛手六钱
鸡内金一两　春砂仁三钱　小青皮五钱　台乌药六钱
广陈皮五钱　路路通八钱　瓜蒌仁一两五钱　郁李仁一两
锦纹大黄一两　川黄柏六钱　淡黄芩六钱　龙胆草六钱
建泽泻六钱　江枳壳七钱　生茅术八钱　赤茯苓八钱

45. 年高哮喘，咳呛气急

王太太　年高哮喘遇冷而作，咳呛气急，频频上逆，心脏跳动，吐痰尚利，舌苔薄白，胸腹舒泰，胃纳尚良，脉象软小。丸剂调理，定喘纳气，温化痰浊。

潞党参一两五钱，春砂仁三钱炒　大绵芪一两五钱，黄防风五钱同炒
净麻黄五钱　款冬花七钱　五味子五钱　灵磁石三两
附块三钱　苏子八钱　坎炁三条　银杏肉十枚
冬术一两　茯苓八钱　半夏六钱　海石二两
远志七钱　天冬六钱　熟地二两　甜杏仁六钱
首乌二两　旋覆花一两　陈阿胶一两　元武胶一两

46. 气阴两亏，肾关不固

梅先生　气阴两亏，肾关不固，气机无摄纳之权；湿热偏盛，中州乏运化之能。而今脾运稍健，便行正轨，惟肾病如旧，既不巩固，又无威仪，舌脉无所攸关。丸方调治，拟补肾益气，培植中土。

别直须五钱	党参六钱	紫河车一两	海狗肾一条
蛤蚧尾一对	熟地二两	山萸肉三钱	巴戟天五钱
葫芦巴六钱	锁阳二钱	仙灵脾二钱	五味子二钱
菟丝子五钱	金樱子六钱	覆盆子五钱	枸杞子五钱
沙苑子一两	红枣二两	牡蛎二两	茯苓七钱
山药一两二钱	于术七钱	线鱼胶七钱	黄鱼鳔八只

47. 多产营虚，频年漏红

汪师母　多产营虚，频年漏红，因致气血两耗，头眩耳鸣，心跳少寐，腰酸神疲，不耐劳动，舌糙手冷，脉细，种种病况，所丛生焉。丸剂常调，拟从兼顾。

潞党参一两，砂仁一钱五分炒		黄芪一两	生熟地各一两
当归七钱	丹参四钱	川芎三钱	白芍二钱
远志五钱	枣仁五钱	柏子仁四钱	枸杞二钱
沙苑子七钱	首乌一两	于术六钱，枳壳三钱炒	
茯苓四钱	五味子一钱半	小红枣一两五钱	川断五钱
杜仲五钱	桑寄生五钱	阿胶一两	龟板胶一两
灵磁石四两	生铁落五两		

48. 肺肾两亏，腠理不固

吴某某砚弟　肺肾两亏，面皖不华，腠理不固，易遭风邪，引起咳嗽，胸胁隐痛，大便有红。苔薄质绛，脉细数。拟以养阴益肺。

紫河车一具	太子参五钱	南沙参五钱	淡元参五钱
五味子一钱半	肥玉竹四钱	大生熟地各五钱	制首乌五钱
甜冬术五钱	怀山药五钱	白茯苓四钱	粉甘草二钱
生蛤壳一两二钱	鹅管石八钱	百部叶四钱	
枇杷叶十张，去毛筋，煎水泛丸		甜杏仁四钱	冬瓜子四钱

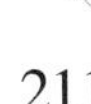

陈阿胶六钱　元武胶六钱　鲜猪肺一具　仙鹤草五钱
明白及三钱　槐角米四钱　淡黄芩四钱

49. 气郁不达，内火蠢动

方先生　平时气郁不达，内火蠢动，心志悒塞[1]，神经紊乱，言动无序，自经安神宁心，由渐起色，惟觉神情疲弱。苔黄不化，脉象细软。兹拟丸药长调，而以方剂药中加入健益之品。

太子参八钱　潞党参六钱　紫河车一两　野于术五钱
白茯苓一两　制首乌一两　左牡蛎二两　大生地一两
酸枣仁七钱　小川连二钱　远志肉一两　柏子仁八钱
粉甘草二钱　绵黄芪六钱　焦山栀七钱　连翘心五钱
川郁金四钱　西血珀七分，研细　镜面砂七分，水飞为衣
灵磁石五两，另煎泛丸

50. 阴虚内热，心肾并亏

张师母　阴虚内热，心肾并亏，头眩，舌边碎痛，舌苔薄白，不时失眠，白带绵绵，脉象细数。丸剂调治，拟益阴潜阳，养营安神。

太子参七钱　绵有芪六钱　何首乌一两　生熟地各五钱
全当归五钱　紫丹参六钱　小川芎三钱　枣仁七钱
远志五钱　柏子仁六钱　枸杞四钱　黑胡麻一两
桑叶六钱　沙苑子一两　料豆衣五钱　白茯苓五钱
黄甘菊五钱　连翘壳五钱　乌贼骨一两五钱　椿根六钱
飞辰砂一钱半　元武胶五钱

51. 肾中阳虚，威仪不振

严先生　肾中阳虚，威仪不振，丸剂长治，固摄鼓舞，相需[2]为用。

别直须七钱　紫河车一两　海狗肾一条　蛤蚧尾一对
巴戟天八钱　葫芦巴八钱　锁阳片八钱　仙灵脾八钱

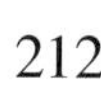

〔1〕 悒塞：郁闷不畅。

〔2〕 相需：同相须，意为互相依存，互相配合。汉代王充的《论衡·无形》云："人禀气于天，气成而形立，则命相须，以至终死。"后引伸为中药配伍的一种方式，指两种药物配合使用，能增加其疗效。

菟丝饼一两　金樱子一两　覆盆子一两　沙苑子一两五钱
左牡蛎三两　五味子三钱　白茯苓一两　大熟地二两
黄鱼鳔十只　线鱼胶五钱

52. 肾气不纳，肺气不降

王某某　肺肾两亏，痰饮气喘，咳呛时作，气火上逆，颧赤面红。舌绛苔黄，质地光剥，头昏胀晕，脉细滑数。肾气不纳，肺气不降，丸剂调治，拟纳气清降，而化痰饮。

太子参一两　南沙参八钱　淡元参八钱　五味子三钱
大天冬八钱　紫河车一具　玉竹条八钱　大生地一两五钱
何首乌一两　甜冬术八钱　白茯苓八钱　粉甘草三钱
怀山药一两　海蛤壳二两　桑白皮六钱　甜杏仁六钱
肥知母六钱　象贝母五钱　毛燕屑　磁石
枇杷叶　旋覆花　女贞子五钱　百部叶五钱

53. 阴亏之体，湿热素重

孙小姐　阴亏湿热素重，遗传甲状腺肿，幸未扩展，带下不多，或时而有。舌苔黄腻质绛，脉象细软。丸剂利于常服，拟以固本理湿，摄下治上。

太子参一两　黄芪一两　河车一具　野于术七钱
白茯苓七钱　北五味四钱　怀山药八钱　粉甘草三钱
乌贼骨一两五钱　椿根皮七钱　全当归五钱　大生地一两
大白芍五钱　海藻七钱　昆布七钱　建泽泻四钱
川黄柏五钱　生苍术四钱　怀牛膝四钱　薏苡仁七钱
海带七钱　牡蛎一两五钱

54. 五志之火，蠢动不息

丁某某　五志之火，蠢动不息，阳浮阴伤，心肾交亏，介类沉潜，润属卓见。刻当湿令，遵循萧规[1]，谬拟退出一筹，还希质诸高明教正。

---

〔1〕萧规：即萧规曹随。语出《史记·曹相国世家》："参代何为汉相国，举事无所变更，一遵萧何约束……萧何为法，颟若画一；曹参代之，守而勿失。"汉代扬雄的《解嘲》中言："夫萧规曹随，留侯画策，陈平出奇，功若泰山，响若坻隤。"意为萧何创立了规章制度，其死后，曹参做了宰相，仍照着实行。比喻按照成规办事。

太子参七钱　五味子四钱　生地炭一两五钱　制首乌一两五钱
甘枸杞五钱　滁州菊四钱　冬桑叶五钱　黑胡麻八钱
沙苑子八钱　白茯苓六钱　酸枣仁五钱　柏子仁五钱
建莲肉一两　北秫米五钱　全当归七钱　小抚芎四钱

55. 头眩失眠，舌碎带下

张师母　头眩失眠，舌碎带下，自服益阴潜阳、养阴安神之后，睡眠已安，头眩已平，精力均臻好转。兹拟继续调理，仍循原意增删。

太子参八钱　炙绵芪六钱　五味子四钱　生熟地各六钱
川石斛四钱　何首乌一两　沙苑子一两　枸杞子四钱
白滁菊五钱　冬桑叶六钱　黑胡麻一两　酸枣仁八钱
远志肉五钱　柏子仁六钱　紫丹参六钱　全当归六钱
白茯苓七钱　元武胶七钱

56. 气阴内亏，肝脾不健

曹三太太　气阴督任内亏，肝脾疏运不健，湿痰稽留，背脊酸痛，胸宇气滞，肢体酸楚，行动乏力，精神疲倦。兹拟丸剂调治，当以疏补兼施，以符时令。

太子参七钱　潞党参五钱　台白术六钱　白茯苓五钱
大生地一两五钱，砂仁末一钱半拌炒　怀山药六钱　山萸肉四钱
乌贼骨二两　椿根皮七钱　川黄柏六钱　制香附八钱
左牡蛎二两　家苏子四钱　光杏仁四钱　盐半夏四钱
广陈皮三钱　香橼皮五钱　全当归五钱　大白芍六钱
川断六钱　厚杜仲六钱　金狗脊六钱　线鱼胶六钱
黄鱼鳔六只，焙脆

57. 血虚血热，气虚湿盛

何太太　去冬以养血凉血，益气收束，佐以化湿，尚合病机。经行未能循序，带下甚多，肌肤焮热，湿瘰瘙痒已退，头眩耳鸣、心宕如磐较减，面浮㿠白稍华，大便已臻滋润。兹转丸剂常调，仍循原意增删。

太子参一两　绵芪七钱　生熟地各七钱　鲜生地二两

全当归五钱　东白芍五钱　首乌七钱　于术五钱，枳壳三钱炒

茯苓五钱　香附八钱　川黄柏六钱　乌贼骨一两

樗白皮六钱　豨莶草六钱　海桐皮六钱　湘莲肉五钱

南芡实五钱　赤石脂六钱　禹粮石六钱　凌霄花六钱

陈棕炭五钱　陈茜草五钱　侧柏叶五钱　桑叶五钱

黑胡麻八钱　滁菊四钱　沙苑八钱　枣仁五钱

远志五钱　麻仁五钱　郁李仁五钱　瓜蒌仁七钱

夏枯草一两　干莲房十枚　陈藕节二两　元武胶六钱

陈阿胶六钱

58. 阴亏血热，督肾不充

何小姐　月经每每二十日光景，莅临经常超前，此乃同气传染，良有系焉[1]？血热妄行，量多色[2]深，来时腹笥胀痛，头晕头疼，不时而作，腰酸带多，脸部浮肿，大便难解，干结不利。总之，阴亏血热，督肾不充，丸剂长治，拟清血和营，巩固八脉。

太子参六钱　五味子五钱　大生地二两　生丹参六钱

赤白芍各五钱　全当归六钱　鲜生地二两　鲜首乌一两

鲜金斛一两　白术五钱，枳壳三钱同炒　茯苓五钱

延胡五钱　乌药五钱　香附六钱　乌贼骨二两

椿根皮七钱　白鲜皮六钱　豨莶草六钱　海桐皮六钱

五加皮五钱　川柏六钱　淡苓六钱　牡蛎二两

陈棕炭五钱　藕节炭八钱　麻仁六钱　郁李仁六钱

瓜蒌仁六钱　桑叶六钱　黄菊五钱　川断六钱

杜仲六钱　元武胶五钱　阿胶五钱

59. 肾气不纳，肺气不降

林世兄　肾气不纳，肺气不降，面色不华，不耐劳动，呼吸气浅，易招感冒，动辄咳嗽，不易速醒。兹图久治，拟以益气固表。

---

〔1〕同气传染，良有系焉：本案“何小姐”与前案“何太太”系母女关系，两者同为月经病，祝老故有此问。

〔2〕色：原稿本作“质”，据文意改。

太子参七钱　五味子二钱　南沙参一两　大天冬六钱
紫河车一两　绵有芪一两　黄防风五钱　甜冬术七钱
白茯苓六钱　怀山药六钱　家苏子六钱　苦杏仁四钱
制半夏四钱　广陈皮三钱　象贝母五钱　银杏肉十枚
大熟地一两五钱　旋覆花六钱　海浮石一两
灵磁石二两，三味煎水泛丸

60. 湿温漏底，气阴暗伤

朱某某　素体虚弱，今夏湿温漏底[1]，病历二候，气阴暗伤。平日易于出汗，健捷之时并不怕冷，两膝酸软，不耐用力。苔薄质绛，脉细数。劳动之躯，拟从气阴筋络着意。

党参一两　绵有芪一两五钱　熟地三两　首乌一两五钱
当归八钱　白芍七钱　川芎四钱　山萸肉三钱
于术六钱　山药七钱　茯苓六钱　甘草三钱
独活五钱　桑寄生六钱　秦艽五钱　威灵仙六钱
怀牛膝七钱　鸡血藤七钱　猪脊筋七条　元武胶一两五钱

61. 鼻塞流涕，肺体尚弱

卜某某　咳嗽已减，只剩弩末，喉红燥痒亦已退化，惟鼻塞流涕尚未全止。舌苔薄白，质绛有刺，脉象细软，而肺体尚弱，今冬调理之后，面色精神均已转佳，丸剂从治，仍循保金[2]为主。

南沙参一两　北沙参七钱　淡元参一两　大天冬一两
大麦冬七钱　大生地一两　肥玉竹八钱　知母六钱
冬术八钱　山药一两二钱　茯苓八钱　绵芪一两二钱
马兜铃四钱　淡苓五钱　诃子三钱　生蛤壳二两
青黛四钱　款冬花六钱　旋覆花六钱　枇杷叶廿片
生桑皮八钱　黄防风五钱　白前五钱　象贝母八钱
甜杏仁七钱　冬瓜子

[1] 湿温漏底：中医病名，指湿温病兼见下利甚至泄利不止的疾患。同类病名有漏底伤寒，《伤寒全生集》卷一云："若身热面赤，足冷脉沉，下利清谷，身体疼痛，此为阴利寒证，俗呼漏底伤寒。"

[2] 保金：金为肺之五行所属，在此指对肺的保全，益气养肺、润肺止咳之类。

62. 肾阴不足，肝旺偏升

方先生（丙申春月） 头部眩晕，听觉减退，鼻窍不通，心脏常惕，睡寐不宁。肾阴不足，肝旺偏升，自服平肝养阴，清化湿热，以上痛苦皆为改善。舌绛边红较为化淡，脉弦亦觉缓软。再将成方扩为丸剂，以图常治。

太子参八钱	绵有芪一两二钱	大生地一两五钱	大熟地一两五钱
何首乌一两五钱	沙苑子一两	甘枸杞一两	白滁菊七钱
料豆衣六钱五分	灵磁石四两	冬桑叶六钱	黑胡麻一两
夏枯草六钱	干菖蒲三钱	酸枣仁六钱	小川连三钱
大白芍六钱	黑山栀六钱	苍耳子六钱	辛夷花六钱
白茯苓六钱	车前子五钱	元武胶五钱	

鳖甲胶五钱，两味化烊泛丸

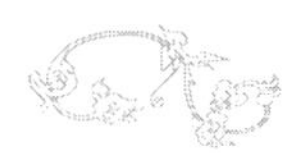

第二册

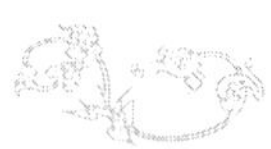

1. 头脑昏眩，精神不足

孙某某　头脑昏眩，精神不足，不耐久劳，腰酸背痛，睡眠梦多，溺后余沥。苔薄质绛，脉左细软。肾阴亏弱，拟以固摄。

太子参七钱	潞党参七钱	绵有芪一两	制首乌一两五钱
大熟地一两五钱	甘枸杞六钱	黄甘菊五钱	沙苑子一两
甜冬术七钱	山萸肉三钱	怀山药一两	白茯苓六钱
桑螵蛸一两	金樱子六钱	菟丝子六钱	川断肉六钱
厚杜仲六钱	金狗脊六钱	五味子二钱	左牡蛎二两
龟板胶六钱	鳖甲胶六钱		

2. 经无定期，营阴不足

郁某某　经无定期，每每落后，色泽尚佳，量[1]亦不少，惟腰酸腹痛，面色不华，白带虽少，稠黏透明。舌色绛赤，脉象细数。营阴不足，拟以养血和营，理气治带，丸剂调治。

绵有芪一两	全当归七钱	大生地二两	大白芍六钱

〔1〕量：原稿本作“质”，医理不顺，故改。

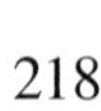

小抚芎三钱	茺蔚子八钱	紫丹参六钱	制香附八钱
延胡索七钱	金铃子六钱	台乌药六钱	川郁金四钱
川断肉六钱	厚杜仲六钱	金狗脊五钱	乌贼骨一两二钱
椿根皮六钱	台白术七钱	江枳壳四钱	小青皮四钱
阿胶一两			

3. 劳伤湿热，寒邪交并

刘师母姊　腰膂疼痛，转侧不利，并不憎寒，足趾少暖，便不正常，脉象细软。劳伤湿热，寒邪交并，肾阴又亏，兹拟丸剂图治，数方兼顾。

太子参八钱	绵黄芪八钱	熟地一两五钱	首乌一两
桂枝二钱	赤白芍各三钱	原红花三钱，切	全当归六钱
伸筋草五钱	络石藤五钱	鸡血藤六钱	纹秦艽六钱
桑寄生六钱	明乳香四钱	制没药四钱	威灵仙五钱
川牛膝七钱	漂茅术五钱	川黄柏五钱	干地龙三钱
王不留行五钱	川断六钱	杜仲六钱	狗脊六钱
陈阿胶一两			

4. 嗜酒多湿，大便溏薄

刘师母（乙未冬月）　嗜酒多湿，肌肤、足趾常有癣瘰，攻窜无定，大便溏薄不时，舌尖红碎作痛，苔黄易聚，胃常不和。湿重之体，拟以泄化和胃。

潞党参一两	大有芪一两	焦白术七钱	江枳壳四钱
怀山药七钱	白茯苓六钱	大生地一两	制首乌七钱
制香附六钱	小川连三钱	川黄柏五钱	漂茅术五钱
豨莶草六钱	海桐皮六钱	地肤子六钱	白鲜皮六钱
五加皮六钱	广陈皮三钱	陈香橼四钱	扁豆衣五钱
春砂仁二钱	香谷芽一两	广木香四钱	鸡距子八钱，杵

5. 脾胃湿重，消化不良

刘师母（丙申立夏）　迩来食欲不健，纳谷不馨，舌苔白腻，口味常淡，喉间有痰，便行不畅，腹笥不松，颈肤纵弛，精神不振，嗜卧倦怠，足趾湿气，发作不剧，脉象缓小。脾胃湿重，消化不良，再拟健运疏理。时将霉令，贵于流通。

潞党参一两	焦于术一两	白茯苓八钱	怀山药八钱
漂苍术八钱	川黄柏七钱	制香附一两	小川连一钱，两味同炒
制川朴五钱	生熟薏苡各一两	广木香五钱	缩砂仁三钱
豨莶草七钱	海桐皮七钱	五加皮七钱	白鲜皮七钱
香橼皮七钱	江枳壳六钱	九香虫五钱	青陈皮各四钱
扁豆衣六钱	香谷芽一两五钱，杵，去壳		鸡距子七钱
怀牛膝六钱	沉香曲一两，打烂糊丸		

6. 赋体不足，肾阴亏虚

沈某某　幼稚克乳，少年多病，弱冠痃疟，赋体不足，肾亏因素由来悠久，头晕耳鸣，精神颓唐，眠时多梦。苔薄裂纹，脉象细软。丸剂调治，拟以养阴补肾，巩固下元。

潞党参一两	绵芪一两	生熟地各一两	首乌一两
甘枸杞八钱	滁菊六钱	沙苑子一两	太子参八钱
五味子五钱	菟丝子七钱	覆盆子七钱	金樱子七钱
山药一两	山萸肉四钱	冬术八钱	左牡蛎三两
巴戟天六钱	莲须四钱	南芡实一两	川断六钱
厚杜仲六钱	茯苓八钱	炙甘草三钱	线鱼胶七钱
龟板胶七钱			

7. 肝旺血热，头晕耳鸣

江师母（乙未年）　肝旺血热，咯红又发，平时辛劳，血液流行较速，肢体失于荣养，头晕耳鸣，心跳已较前减，体痛，腰酸背疼，胸脘气分有时不舒，手足灼热，脉细软数。丸剂调治，拟以和血宣络，疏肝理气。

太子参一两	大有芪一两五钱	当归一两	生熟地各八钱
首乌七钱	枸杞子八钱	白滁菊四钱	沙苑子八钱
料豆衣五钱	紫丹参五钱	大白芍五钱	小川芎二钱
制香附八钱	绿梅花五钱	陈香橼五钱	乌药片五钱
远志五钱	枣仁五钱	白术五钱	枳壳三钱

鸡血藤七钱 桑寄生六钱 川断六钱 杜仲六钱
侧柏炭七钱 地榆炭七钱 茜草炭七钱 陈棕炭七钱
阿胶七钱 元武胶五钱

8. 肝旺血热，劳动伤筋

江师母（44岁） 肝旺血热，劳动伤筋，头眩，心跳，耳鸣，腰酸体痛，右手臂、足膝酸疼，屈伸不舒，掌热。舌绛，口干少液，脉象弦数。再拟养血舒筋，平肝理气。

太子参一两五钱 潞党参二两 绵芪二两 生熟地各二两
首乌二两 丹参二两五钱 当归一两五钱 白芍一两五钱
枸杞一两五钱 黄菊一两 沙苑子一两五钱 料豆衣一两
白术一两 山药一两 茯苓 远志一两
枣仁一两 柏子仁一两 原枝金斛七钱 香附一两五钱
金铃子一两 乌药一两 绿梅花一两 川断一两
杜仲一两 金狗脊一两 鸡血藤一两 片姜黄六钱
伸筋草七钱 川牛膝一两 丝瓜络六钱，煎水 阿胶一两
元武胶一两

9. 肺体薄弱，腠理不密

沈太太 咳嗽痰吐尚利，气浅不耐行动，肺体薄弱，腠理不密，易于感冒。胃又不舒，胸闷饱胀，消化不良，便不正常。舌苔薄黄质绛，脉象细小而滑。丸剂调治，拟以肺胃兼顾。

太子参八钱 潞党参七钱 大有芪一两 大熟地一两五钱
甜冬术八钱 南沙参一两 淡元参八钱 何首乌一两
白茯苓六钱 怀山药一两 全当归六钱 大白芍五钱
制香附一两 高良姜五钱 陈香橼五钱 台乌药五钱
扁豆衣五钱 小青皮四钱 黄防风五钱 广陈皮三钱
砂仁末二钱 旋覆花一两 枇杷叶二十片 象贝母五钱
制半夏五钱 乌贼骨一两 霞天胶一两

10. 少壮辛勤，脾肾暗伤

史先生 少壮辛勤劳碌，不事营养，尤喜饮酒，中气先戕，脾肾暗伤。而今

年尊古稀，虽不咳呛，气机浅弱，足肿腹膨，步履乏力。舌剥中裂，脉象平缓。兹拟丸剂调治，以脾肾兼顾，喘满并调。

太子参一两	潞党参一两	大有芪一两五钱	生熟地各八钱
五味子三钱	灵磁石四两，煎水	杜坎炁二条	冬虫夏草二钱
怀山药一两	白茯苓一两五钱	甜冬术一两五钱	冬瓜皮五钱
五加皮六钱	海桐皮六钱	益智仁六钱	木防己六钱
薏苡仁八钱	制半夏三钱	怀牛膝六钱	广陈皮四钱
缩砂仁一钱	赤小豆四两，焐烂取汁泛丸		旋覆花二两，煎水

11. 肝阳升动，肾脏亏弱

方某某　头眩耳鸣，鼻窍呼吸均较缓和，舌质仍绛，苔黄，少腹气易上逆，升动肝阳，肾脏亏弱，脉象细软。再从清养潜降，益气利窍。

太子参一两	绵有芪一两	潞党参一两	五味子三钱
制首乌一两	大生地一两	大熟地一两	活磁石四两
左牡蛎四两	甜冬术八钱	白茯苓八钱	怀山药八钱
大白芍八钱	冬桑叶六钱	黑芝麻一两	干石菖三钱
甘枸杞一两	白滁菊六钱	沙苑子一两	料豆衣七钱
金铃子六钱	香橼皮五钱	元武胶七钱	鳖甲胶七钱

12. 肾虚阴亏，肝旺湿阻

方某某（丙申夏月）　头眩已减，耳听不聪，睡眠尚可，精神较振，肠腹舒泰。舌苔糙黄，质绛有刺，脉象左软右数。肾虚阴亏，肝旺湿阻，再以滋阴平肝，化湿清热。

党参一两	太子参一两	绵芪一两	五味子五钱
大生地一两	大熟地一两	制首乌一两	紫河车一两
甜冬术八钱	茯苓八钱	山萸肉五钱	山药八钱
枸杞六钱	沙苑七钱	枣仁五钱	川连三钱
制香附八钱	香橼五钱	牡蛎三两	磁石三两
辰朱砂五分，水飞	远志六钱	全当归五钱	白芍五钱

13. 头部昏眩，耳聆失聪

方某某　头部昏眩，耳聆失聪，左腹脾部有块，有时攻及背部，舌薄少液，口干唇燥，胃逆频频。脾肾阴亏，兹拟冬令调理，脾肾兼顾进治。

潞党参一两	太子参一两	炙绵芪一两	制首乌二两
大熟地一两	紫河车一两	枸杞子一两	沙苑子一两
滁菊花六钱	料豆衣八钱	五味子五钱	鲜金斛一两，绞汁
冬桑叶八钱	黑胡麻一两五钱	白茯苓七钱	甜冬术八钱
怀山药八钱	远志肉七钱	酸枣仁一两五钱	柏子仁八钱
广木香四钱	陈香橼五钱	枳壳四钱	金铃子五钱
小青皮四钱	黑山栀五钱	龟板胶七钱	鳖甲胶七钱

按：本案原稿本未具体指出是膏方还是丸方，依所出处方中使用胶的品种及用量，判为丸剂。

14. 头昏岑岑，耳听失聪

方某某　头昏岑岑，耳听失聪，鼻窍窒塞，嗅觉减退，舌绛少液，咳痰不爽，口燥渴饮，纳食运钝，大便干结，腹中膨胀，睡眠尚宁，脉弦滑数。头为阳首，清气不升，浊阴不降，中有痰饮，兹当阳升之时，拟以升清降浊，佐以泄化疏运。

太子参	干首乌	鲜生地	冬桑叶
黄甘菊	甘枸杞	黑胡麻	五味子
白茯苓	竹沥夏	广陈皮	焦白术
江枳壳	柏子仁	广木香	陈香橼
金铃子	小青皮	苍耳子	蔓荆子
辛夷花去毛	炙绵芪	干荷叶炙焦	胡黄连
枸橘梨	沙苑子一两	夏枯花	

15. 头部发胀，耳听鸣响

方某某　头部常觉发胀，耳听时感鸣响，左腹部气机攻逆，腹中因之不舒，鼻孔干燥，舌苔薄白，质绛濡润，脉象小软。今夏工作频繁，常尚堪维持，兹拟接踵前法，仍以养阴平肝，宣窍理气。

潞党参一两	太子参一两	五味子五钱	南沙参一两

淡元参八钱	天麦冬各三钱	绵有芪一两	大生地一两
大熟地一两	制首乌一两	紫河车一两	甘枸杞一两
白滁菊六钱	沙苑子一两	料豆衣六钱	白茯苓七钱，朱拌
怀山药七钱	甜冬术八钱	远志肉六钱	大白芍六钱
苍耳子六钱	左牡蛎一两五钱	冬桑叶八钱	黑胡麻一两五钱
鲜金斛一两	鲜菖蒲七钱		

按：以上五案为方先生历年所用丸方，总在肝肾阴虚，肝阳上僭，以致头眩耳鸣、鼻窍窒塞、嗅觉减退等症，养阴平肝、宣窍理气为其正治。第一册末亦有其“肾阴不足，肝旺偏升”一案，可参阅。

16. 宿恙喘促，逢节而发

刘某某　宿恙喘促，逢节而发，气急哮喘，俱臻严重，自服大剂开泄搜肃久伏寒邪，尚合病机，虽未根除，较为缓和。兹拟遵循前轨，参入补纳肾气之品。

净麻黄四钱	北细辛二钱	大熟地三两	潞党参一两五钱
五味子四钱	大有芪二两	杜河车二两	灵磁石四两
棋子青铅六两，两味煎水		左牡蛎三两	甜冬术一两
白茯苓一两	山萸肉七钱	款冬花七钱	象贝母六钱
家苏子六钱	白炼蜜一两	旋覆花一两五钱	

17. 年尊花甲，气血并亏

汪太太　禀赋单弱，年尊花甲，气血并亏，筋络失养，寒邪留着关节，湿热滞于脾胃，运钝纳少，血枯神疲。前服汤剂，病已好转，兹拟丸药常调，拟从兼顾。

党参一两	绵芪一两	冬术一两	山药一两
茯苓六钱	当归一两	白芍五钱	川芎三钱
熟地八钱	片姜黄五钱	附片二钱	桂枝二钱
川朴二钱	桑寄生八钱	木瓜八钱	威灵仙八钱
秦艽七钱	香附六钱	陈皮三钱	青皮三钱
香独活六钱	高良姜二钱	明乳香二钱	净没药二钱
鸡血藤八钱	丝瓜络五钱	虎骨胶七钱	

18. 湿热深伏，津液内亏

颜某某 胃炎肠热，上下交蒸，呕血便红相并而发，自服清胃泄热，现已杜绝。然嗜酒日久，湿热深伏，脾肾侵渍，津液内亏，舌质光剥，口干少液。而今欲图久治，拟从养阴清化着手。

党参一两 绵芪一两 鲜生地二两，打烂，水浸透，绞汁
大生地一两五钱 首乌一两 石斛八钱 元参一两
花粉八钱 知母八钱 大天冬六钱 玉竹六钱
小川连三钱 川柏六钱 淡芩八钱 黑山栀七钱
鸡距子七钱 冬术六钱 陈皮三钱 茯苓六钱
山药八钱 仙鹤草一两 无花果十枚 芦根三两
茅根三两 地榆炭八钱 侧柏叶八钱

19. 湿热偏盛，肺有痰饮

颜某某 胃炎肠热较为化解，头部偶然微昏，浑体筋络抽掣，痰多吐利，舌化颇净，便后尚有微红，脉弦滑较缓。嗜酒湿热偏盛，肺有痰饮，再拟清胃化润。

太子参八钱 潞党参一两 炙绵芪一两 大生地二两
制首乌一两五钱 沙苑子八钱 小川连三钱 槐花炭七钱
地榆炭七钱 仙鹤草一两 侧柏炭八钱 大白芍五钱
黑山栀七钱 淡黄芩八钱 川黄柏七钱 粉葛花[1]五钱
鸡距子七钱 甜冬术八钱 怀山药八钱 白茯苓六钱
粉甘草五钱，炙 象贝母五钱 肥知母五钱 天花粉七钱
制半夏三钱 陈皮二钱 旋覆花一两，煎水泛丸
无花果十枚，煎水泛丸 龟板胶[2]烊化泛丸
鳖甲胶烊化泛丸

20. 脾运不健，湿热内蕴

方师母（丙申夏月） 腹笥平常，乍或沃涩，月事临期，更觉不舒，色质不良，舌苔浮白滑腻。前曾面浮肤肿，略有咳嗽，腰膂酸，脊背软，大便不实，脉

[1] 粉葛花：在此方中，粉葛花与鸡距子均起解酒毒的作用。
[2] 龟板胶：原抄本未出分量，参阅上述丸剂胶类用量，一般在五钱至一两之间。鳖甲胶亦如此。

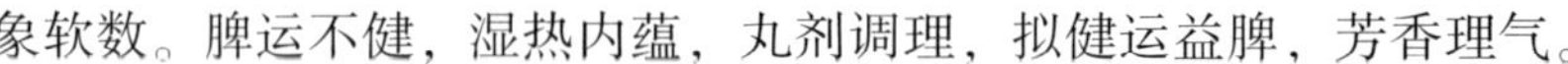

象软数。脾运不健，湿热内蕴，丸剂调理，拟健运益脾，芳香理气。

潞党参一两，炒香　绵有芪一两，清炙　台白术一两五钱，炒焦
江枳壳五钱　白茯苓一两　怀山药一两　粉甘草三钱
生苍术八钱　川厚朴五钱　薏苡仁一两，炒熟　广陈皮四钱
制半夏五钱　淡吴萸二钱，炒　制香附一两　金铃子七钱，炒
延胡索五钱，炒　淡干姜一钱五分　小青皮三钱　广木香五钱
香橼皮六钱　川断肉八钱　厚杜仲八钱　金狗脊八钱
怀牛膝六钱　旋覆花一两　路路通六钱，煎水泛丸

21. 劳动之体，宿恙胃病

徐某某　劳动之体，宿恙胃病，因过乏而伤气，气不摄血，血溢满口呕吐，现虽告止，中脘有时胀闷，大便经常不利。苔白唇淡，面色憔悴，脉象细软。胃肠互有不善，丸剂调治，拟益气养营，和胃润肠，补其不足，治其所苦。

太子参六钱　潞党参七钱　大有芪一两　大生地一两
大熟地一两　制首乌一两　甜冬术一两　江枳壳四钱
白茯苓六钱　大白芍七钱　制香附一两　瓦楞子二两
女贞子六钱　仙鹤草一两二钱　陈香橼六钱　乌梅饼五枚
扁豆衣七钱　砂仁末二钱　墨旱莲六钱　陈阿胶五钱
广陈皮三钱　香谷芽三两，煎水泛丸　瓜蒌仁七钱
郁李肉七钱

22. 气分抑郁，血燥阴亏

华师母（丙申夏月）　经来落后，质量均属不良，面部微肿，舌苔薄白，质绛裂纹，边尖碎痛，脉象细数。气分抑郁，血燥阴亏，前投清养理气，甚为合宜，仍拟原意加味，丸剂常调。

潞党参一两　紫河车二具　清炙绵芪一两五钱　大生地二两
紫丹参八钱　全当归一两　白芍七钱　甜冬术八钱
枳壳四钱　茯苓六钱　怀山药七钱　香附一两
台乌药六钱　广郁金四钱　川石斛六钱　阿胶珠八钱
陈皮三钱　扁豆衣六钱　砂仁二钱　香橼六钱
谷芽一两　路路通一两　川断六钱　茺蔚子四钱
杜仲六钱　桑寄生六钱

23. 禀体肝旺，肾失涵润

唐太太　禀体肝旺，肾失涵润，心绪机陧，头昏眩晕，心跳气急，行动更甚，胸宇痞闷，腹胀不松，略有咳痰。苔白少液，脉象弦大。丸剂治疗，拟益气宁心，柔肝疏中。

党参一两	太子参八钱	五味子三钱	紫河车一具
大生地一两	大熟地八钱	首乌一两	枸杞七钱
白滁菊六钱	沙苑子一两	枣仁六钱	远志七钱
绿梅花四钱	柏子仁五钱	原石斛五钱	桑叶六钱
黑芝麻八钱	冬术八钱	白茯苓八钱	怀山药六钱
玉竹五钱	金铃子五钱	制香附六钱	广郁金三钱
当归六钱	白芍六钱	旋覆花一两	竹二青七钱

24. 肺阴暗伤，血虚肠燥

陈太太　年尊精血俱耗，咳呛悠久，肺阴暗伤，血虚肠燥，大便不调，饮食减退，日渐羸瘦，四肢不营，举动酸软，频频咳嗽，痰吐不爽，舌苔白腻，气不化浊，脉象沉细软小。屡进养益，尚合病机，兹谋常调，拟易丸剂，仍踵前意，以资扩大。

太子参二两	潞党参一两	南沙参一两	淡元参一两
天麦冬各五钱	肥玉竹六钱	大生地八钱	大熟地八钱
绵有芪一两	甜冬术一两	怀山药一两	白茯苓六钱
淡苁蓉五钱	全当归五钱	大白芍五钱	川石斛五钱
紫河车一具	冬瓜子五钱	甜杏仁五钱	火麻仁六钱
郁李仁一钱	瓜蒌仁六钱	大麦仁六钱	磁石三两
五味子三钱	阿胶珠六钱，蛤粉拌炒		橘白三钱
竹沥五钱	黑木耳焙汁，和入药末		旋覆花六钱
缩砂仁二钱	代赭石二两	香谷芽一两	

25. 禀赋孱弱，肝肾并虚

葛某某（丙申夏月）　禀赋孱弱，累累大病，内脏损伤，早呈未老先衰之状。肝肾阴阳并虚，头昏目花，听觉迟钝，腰背酸软，记忆不良，小溲蹇数[1]，胃纳不甘，脉象细软。兹欲丸剂调理，拟填补下元，佐以肝脾同治。

潞党参一两　太子参一两　绵有芪一两　大熟地二两
制首乌二两　甜冬术八钱　怀山药一两　茯苓八钱
甘草四钱　山萸肉五钱　巴戟天一两　仙灵脾一两
净锁阳一两　紫河车一具　五味子四钱　沙苑子一两
枸杞子一两　金樱子八钱　覆盆子八钱　菟丝子八钱
狗脊七钱　川断七钱　杜仲七钱　制附片四钱
鹿角片四钱　黑木耳一两　黑胡麻一两　龟鹿二仙胶一两
左牡蛎二两　牛膝八钱

26. 胸闷气窒，喘息时发

缪某某　胸闷气窒，喘息时发，病已数载。肺属清虚之体，不耐寒热，久则肺体膨大，里热鼓动，时升不敛，迭用清降肃肺，发作减退，间或有之，亦属式微。兹拟接踵前意，以图长治。

南北沙参各一两　大生地二两　肥玉竹一两　淡元参一两
肥知母七钱　天花粉七钱　桑白皮七钱　马兜铃六钱
冬瓜子六钱　生淡芩八钱　生山栀七钱　地骨皮七钱
山豆根五钱　光杏仁五钱　象贝母五钱　枇杷叶十片，去净毛筋
青黛末七钱　五味子四钱　硬白前六钱　紫河车六钱
太子参六钱　生甘草二钱　连翘壳五钱　广郁金三钱
旋覆花六钱　代赭石四两　生蛤壳三两
海浮石一两，三味煎水泛丸

27. 肾虚肝旺，心肺不健

殷某某　肾虚肝旺，肺有小恙，心脏不健，时有咳嗽，易于感冒，动则心跳，腰背酸痛，气机浅弱。苔黄舌绛，中有裂纹，脉象细小。拟以丸剂调治，法当兼顾。

南北沙参各一两七钱　五味子三钱　天冬一两　麦冬七钱

〔1〕蹇数：乖舛的命运。出自明代范濂的《云间据目抄》："公博学赡文，竟以蹇数，久困公车。"此处代指小便困难。

潞党参五钱　炙有芪六钱　大生地一两　甘枸杞五钱
沙苑子八钱　桑皮叶各五钱　黑胡麻八钱　白滁菊四钱
制首乌八钱　金狗脊五钱　柏子仁四钱　远志肉五钱
酸枣仁五钱　明天麻三钱　旋覆花六钱　磁石三两，两味煎水泛丸
牡蛎二两　川断四钱　杜仲四钱

28. 气阴两亏，血不养筋

刘太太　年高气阴两亏，血不养筋，筋络失于濡润，偏中，左手足酸麻振颤，不能高举，步履迟缓。脉搏左右不同，舌苔中剥边白。兹拟益气养营，舒筋活络，但内脏久枯，不易恢复。

潞党参一两　绵有芪一两　大生地一两　制首乌一两
紫丹参八钱　全当归六钱　大白芍五钱　川芎三钱
虎骨一两五钱　木瓜七钱　羌独活各三钱　桑寄生六钱
伸筋草五钱　络石藤五钱　钻地风五钱　千年健五钱
青风藤五钱　海风藤五钱　净地龙五钱　秦艽五钱
白术八钱　陈皮三钱　丝瓜络四钱
旋覆花八钱，两味煎水泛丸

29. 嗜酒之体，温热素多

沈某某　胃病数十年，胸闷作痛，间歇发作，前月呕血，大便往往不行。舌绛苔黄，脉弦数。嗜酒之体，湿热素多，兹拟丸剂调治，化湿清解。

太子参一两　南沙参一两　五味子二钱　甜冬术一两
白茯苓七钱　粉甘草四钱　乌梅饼十个　大白芍七钱
制香附一两五钱　小川连三钱　枸橘梨六钱　陈香橼六钱
乌药片五钱　小青皮四钱　广陈皮四钱　瓦楞子二两，醋煅
枳壳四钱，炒　砂仁末四钱　扁豆衣一两　焦谷芽二两
旋覆花一两　路路通一两，煎水泛丸

30. 中风中络，肝木偏旺

姚某某　中风中络，平素操劳，肝木偏旺，左偏头部晕重、牵连，口眼歪

斜，眼常流泪[1]，右手指尖酸麻。舌苔淡黄，脉象右小左弦，均觉无力。脏腑幸无所苦，前服汤剂，病情立定，兹拟易服丸药，仍以养阴益气，平肝舒络。

羚羊角三钱，研末炖烊　制首乌一两二钱　大生地一两二钱
甘枸杞八钱　白滁菊六钱　沙苑子七钱　太子参四钱
潞党参四钱，炒　炙绵芪五钱　全当归四钱，炒　大白芍五钱，炒
桑叶五钱　黑胡麻八钱　豨莶草六钱　海桐皮六钱
伸筋草五钱　络石藤五钱　青风藤五钱　海风藤五钱
钻地风五钱　广地龙四钱　王不留行四钱
丝瓜络一两，煎水泛丸　旋覆花一两

31. 类中之体，肝木偏升

姚某某（56岁）　类中之体，湿重痰多乃自然之理，肝木偏升，筋络紧弛不一，头眩筋掣，面部眼泡、唇口孙络时或紧张，右手指麻木，大小腹部湿瘰满布。丸方继续调理，仍拟益气养血舒肝，宣筋活络，泄化湿热。

太子参一两　潞党参一两　绵有芪一两五钱　焦白术八钱
山药八钱　白茯苓八钱　当归八钱　白芍八钱
川芎三钱　天麻六钱　桑叶六钱　胡麻一两
全蝎尾一钱半　木瓜一两　甘枸杞八钱　滁菊八钱
臭梧桐一两　白鲜皮七钱　伸筋草七钱　豨莶草七钱
络石藤六钱　海风藤六钱　桑寄生八钱　丝瓜络五钱
石楠叶一两　白附子五钱

32. 面黄形瘦，体虚郁阻

张某某　面黄形瘦，体力减退，不能耐劳，左乳房结核，牵动背项，以及满身关节红肿酸痛，头晕胸痞，时有虚汗，脉象细软。体虚郁阻，先拟理气宣化。

潞党参六钱，炒　炙绵芪八钱　南沙参五钱　淡元参五钱
焦白术六钱　怀山药六钱　白茯苓六钱　制首乌八钱
生熟地各五钱　全当归五钱，炒　赤白芍各三钱，炒　制香附一两
陈香橼七钱　广郁金四钱　广木香四钱　金铃子五钱，炒

〔1〕眼常流泪：原稿本此后有“舌苔尚清”四字，后文有“舌苔淡黄”，有重复之嫌，故删。

北柴胡一钱半　炙守宫[1]五钱　炙甲片六钱　炙地龙六钱
蒲公英二钱　刘寄奴七钱　桑寄生五钱　威灵仙五钱
炒秦艽六钱　鸡血藤六钱　干橘叶五钱　路路通一两
丝瓜络四钱　旋覆花三钱，三味煎汤泛丸

33. 积劳不舒，头部眩晕

郁某　肺恙自不感觉，透视报载已呈好转。积劳不舒，头部眩晕，心胸瞀闷，睡眠不良，晨起略有喉间不舒，漾漾欲吐。舌绛苔薄，脉象左弦右数。拟以养阴安神而益肺体。

南沙参一两　淡元参八钱　潞党参一两　五味子三钱
大天冬七钱　绵黄芪八钱　甜冬术七钱　朱茯苓五钱
怀山药五钱　制首乌八钱　大生地八钱　明天麻二钱
甘枸杞五钱　黄甘菊五钱　沙苑子七钱　远志肉五钱
酸枣仁五钱　柏子仁五钱　桑白皮六钱　马兜铃五钱
象贝母五钱　黑山栀五钱　谷精珠五钱　密蒙花五钱
旋覆花一两　海浮石一两，两味煎汤泛丸

34. 肝脾气滞，外受寒凉

朱某某　室女经事尚准，近因腹痛，胃纳尚健。舌苔满白，脉象缓小。此系肝脾气滞，外受寒凉，兹拟丸方长调，疏运健益为治。

太子参六钱　潞党参六钱　炙绵芪六钱　大熟地一两
制首乌八钱　甜冬术五钱　江枳壳三钱　制香附六钱
高良姜二钱　老桂枝一钱半　淡吴萸一钱半　金铃子六钱
延胡索五钱　全当归七钱　大白芍七钱　紫丹参七钱
小青皮二钱　广陈皮二钱　陈香橼四钱　砂仁一钱半
香谷芽一两

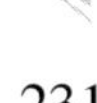

〔1〕炙守宫：中药名，即炙壁虎，壁虎又称蝎虎、壁宫、爬壁虎、爬墙虎、四脚蛇、巴壁虎、天龙等，入药炙用，味咸性寒，有小毒，功在祛风定惊，散结解毒，常用于治疗中风瘫痪、历节风痛、风痰惊痫、瘰疬恶疮等病症。

35. 头昏眩晕，心宕惊惕

陈某某　头昏眩晕，视物模糊，心宕惊惕，多言舌碎，经常眠少。近日经临如崩，已有二度，肝旺血热，苔白质绛，脉象弦数。丸剂继续调理，再拟养血疏肝，巩固冲任。

太子参八钱	炙绵芪八钱	大生地一两二钱	大熟地八钱
制首乌一两	全当归五钱	大白芍五钱	五味子四钱，焙
甘枸杞七钱，炒	沙苑子一两，炒	冬桑叶七钱	黑胡麻一两
白滁菊六钱	朱茯苓七钱	酸枣仁六钱，炒	远志肉六钱，炒
川石斛五钱	紫薇花五钱	川黄柏五钱	陈棕炭六钱
侧柏叶六钱	地榆炭六钱	小蓟炭六钱	椿根皮七钱
赤石脂二两	干莲房十只，两味煎水泛丸		元武胶六钱
鳖甲胶六钱，两味化水泛丸			

36. 肥体多湿，气阴两亏

浩某某　肥体多湿，肾背同虚，气阴两亏，头昏眩晕，背脊酸胀无力，两腿行步艰难，大便经常不利。舌苔粉白质淡，脉细软。阳体阴脉，病在于本，近日服温养摄纳，颇合病机，兹拟接踵前法，以资调理。

太子参一两	炙绵芪一两五钱	五味子五钱	大熟地一两五钱
川断一两	制首乌一两五钱	甘枸杞八钱	沙苑子一两二钱
菟丝子八钱	杜仲一两	覆盆子八钱	金樱子八钱
山药一两	冬术一两	狗脊一两	制附片三钱
山萸肉六钱	巴戟天八钱	白茯苓一两	川牛膝一两
南芡实一两	建莲肉一两	黄鱼胶七钱	龟板胶七钱
焦米仁八钱	陈皮四钱		

37. 肾督内亏，脾土又弱

浩某某　足酸软，腰膂背脊酸痛，腹痛，便行不实。苔薄质绛，脉象细软。肾督内亏，脾土又弱，再拟两顾。

太子参一两	潞党参五钱	炙有芪二两	制附片五钱
五味子四钱	制首乌一两五钱	鹿角片四钱	菟丝子八钱
金樱子八钱	沙苑子一两	覆盆子八钱	怀山药一两

甜冬术七钱　山萸肉一两　巴戟天一两　葫芦巴一两
甘枸杞八钱　南芡实一两　川断一两　杜仲一两
狗脊一两　牛膝一两　黄鱼鳔一两　龟板胶一两
淡菜八两　茯苓一两

38. 经来超前，质少色紫

汪某某　经来超前，质少色紫而觉腹中胀痛，心跳，头眩，胸闷。舌白不华，脉细数。心脾肾三阴皆亏，丸剂调治，拟以兼顾。

太子参八钱　炙绵芪六钱　甜冬术七钱，炒　大熟地一两，炒
制首乌一两　怀山药六钱，炒，杵　白茯苓五钱　紫丹参六钱
全当归八钱，炒　大白芍七钱，炒　制香附七钱　金铃子七钱
广木香四钱　延胡索五钱，炒　乌药片五钱　广郁金三钱
炒丹皮三钱　黑山栀三钱　远志肉六钱，炒　酸枣仁六钱，炒
沙苑子一两　料豆衣七钱　甘枸杞六钱　黄甘菊五钱
川断肉七钱，炒　元武胶八钱，化水　陈阿胶八钱，化水

39. 气阴两亏，肝肾兼弱

姚某某（36岁）　头昏晕眩，身不自主，易于跌扑，夜间每每少凉，常易心跳，遗泄阳弱，腰酸腿软，胃家得食，闷胀饥饿，甚至自汗短气，平时肝旺，易于动辄恼怒。总之气阴两亏，肝肾兼弱，拟以坚固。

太子参一两，烤脆　潞党参一两，炒　炙绵芪一两　制首乌一两
五味子四钱　菟丝子七钱　覆盆子五钱　金铃子七钱，炒
淡苁蓉五钱　锁阳片一钱五分　甜冬术一两　怀山药一两，炒，杵
白茯苓八钱　左牡蛎三两　大白芍六钱，炒　远志肉七钱，炒
酸枣仁七钱，炒　川断七钱，炒　杜仲七钱，炒　制附片一钱
老桂木二钱　制香附八钱　高良姜一钱
黄鱼鳔一两，炒脆研末　龟板胶一两，炒，化水
鹿角胶七钱，炒，化水

40. 脾运不健，肝不疏泄

朱某某（35岁）　禀赋不足，气阴早亏，面少华色，形寒肢冷，舌苔黄腻，纳食尚可，胸脘痞闷，气常攻逆，脉来缓小。脾运不健，肝不疏泄，再拟丸方调

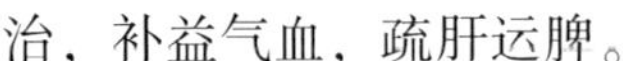

治，补益气血，疏肝运脾。

太子参一两　潞党参一两，炒　制首乌二两，切　甜冬术一两，炒
怀山药一两，炒杵　白茯苓八钱　粉甘草六钱　全当归一两，炒
紫丹参一两，炒　大白芍一两，炒　小川芎五钱，炒　制香附七钱
广木香五钱　陈香橼六钱　枳壳三钱　广郁金五钱
沙苑子一两　甘枸杞五钱　远志肉八钱，炒　柏子仁八钱
小红枣二两，去皮核，打烂　川桂枝五钱　扁豆衣六钱，炙
砂仁末二钱，炒　陈阿胶一两　元武胶一两，酒化

41. 笄年体弱，四肢不暖

汪小姐（14岁）　笄年[1]体弱，心常跳动，四肢不暖，带下腰酸。舌苔薄黄，脉象小软。丸剂调治，拟以温养气血。

太子参一两　潞党参一两　炙绵芪一两　紫河车一具
五味子三钱　焦白术八钱　怀山药八钱　朱茯苓八钱
制附片三钱　川桂枝三钱　大白芍七钱　紫丹参七钱
全当归七钱　制首乌一两五钱　柏子仁七钱　远志肉八钱
酸枣仁六钱　甘枸杞六钱　沙苑子一两　菟丝子八钱
金樱子八钱　左牡蛎三两　乌贼骨三两　椿根皮一两
湘莲肉一两　南芡实一两　阿胶二两
元武胶一两，两味酒化泛丸

42. 喘息五载，逢冷则发

汪先生（32岁）　感寒起因，喘息五载，逢冷则发，胸宇闷窒，不能偃息，干咳无痰。苔薄白，脉细软。丸剂防治，拟以温肺纳气。

太子参一两五钱　潞党参一两五钱　紫河车一具　炙绵芪一两五钱
制首乌一两五钱　五味子五钱　炙麻黄五钱　川桂枝五钱
南沙参一两　天麦冬各七钱　淡元参七钱　家苏子七钱
炙桑皮六钱　款冬花六钱　银杏肉十五个，去壳皮，打烂

〔1〕笄年：指女子十五岁可以盘发插笄的年龄，即成年，亦作既笄、及笄。语出《礼记·内则》："女子……十有五年而笄。"也指已到了结婚的年龄。郑玄注："谓应年许嫁者。女子许嫁，笄而字之，其未许嫁，二十则笄。"笄，音jī，发簪。

灵磁石十两　海浮石二两　鹅管石二两　山萸肉一两
甜冬术一两　棋子青铅六两　代赭石五两
旋覆花二两，三味煎汤泛丸

43. 头眩耳鸣，颧赤火升

沈某某（58岁）　头眩耳鸣，颧赤火升，上盛下虚，两足轻飘，睡眠不宁，大便干燥。舌苔薄白，口尚作腻，脉来弦数。自令凉肝泄热，安神化痰，诸恙渐觉好转，再拟布武[1]前尘，以资调治。

潞党参一两　绵有芪一两　制首乌二两，切　甘枸杞一两
白滁菊八钱　沙苑子一两　料豆衣六钱　珍珠母二两
全蝎尾五钱　灵磁石二两　左牡蛎三两　夏枯草六钱
冬桑叶六钱　黑胡麻八钱　明天麻四钱　黑山栀六钱
白茯苓六钱　酸枣仁五钱　柏子仁五钱　粉丹皮五钱
川牛膝六钱　广陈皮三钱　陈香橼五钱　胡黄连三钱
飞辰砂五钱　金铃子六钱　郁李肉六钱　瓜蒌仁六钱

44. 中气不足，摄纳无权

殳某某（45岁）　中气不足，摄纳无权，气遂下陷，血随气行，痔疮出血，不时而发，形瘦。舌绛苔薄，脉来细小。丸剂调治，拟以益气健中，清血固下。

粉甘草三两，炙　潞党参一两　绵黄芪一两　太子参一两
白术一两　茯苓七钱　山药一两　首乌一两
绿升麻五钱　全当归七钱　小川连四钱　大白芍七钱
地榆炭六钱　茜草炭六钱　炙诃子六钱　侧柏炭六钱
石莲子六钱　槐花炭六钱　赤石脂一两　禹余粮一两
无花果廿枚　藕节炭一两，四味煎水泛丸

45. 下元不足，肾肝两虚

王先生（34岁）　曾患砂淋，溲血已愈，近因体学运动，跌[2]伤腰膂，引起痛楚，并有神经衰弱，胃纳不多，脉搏经常歇止。此系下元不足，肾肝两虚，

〔1〕布武：足迹分散不重叠，泛指行进，行走。语出《礼记·曲礼》："堂上接武，堂下布武。"郑玄注："布武，谓每移足各自成迹，不相蹑。"在此指接踵、续接等。

〔2〕跌：原稿本作"跛"，据文理改。

脉见间歇，心脏内亏，阳气不充。丸剂调治，拟培元固肾，强心益气。

太子参一两	潞党参八两	绵有芪一两	紫河车一具
制首乌一两	干贝肉二两	淡菜干二两	淡苁蓉八钱
焦白术七钱	怀山药一两	白茯苓一两	覆盆子八钱
枸杞子一两	金樱子八钱	菟丝子八钱	沙苑子一两
左牡蛎二两	川断肉八钱	厚杜仲一两	金狗脊七钱
远志肉七钱	酸枣仁七钱	全当归八钱	

46. 肝木常盛，木火冲心

季某某（57 岁） 肝木常盛，木火冲心，心液内亏，自汗颇多，心跳不宁，夜少安眠。舌中沟纹，质绛有刺，脉细弦数。屡以养阴化热，宁心疏肝，诸恙渐松。恐病久易发，拟以常用丸剂调治，以济其平。

太子参一两	党参一两	绵有芪一两五钱	五味子三钱半
丹参一两	远志八钱	柏子仁八钱	枣仁八钱
首乌一两五钱	牡蛎二两	枸杞八钱	沙苑一两
滁菊六钱	连翘心六钱	白茯苓七钱	当归六钱
白芍六钱	川芎二钱	龙眼一两	狗脊七钱
川断七钱	杜仲七钱	炙草二钱半	磁石四两
铁落六两，两味煎水泛丸		朱砂一钱，为衣	

47. 头昏掉眩，心肾两亏

浦先生 头昏掉眩，时有自汗，心跳多梦，寐不宁贴，读书不易吸收。苔白，脉小缓。心肾两亏，拟以宁心安神。

太子参	潞党参	炙绵芪	五味子
柏子仁	酸枣仁	远志肉	白茯苓
龙眼肉	九节菖蒲	天麦冬	当归
大白芍	丹参	甘枸杞	滁菊
沙苑子	夏枯花	料豆衣	首乌
天麻	桑叶	黑胡麻	元武胶
阿胶	牡蛎	磁石	朱砂

48. 阴亏血热，湿热内蕴

何女士　月经趋前，量多质深，腹笥胀痛，头晕头疼，腰酸带下，脸面浮肿，大便干艰。舌绛苔黄，脉象弦数。阴亏血热，大肠干燥，湿热内蕴，仍拟清化理湿，调经润肠。

鲜生地	生丹参	赤白芍	生当归
川黄柏	淡黄芩	鲜首乌	丹皮
黑山栀	延胡	金铃子	乌药
制香附	泽泻	粉萆薢	陈棕炭
茜草炭	女贞子	墨旱莲	金银花
黄甘菊	豨莶草	海桐皮	白鲜皮
火麻仁	郁李肉	瓜蒌仁	芦荟末
川断	杜仲	五加皮	

49. 结瘕数载，正气未充

王女士　结瘕已有数载，自服披坚执锐[1]之剂，先则小软，渐至消患无形，胸腹并无芥蒂，舒适泰然，饮食二便均佳，惟舌苔根中黄腻，久不化净。胃肠恐未肃清，更虑正气未充，致生及余波，且瘕散之后，须当健脾，即宗此意立方。

金铃子	延胡索	制香附	木香
台白术	江枳壳	小青皮	广陈皮
陈香橼	潞党参	砂仁末	白茯苓
广郁金	绵有芪	粉萆薢	泽泻
米仁	当归	香谷芽	白芍
川芎	丹参	漂半夏	阿魏[2]

50. 头眩心跳，肠燥便艰

邹女士　头眩心跳，肠燥便艰，睡眠不宁，眠时多梦。舌苔淡黄，脉细数。肝心肾三阴皆亏，丸剂调治，拟以兼顾。

〔1〕披坚执锐：原稿本写作“披坚折锐”，疑似笔误，故改。“披坚执锐”原指穿着铁甲，拿着武器，此处用以形容软坚散结之峻剂。

〔2〕阿魏：中药名，又名熏渠、阿虞、形虞等，为伞形科植物阿魏的树脂。味苦辛性温，功在消积杀虫，用以治疗癥瘕痞块、虫积、肉积、心腹冷痛、疟疾、痢疾等病症。《新修本草》云：“主杀诸小虫，去臭气，破癥积，下恶气。”

当归	白芍	制香附	紫丹参
白术	江枳壳	茯苓	怀山药
太子参	西潞党	炙绵芪	远志肉
酸枣仁	柏子仁	五味子	沙苑子
甘枸杞	黄甘菊	夏枯草煎水泛丸	瓜蒌仁
火麻仁	川断肉	厚杜仲	金狗脊
朱砂	元参	天麦冬	首乌
阿胶	川石斛煎水泛丸		

曾有喉痒，痰多咳血，加：

鲜沙参二两	黛蛤壳二两	桑白皮八钱	仙鹤草一两

51. 气阴两亏，久婚不孕

华女士　经来超前，乳膺气胀结饼[1]，临后即散，质黑量少，平日带多，腰酸，肢体酸楚不适。气阴两亏，久婚不孕，兹拟方剂调摄，多方兼顾。

西潞党一两五钱	绵有芪一两五钱	紫丹参一两	全当归一两
大白芍八钱	制首乌一两五钱	小川芎四钱	茺蔚子七钱
焦白术七钱	炒枳壳四钱	制香附七钱	金铃子七钱
延胡索六钱	广木香四钱	川郁金三钱	菟丝子八钱
陈香橼七钱	椿根皮五钱	乌贼骨八钱	川断肉七钱
厚杜仲七钱	金狗脊七钱	桑寄生七钱	山药八钱
牡蛎二两	砂仁三钱	五味子三钱	阿胶一两

52. 营阴内亏，面憔不华

许女士　营阴内亏，面憔不华，经来少腹疼胀，感受寒邪，咳嗽。现今疏散而痊，肢体疲乏，不耐多劳。舌苔薄白，脉象细软。丸剂调治，拟以养血理气，疏运肝脾。

紫丹参	全当归	赤白芍	西潞党
砂仁末	炙绵芪	台白术	枳壳片
广木香	制香附	元红花	茺蔚子
川郁金	金铃子	延胡索	川断肉

〔1〕结饼：此处指气结有块。

厚杜仲	金狗脊	桑寄生	佛手干
纹秦艽	茯苓	山药	青陈皮
阿胶八钱			

53. 气虚下陷，胸脘痞闷

徐先生　气虚下陷，胸脘痞闷，腹部湿重，纳食难多，消化迟钝，大便稀薄，次数较多。舌苔渐化，脉搏渐起。脾胃逐渐健旺，收束亦渐好转，仍守培土建中，以树中流砥柱为治理方针。

太子参一两	潞党参一两	砂仁末二钱	绵有芪一两
焦白术一两	炒枳壳四钱半	广木香四钱	怀山药一两
白茯苓一两	广陈皮四钱	焦米仁六钱	青木香四钱
大白芍六钱	扁豆衣六钱	香谷芽一两	小青皮三钱
陈香橼六钱	淡吴萸二钱	老苏梗六钱	制香附六钱
大腹皮一两	白槿花一两	五味子三钱	补骨脂六钱
炮姜炭一钱	小红枣二十枚		

54. 气喘数载，肾虚不纳

张先生　气喘病历数载，每交秋冬而发，严寒反觉平缓，咳嗽不甚，痰吐不多。舌薄白，中有沟纹，脉象细软。肾虚气不摄纳，前进补肾纳气，颇合病机，兹以遵循汤剂，扩成丸方图治。

太子参一两	紫河车一具	西潞党二两	五味子三钱半
天麦冬各三钱半	炙绵芪一两	淡元参八钱	肥玉竹八钱
南沙参一两	白茯苓八钱	合白术八钱	怀山药七钱
光杏仁六钱	橘白五钱	黛蛤壳二两	牡蛎三两
白前五钱	百部六钱	鲜百合二两	生草三钱半
冬瓜子六钱	竹茹六钱	旋覆花三两	
灵磁石三两，三味煎水泛丸			

55. 两度崩漏，肝少血养

陈女士　两度崩漏，血分已亏，肝少血养，头常昏眩，心宕惊悸。舌苔淡黄，口干少液，脉细弦数。再拟养血清肝，宁心镇惕。

紫丹参	制首乌	全当归	大白芍
小川芎	太子参	西潞党	炙绵芪
五味子	甘枸杞	沙苑子	白滁菊
黑胡麻	冬桑叶	柏子仁	酸枣仁
远志肉	川石斛	白茯苓	左牡蛎
台白术	辰砂仁	怀山药	淡元参
天麦冬各	炙甘草	川断肉	厚杜仲

56. 阴亏肝阳，头昏眩晕

薛太太（61 岁） 阴亏肝阳，头昏眩晕，心跳乏力，晨起舌干少液，苔黄口腻，质地裂纹，大便干艰，曾患风瘫，膂腰酸软，脉象细弦。丸剂调治，拟以兼顾。

太子参	西潞党	绵有芪	制首乌
鲜生地	川石斛	甘枸杞	黄甘菊
紫丹参	全当归	赤白芍	冬桑叶
黑胡麻	酸枣仁	柏子仁	焦白术
枳壳片	白茯苓	川断肉	厚杜仲
鸡血藤	金狗脊	郁李肉	火麻仁
瓜蒌仁	纹秦艽	桑寄生	黄防风
青风藤	海风藤	忍冬藤	丝瓜络

57. 心神不宁，抑郁不快

朱女士（36 岁） 心神不宁，往往自寻烦恼，病由小产以后，伴病辛劳，感受刺激，抑郁不快，形成怔忡，头常昏晕，胸宇痞闷。舌苔黄腻，脉象弦数。再拟益气宁心，顺气解郁。

太子参一两五钱	西潞党一两五钱	绵有芪一两五钱	制首乌二两
紫丹参一两	全当归一两	大白芍八钱	远志肉八钱
小川连二钱	酸枣仁八钱	柏子仁八钱	甘枸杞一两
黄甘菊七钱	桑叶六钱	胡麻一两	制香附八钱
广郁金四钱	合欢皮五钱	焦白术六钱	江枳壳四钱
白茯苓七钱	小青皮三钱	广陈皮三钱	金铃子三钱
香橼皮四钱	连翘壳四钱	川断肉五钱	厚杜仲五钱

夏枯花一两　　飞辰砂二钱

58. 伏邪淹缠，不耐多劳

李女士（33岁） 伏邪淹缠数月，热入血室以致崩漏。崩漏虽止，汗出不已，四肢不暖，头晕心跳，腰酸背痛，便行稀泄。种种亏象丛生，乃有涉怯状态，自经调治，渐渐好转，纳增神旺，惟行动尚然无力，不耐多劳。兹拟丸剂图治，健运益气为主。

太子参	绵有芪	西潞党	五味子
制首乌	甘枸杞	黄甘菊	冬桑叶
黑胡麻	焦白术	炒枳壳	白茯苓
怀山药	枣仁	柏子仁	远志肉
川断肉	厚杜仲	金狗脊	瘪桃干
浮小麦	左牡蛎	当归	白芍
穞豆衣	丹参	炙甘草	黑山栀
制香附	金铃子		

59. 大筋软短，小筋弛长

张先生（65岁） 湿之中人，大筋软短，小筋弛长，软短为拘，弛长为痿。平日足趾潮湿颇甚，足见湿热素重，浸渍上袭，右手指臂筋络拘紧强直，伸缩高举掌握皆不能控制，下午手背皮肤红肿，手指发粗，其上体不时掣痛，头晕，耳鸣，目眩，晨起多眵，大便干结，难以逐日通行。舌苔薄白，脉象缓软。丸剂调治，拟利湿舒筋，是为主要，惟年逾花甲，精气两衰，亦须顾及。

蕲蛇	苍龙衣[1]	地龙	山甲片
全蝎虫	王不留行	制天虫	制首乌
元红[2]	当归须	独活	威灵仙
川断	木瓜	苍术	太子参
绵芪	片姜黄	川牛膝	鸡血藤
秦艽	桑寄生	伸筋草	络石藤

〔1〕苍龙衣：中药名，即蛇蜕，又称白龙衣、龙衣、龙皮、龙子皮、蛇附、蛇退、蛇壳等，味咸性平，功在祛风定惊，退翳消肿，常用于治疗小儿惊风、喉风口疮、目翳内障、疔疮痈肿、瘰疬瘙痒等病症。

〔2〕元红：中药名，即元红花的简称。

青风藤	海风藤	千年健	钻地风

60. 阴亏内热，天癸未久

潘某某（17岁） 阴亏内热，天癸未久，经来色黑，掌心灼热，腰酸带下，湿热偏盛，右足流火，浮肿不瘪。舌苔中白，边缘绛刺，脉象细数。丸剂调治，拟以清血养阴，化湿分利。

太子参	党参	首乌	绵芪
鲜生地	当归	白芍	枸杞
黄菊	桑叶	胡麻	丹皮
黑栀	白术	茯苓	山药
牡蛎	乌贼骨	枳壳	椿根皮
川柏炭	香附	木香	豨莶草
海桐皮	白鲜皮	五加皮	木防己
地肤子	青陈皮各		

61. 脾肾两亏，休息痢疾

叶女士（48岁） 脾肾两亏，休息痢疾，次数不多，腹痛肠鸣，便泄稀薄，纳食甚少，舌苔厚腻，精神疲惫，肢冷形寒，脉象沉细。自服温运健益，大便昨已成条，今日未解，舌苔大化，纳食略苏，脉象较起。脾胃已转生生之机，仍将药方扩为丸剂，以兹调治。

太子参	西潞党	绵黄芪	粉甘草
白茯苓	台白术	怀山药	制附块
肉桂片	益智仁	淡吴萸	补骨脂
诃子肉	广木香	黑枣肉	大白芍
淡干姜	炒枳壳	扁豆衣	广陈皮
砂仁末	腹皮	焦谷芽	

62. 阴亏肝旺，湿热稽留

江女士（52岁） 阴亏肝旺，湿热稽留，头眩目花，舌绛苔黄，边碎作痛，口常干燥，夜无安寐，晨间喉痒咳呛，素有流火，脚肿焮红，筋络酸疼，小溲热少，足趾潮湿，脉细弦数。丸剂调治，拟养阴安神，清化分利。

西潞党	绵有芪	焦白术	怀山药
白茯苓	制首乌	鲜生地	川石斛
漂茅术	川黄柏	肥知母	淡黄芩
川牛膝	五加皮	海桐皮	豨莶草
白鲜皮	木防己	伸筋草	宣木瓜
远志肉	紫丹参	柏子仁	夜合花
黄甘菊	夏枯花	桑叶	飞辰砂

63. 气仍下垂，不克行水

江女士　前服丸剂，尚称相宜，精神较振，饮食加增，头眩目花已减，寝寐甚安，惟流火依然，右腿浮肿，多水不能消散。气仍下垂，不克行水，再拟丸剂，继续调治，加重益气提摄，淡渗行水。

太子参二两	党参二两	绵芪二两	白术一两
山药一两	茯苓一两	黄精一两	制首乌二两
川石斛一两	川黄柏八钱	淡黄芩八钱	海桐皮七钱
豨莶草七钱	漂茅术七钱	泽泻七钱	五加皮七钱
木防己七钱	胡黄连三钱	牛膝七钱	白鲜皮七钱
地肤子七钱	陈皮三钱	粉萆薢七钱	青皮
车前子七钱	冬瓜皮六钱	飞辰砂二钱	生熟米仁各一两

64. 肝阳上逆，湿热颇重

林师母（51岁）　脑昏胀，筋络绷紧，耳鸣岑岑，目不开展，自汗常有，心易纷扰，寐寝不安，舌苔腻厚，口干少液，背脊酸痛，脉象弦滑。肝阳上逆，湿热颇重，拟以平肝泄化，安神固表。

太子参一两五钱	潞党参一两五钱	绵有芪一两	制首乌三两
蕲州蛇一两	全蝎虫二钱	制天虫七钱	甘枸杞一两
黄甘菊七钱	冬桑叶七钱	黑胡麻一两	明天麻五钱
老钩藤七钱	料豆衣七钱	当归七钱	白芍七钱
丹参七钱	胡黄连四钱	香附八钱	川楝子七钱
丹皮五钱	黑栀六钱	白术八钱	枳壳六钱
茯苓八钱	泽泻七钱	川断八钱	杜仲一两
豨莶草一两	海桐皮二两	辰砂二钱	磁石

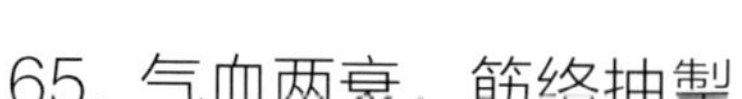

65. 气血两衰，筋络抽掣

徐师母（60 岁） 年甫花甲，气血两衰，筋络抽掣，目酸昏花，头重眩晕，心宕惊悸，眠少梦多，胃病胸闷，咳嗽有痰。苔白口腻，脉细软数。丸药调理，拟养血平肝，宁心和胃。

太子参	潞党参	绵有芪	制首乌
细生地	紫丹参	全当归	大白芍
甘枸杞	黄甘菊	天麻	料豆衣
桑叶	黑芝麻	远志	柏子仁
茯苓	焦白术	山药	龙眼肉
甘草	香附	木香	陈皮
北秫米	制半夏	夜合花	苏子
杏仁	扁豆衣	旋覆花	

66. 腠理不密，易客风寒

林世兄 腠理不密，易客风寒，气候变动引起咳嗽，肺苦气逆，喘息不平，经久遂苏。年方韶华，时当升发，拟以巩固腠理，补纳肺肾。

太子参 一两五钱	西潞党 一两五钱	五味子 五钱	大熟地 二两
绵有芪 二两	黄防风 一两	天麦冬 各七钱	淡元参 八钱
南北沙参 各七钱	制黄精 八钱	制首乌 一两五钱	玉竹条 八钱
紫河车 二两	茯苓片 七钱	台白术 七钱	怀山药 七钱
银杏肉 廿枚	棋子青铅 三两	灵磁石 三两	款冬花 七钱
旋覆花 一两	海浮石 一两		

67. 阴亏体弱，精力不足

王先生（32 岁） 阴亏体弱，精力不足，头眩耳鸣，心跳失眠，睡成多梦。舌苔薄白，脉象软小。丸剂常调，拟养阴益气，宁心安神。

太子参 一两五钱	绵有芪 一两五钱	西潞党 一两五钱	大熟地 二两
制首乌 二两	甘枸杞 八钱	黄甘菊 六钱	明天麻 一两
沙苑子 八钱	料豆衣 八钱	冬桑叶 七钱	黑芝麻 一两
酸枣仁 八钱	远志肉 八钱	柏子仁 八钱	山萸肉 六钱
台白术 六钱	怀山药 八钱	茯苓片 八钱	五味子 四钱

淡元参八钱　天麦冬各八钱　当归七钱　大白芍七钱
炙甘草四钱　飞辰砂三钱

68. 花甲之年，血亏肝旺

徐某某（60 岁）　头脑昏重，颈筋硬掣，耳鸣目花，睡眠不安，心旌跳动，举步酸麻，咳痰不多，苔白，脉软弦。花甲之年，血亏肝旺，前服丸剂，尚合病机，兹拟原意更进一筹。

潞党参一两　炙绵芪一两　大生地二两　鲜生地二两
制首乌二两　甘枸杞一两　黄甘菊八钱　胡黄连六钱
小川连四钱　淡黄芩八钱　黑山栀八钱　明天麻六钱
冬桑叶八钱　黑芝麻一两　柏子仁六钱　远志肉六钱
辰茯苓六钱　制香附八钱　绿梅花七钱　枸橘梨七钱
盐半夏五钱　磁石　旋覆花　夏枯花
牡蛎四味煎水泛丸

69. 心气不足，胎气尚安

曹师母（35 岁）　心脏跳动，睡眠时少，感冒咳嗽，气浅痰稠，面色华荣，脉搏沉细。阳体阴脉，外表虽丰，内秀不充。妊娠四月，胎气尚安，屡以安神宁心，疏散化痰，病况好转。丸剂尚调，拟以益气养心，佐以安胎。

太子参一两　潞党参一两　绵有芪一两　淡元参八钱
天麦冬各六钱　五味子三钱　南北沙参各七钱　远志肉八钱
枣仁六钱　柏子仁六钱　紫丹参八钱　全当归八钱
大白芍八钱　大熟地一两五钱　制首乌一两五钱　茯苓片六钱
甜冬术七钱　怀山药六钱　桑寄生七钱　川断肉六钱
厚杜仲六钱　甘枸杞七钱　黄甘菊六钱　冬瓜子六钱
胖大海六钱　枇杷叶十片

70. 产后损伤，血出过多

皮女士　产后多受损伤，血出过多，少壮之躯，顿然虚象毕现，头晕昏眩，记忆减弱，耳鸣目花，心跳，肢体乏力，步履趑趄[1]，腰背酸痛。舌苔薄白，脉细软数。心肝肾三阴气血皆亏，丸剂调治，拟以兼顾。

太子参	潞党参	绵芪	生熟地
制首乌	枸杞子	沙苑子	冬术
黄精	山药	茯苓	当归
白芍	丹参	川断	杜仲
狗脊	川牛膝	虎骨	鸡血藤
远志	枣仁	柏子仁	炙草

71. 面憔形瘦，记忆不良

孔某某（女，38岁） 漏红虽止，尚有水沫，收缩不净，面憔形瘦，记忆不良，时易耳鸣，背部吃力。舌苔薄白，脉象缓数。丸剂调治，拟益气补肾，巩固八脉。

太子参一两五钱	潞党参一两五钱	生熟地各一两	绵黄芪一两
淡元参一两	五味子五钱	制首乌一两	生丹参八钱
大白芍八钱	当归七钱	白术七钱	山药八钱
茯苓八钱	香附五钱	金铃子五钱	棕榈炭五钱
莲房炭三枚	侧柏炭五钱	藕节炭六钱	茜草炭五钱
川断肉七钱	桑寄生七钱	椿根皮七钱	黑山栀五钱
川黄柏五钱			

[1] 趑趄：音 zī jū，脚步不稳，行走困难。

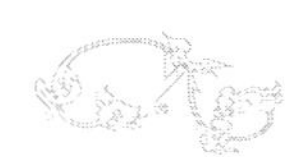

第三册

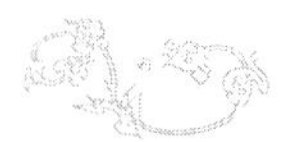

1. 心脏孱弱，辄易失眠

金先生　心脏孱弱，辄易失眠，肝阳上僭，头旋掉眩，心宕惊惕，筋掣搐搦，面赤颧赭，神疲倦怠。舌绛，脉弦浮数。丸方治理，拟兼顾并调。

大生熟地	鲜生地	制首乌	鲜首乌
飞辰砂	血珀	石决	珍珠母
紫贝齿	磁石	抱木神	远志
枣仁	柏子仁	滁菊	枸杞

按：此案方药下有一段文字——“上药精选道地，如法炮制，用清泉水浸一宿，浓煎三次，滤去渣滓，并成一锅，以文火再煮之，剩净汁大半，烊化入参汁、胶糖，收成老膏，以滴水成珠为度，安放瓷器中，每日取一调羹，百滚水冲服。萝卜忌食，感冒暂停”。应为膏滋药的制作方法，与膏方篇首所列内容大同小异，且本案所列为丸方，故删。

2. 肾关不固，气虚不摄

袁先生　溲溺欲行，便解不克久忍耐，淋浊减而不净，多劳则泄。一派悉是肾关不固，气虚不摄，剩余之湿热未清所致。兹拟丸药调治，益气固肾，化湿分利，疏补并进为治。

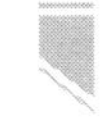

太子参一两，烘脆　潞党参一两，炒香　大有芪一两，炙　生熟地各二两，炒松
何首乌一两五钱，炙透切片　沙苑子一两，焙　枸杞子一两，焙
菟丝子一两，制饼　金樱子一两，炒　覆盆子一两，炒　五味子二钱，焙
湘莲肉一两，杵　南芡实一两，杵　左牡蛎二两，煅　苍龙骨一两，煅
桑螵蛸一两五钱，炙　粉萆薢一两，炒　木猪苓六钱，炒　赤茯苓七钱，切炙
建泽泻七钱，切炒　土茯苓二两，切片　薏苡仁一两五钱，炒　车前子五钱
淡竹叶六钱，两味煎水泛丸　线鱼胶一两五钱
龟板胶二两，两味烊化，和粉泛丸

3. 痰湿充盈，体节渣瘤

王先生　禀赋魁伟，痰湿充盈，体节渣瘤〔1〕，形如赘疣，宗气不壮，分化少能，左胁气室，呼吸闪痛不舒，苔白粉厚，痰吐甚多。兹拟丸药调治，化痰理湿、益气宣络为治。

苏子一两　杏仁一两　甜葶苈五钱　莱卜子一两
白芥子五钱　上川朴七钱　生茅术一两　合白术一两
江枳壳六钱　制半夏一两　广橘皮五钱　薏苡仁三两
乌药片五钱　广橘络一钱　赤茯苓各二两　穿甲片五钱，炙
王不留行六钱　党参一两　砂仁三钱　山药一两
夏枯草五两　香新绛三钱　旋覆花二两，三味煎水
鲜竹沥四两，泛丸

4. 风疹时发，周身瘙痒

朱小姐　风疹时发，兼有红瘰满体，周身瘙痒不堪，遇风更绽。湿热风邪，侵趋血分，兹拟宣风去湿，清理血分。

生苍术一两二钱　合白术一两　江枳壳七钱　蔓荆子一两
净藁本八钱　青防风七钱　白蒺藜七钱　苦丁茶五钱
黄甘菊一两　冬桑叶一两五钱　粉丹皮一两　黑山栀一两
西赤芍一两　金银花一两　夏枯草一两　白鲜皮一两
海桐皮一两　五加皮一两　冬瓜皮一两　广陈皮四钱

〔1〕渣瘤：病名，见《外科问答》。多因饮食生冷、痰凝气阻而致，症为背脊、手臂等处生瘤如豆，渐大如桃，无痛无痒，内有腐渣样物，相当于现代医学之皮脂腺囊肿。

豨莶草一两　生甘草五钱　川黄柏一两二钱　怀牛膝一两
粉萆薢一两　汉防己一两　薏苡仁二两　马齿苋一两二钱
车前子二两，炒　大腹皮二两

5. 肾关不固，无梦遗泄

袁世兄　肾关不固，无梦遗泄，神疲气怯，精神疲惫，舌薄脉软。丸药调治，拟固精益气，摄纳下焦。

太子参　潞党参　大有芪　大生地
何首乌　野于术　怀山药　茯苓神
粉甘草　南芡实　湘莲肉　补骨脂
金樱子　覆盆子　菟丝子　五味子
沙苑子　枸杞子　御米壳　山萸肉
樗白皮　苡仁　泽泻　半夏
陈皮　线鱼胶　龟板胶　左牡蛎
苍龙骨

6. 脾弱湿困，肺肾气虚

方先生　脾弱湿困，肺肾气虚，耳内渍水，足瘰频仍，鼻塞流涕，咳嗽面黄，纳食不良，便行溏薄，脉象沉小。拟以化湿疏健。

潞党参　春砂仁　绵有芪　黄防风
焦白术　江枳壳　制川朴　焦米仁
白蒺藜　苍耳子　北细辛　五加皮
海桐皮　豨莶草　白鲜皮　赤茯苓
制半夏　广陈皮　鸡内金　怀牛膝
旋覆花　大腹皮

7. 心宕虚怯，头眩耳鸣

毛少太太　心宕虚怯，头眩耳鸣，咳嗽气弱，舌常光剥，津液甚少，半夜口干，腰酸，胸痞作胀，脉象小软。综察病状，不离乎心肺肾三阴并亏，肝不疏利，冬令调理，拟兼顾同治。

台参条　潞党参　南北沙参　淡元参

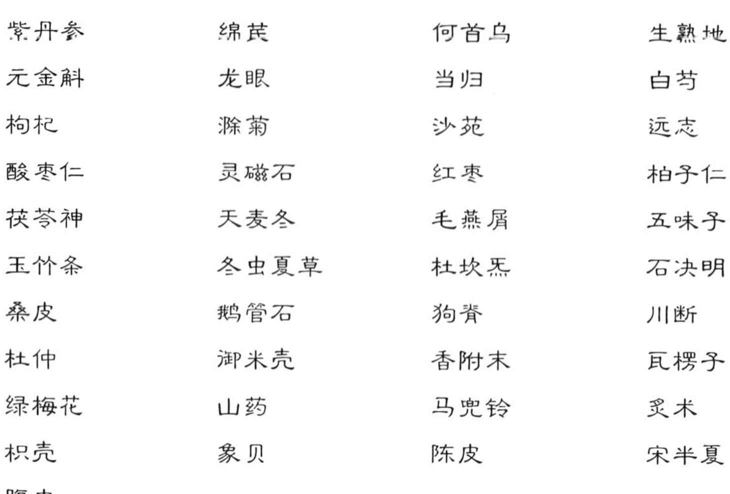
紫丹参　　绵芪　　何首乌　　生熟地
元金斛　　龙眼　　当归　　白芍
枸杞　　滁菊　　沙苑　　远志
酸枣仁　　灵磁石　　红枣　　柏子仁
茯苓神　　天麦冬　　毛燕屑　　五味子
玉竹条　　冬虫夏草　　杜坎炁　　石决明
桑皮　　鹅管石　　狗脊　　川断
杜仲　　御米壳　　香附末　　瓦楞子
绿梅花　　山药　　马兜铃　　炙术
枳壳　　象贝　　陈皮　　宋半夏
腹皮

8. 阳虚气弱，湿浊蕴阻

殷先生　阳虚气弱之体，湿浊蕴阻，分泌失宣，肌肤面目皆黄，舌苔薄白，四肢不暖，便行不正，小溲或时不清，脉象小缓。丸药调治，拟助阳化气，分清利湿。

熟附子切片　　川桂枝　　西赤芍两味同炒　　西茵陈
川黄柏炒　　潞党参　　春砂仁两味同炒　　怀山药炒黄
绵有芪　　穹窿术炒　　台白术　　江枳壳两味同炒
带皮苓切　　五加皮切　　白鲜皮切　　豨莶草切
海桐皮切　　小青皮切　　冬瓜皮切　　建泽泻
广木香　　淡干姜　　鸡内金　　广陈皮
大腹皮煎水泛丸

9. 肾亏肺弱，不耐操劳

钱先生　禀赋肾亏肺弱，不耐操劳，今春咯血又发，咳嗽倍增，迭经调理，幸渐平复。兹拟丸方常治，当以肺肾兼顾。

原皮西洋参　　潞党参　　大有芪　　南北沙参
天麦冬　　肥玉竹　　淡元参　　毛燕屑
五味子　　山萸肉　　大熟地　　甜冬术
江枳壳　　白茯苓　　女贞子　　墨旱莲
香白及　　马兜铃　　甜瓜子　　冬瓜子

侧柏叶炭各　茜草根炭各　象贝母　盐半夏
新会皮　阿胶珠　枇杷叶　旋覆花
大腹皮

10. 嗓音破哑，喉燥不润

邢先生　嗓音常易破哑，一由禀赋亏弱，二则用之太过。喉燥不润，偶然痰中有红，兹以丸药调治，拟肺肾两顾。

西洋参一两　蛤蚧尾二对　南北沙参各一两　天麦冬各一两
肥玉竹一两　淡元参一两　大生地二两　青黛粉四钱
桔梗二钱　生草一钱　百药煎[1]一两　蝉衣二钱
玉蝴蝶四钱　诃子肉五钱　女贞子七钱　墨旱莲七钱
桑白皮五钱　马兜铃五钱　知母七钱　象贝七钱
芦茅根各三两，去节心煎水　鸡子清五个

11. 面㿠不华，形瘦无肉

翁世兄　童稚遗泄，为时已久，虽则起居饮食不减，往昔而面㿠不华，形瘦无肉，将成秀而不实之症。自服固下培养之剂，低衣[2]泄痕绝迹多日，足见尚称合宜。适当冬令收藏之时，拟以乘机培植，以冀荣养回春，蓬勃有生长之气。

党参　黄芪　首乌　生地
熟地　龟板　鳖甲　龙骨
牡蛎　沙苑　山药　茯苓
芡实　湘莲　山萸肉　白术
于术　枳壳　砂仁　乌贼
椿根　罂粟壳

12. 气弱血热，咳呛频频

胡娘娘　气弱血热，近又咳呛频频，痰吐稠黏，大抵娠体感袭燥气而然。便

〔1〕百药煎：中药名。《本草蒙筌》云："新鲜五倍子十斤，舂捣烂细，磁缸盛，稻草盖合七昼夜。取出复捣，加桔梗、甘草末各二两，又合一七。仍捣仍合，务过七次，捏成饼锭，晒干任用。"本品即为五倍子同茶叶等经发酵制成的块状物，味酸甘性平，功在润肺化痰，生津止咳，涩肠止泻，清热解毒，常用于治疗久咳痰多、便血久痢、口疮牙疳、痈肿疮疡等病症。

〔2〕低衣：此指内裤。

常燥硬，气辄下注，脉象弦滑，右部数旺。丸方调治，拟益气安胎，清金润肠。

党参	丹参	大生地	砂仁
大有芪	当归	白芍	太子参
杜仲	川断	台白术	枳壳
白茯苓	桑皮	知母	冬瓜子
象贝	硬白前	杏仁	广郁金
蛤壳	清阿胶		

13. 肝肾两亏，精髓涸竭

丁先生　肝肾两亏，精髓涸竭，满体肢节酸胀，背脊虚软疲惫，得热辄易遗泄，此《经》所谓妄行焉。且肝不疏泄，气又不达，迭服益气疏肝，养阴固摄，颇合病机。接踵原意，扩成丸药调治。

太子参六钱	潞党参八钱	细生地一两	何首乌一两
山萸肉二钱	沙苑子六钱	枸杞子四钱	杭甘菊四钱
菟丝子四钱	金樱子四钱	覆盆子四钱	五味子一钱
怀山药一两	白茯苓一两	桑寄生六钱	金狗脊六钱
川断六钱	厚杜仲六钱	川黄柏四钱	肥知母五钱
金铃子四钱	水獭肝三钱	丹皮三钱	黑山栀五钱
龟腹板二两	左牡蛎二两	南芡实五钱	湘莲肉五钱

猪脊筋七条，另焙打烂，和入药中泛丸

14. 多产经长，带下绵绵

周师母　多产，经来期长，带下绵绵，以此三端，血液之生长，即使饮食如恒，岂能裕如？头眩耳鸣，心宕腰酸，筋酸骨痛，脉细软，致成外有余内不足之躯。丸药调理，拟气血并调，经带兼顾。

台参须四钱，焙	潞党参六钱，炒	大有芪三钱，炙	
大生地一两五钱，炒炭		野于术三钱，枳壳一钱同炒	
怀山药四钱，炒	茯苓神各三钱，辰砂拌		何首乌八钱，制透，切
龟腹板一两，炙	鳖甲心一两，炙	乌贼骨一两五钱，炙酥	
椿根皮五钱，炙	制香附四钱，杵	淡条芩四钱，炒炭	川断五钱，炒
厚杜仲五钱，炒	金狗脊五钱，去毛炒	侧柏炭五钱	地榆炭五钱

血余炭四钱　陈棕炭五钱　陈艾炭三钱　阿胶珠五钱
丹皮炭三钱　黑栀炭四钱　左牡蛎一两五钱，煅　湘莲肉五钱，杵
南芡实五钱，杵　远志肉三钱，炒　大白芍五钱，炒　全当归四钱，炒
春砂仁一钱

15. 久咳肺伤，气营两亏

徐师母　久咳肺伤，前服膏滋，诸恙皆松，惟病久气营两亏，尚感汲深绠短〔1〕之憾。兹拟接踵前意，加以调治。

高丽参六钱，烘碎　潞党参一两，炒　淡附片三钱，制
大熟地一两，砂仁二钱拌炒　大生地一两，淡秋石粉三钱拌炒
绵有芪六钱，炙　天麦冬各四钱，去筋心　五味子一钱半，焙　净麻黄三钱半，炙
北细辛一钱半，切　川桂枝二钱　大白芍七钱，两味同炒
南北沙参各七钱，切　淡元参七钱，切　杜坎炁三条，制透　冬虫草二钱，拣净
甜冬术八钱，枳壳三钱同炒　怀山药八钱，炒　茯苓神各五钱，切
山萸肉二钱，焙　远志肉四钱，炒　川象贝各三钱，去心　灵磁石二两，煅
炙诃子肉五钱　胡桃肉五钱，去衣存隔　补骨脂五钱，同炙
川断五钱，炒　杜仲五钱，炒　桑寄生五钱，炒　龟鹿二仙胶五钱
霞天胶五钱　陈阿胶五钱　鲜猪肺一只

16. 阴亏肝旺，八脉失调

蒋师母　肺火上炎，喉关作痒，咳嗽，痰声辘轳，自经清降豁痰，诸恙均渐见松。惟平日癸转之前，往往头晕，腰痛，发热，等等，且经来渐少，落后始临，带下频频，胃纳不馨。苔黄，脉弦滑数。综察上情，不外乎阴亏肝旺，八脉失调，兹拟丸药治理，养阴清肺，巩固八脉。

西洋参五钱，切片　南沙参一两，切　天麦冬各一两，去筋心
五味子五钱，焙　毛燕屑一两五钱，先煎取汁泛丸　肥玉竹一两，切
大生地一两五钱，切　何首乌一两五钱，制　全当归一两五钱，炒
大白芍一两五钱，炒　紫丹参一两五钱，猪心血拌炒　小抚芎五钱，炒

〔1〕汲深绠短：井深而吊绳短，比喻力不胜任。语出《庄子·至乐》："褚小者不可以怀大，绠短者不可以汲深。"

沙苑子七钱，炒 菟丝子六钱，焙 山萸肉二钱，焙 金樱子五钱，焙
乌贼骨二两，炙酥 椿根皮六钱，炙 茯苓神各六钱，辰砂拌
怀山药五钱，炒 苏子霜五钱，焙 苦杏仁五钱，去皮尖
生蛤壳一两五钱，杵 鹅管石一两，洗 石决明二两，杵 料豆衣四钱，炒
台白术七钱 江枳壳四钱，同炒 竹沥夏四钱，制透 广陈皮二钱，炙
鲜猪肺一具 清阿胶七钱，蛤粉拌，炒珠 旋覆花六钱
鲜竹茹六钱

17. 产后失调，白带绵绵

吴师母 产后失调，继续大病，自经调治，诸恙皆松，腰膂酸痛未能全愈，设或努力，痛势更甚。白带绵绵，胃纳不良，苔薄黄，脉小软。兹拟丸药治理，追溯前衍，加以固摄下焦，气营并调。

西洋参七钱 潞党参一两五钱 野于术一两，砂仁末一钱拌炒
大有芪一两五钱，江枳壳五钱炒 大熟地二两
制首乌二两，贡沉香一钱拌炒 枸杞子一两 白滁菊四钱
沙苑子七钱 山萸肉二钱 怀山药六钱 茯苓神各五钱
全当归二两 小抚芎六钱 大白芍一两五钱 老苏梗七钱
香附米七钱 乌药片五钱 绿梅花五钱 陈香橼六钱
椿根皮七钱 乌贼骨一两五钱 川断肉七钱 厚杜仲七钱
金狗脊七钱 桑寄生六钱 威灵仙五钱 青陈皮各三钱
宋半夏四钱 路路通五钱 嫩桑枝一两 丝瓜络三钱
旋覆花五钱，四味煎水 龟板胶七钱 清阿胶七钱，福珍酒调化

18. 气营并亏，筋少血养

邹先生 腹部膨胀，两足浮肿，湿困中焦，脾运溺职，自经芳香疏运，差幸是恙已痊。畴昔仆跌，臀部振动，据云背脉内伤，而外表未见所苦，或许隐患内伏，左手臂伸举掣肘。此乃由年尊气营并亏，筋少血养，以致于斯，丸药调治，拟以兼顾。

高丽参五钱 白附子三钱，制透切片 何首乌一两五钱，制
大熟地一两五钱 淡苁蓉五钱，漂透 巴戟天七钱 葫芦巴七钱
山萸肉三钱 鸡血藤五钱，切 宣木瓜六钱，炒 桑寄生五钱

纹秦艽五钱　片姜黄五钱，切　川桂枝三钱　赤白芍各三钱
沙苑子六钱　覆盆子六钱　金樱子六钱　菟丝子六钱，制饼
怀山药七钱　野于术六钱　江枳壳四钱　白茯苓七钱，切
元红花二钱，晒干　全当归四钱　伸筋草六钱，切　络石藤六钱，切
明乳没各三钱，炙　桑枝一两　丝瓜络四钱
大腹皮五钱，三味煎水　四腿虎骨胶三钱　龟鹿二仙胶三钱
陈阿胶二钱，三味用陈酒烊化，和入药中

19. 禀赋素弱，气营并亏

殷少奶奶　禀赋素弱，气营并亏，头眩心跳，失眠，少腹作痛，消化不良。舌苔常黄，脉细软小。丸药调治，拟以兼顾。

潞党参一两　大有芪一两　生熟地各二两，砂仁末五钱炒松
何首乌二两，沉香末一钱拌　野于术一两，江枳壳七钱炒
怀山药一两　白茯苓神各一两　扁豆衣一两　鸡内金一两
制香附八钱　陈香橼八钱　远志肉六钱　酸枣仁六钱
柏子仁六钱　夜合花五钱，去蒂　石决明二两　沙苑子一两
枸杞子六钱　白滁菊六钱　料豆衣六钱　青陈皮各三钱
大腹皮一两　香谷芽三两，两味煎水泛丸　陈阿胶二两
霞天胶二两

20. 肾枢失守，气不固卫

顾世兄　遗泄经年，肾枢失守，气不固卫，盗汗频频，四肢清冷，其甚彻骨，睡眠不宁，梦多神懵，心绪紊乱，形瘦气弱，不耐劳动。舌苔淡黄，脉象细软，不受重按。近又腹痛，大便稀薄，次数不多。综上病况，胥是心肾气阴两亏，曾服汤剂，尚合机宜，兹将汤剂原意扩大而为丸药，俾能持久调理，以希还复健康。

高丽须七钱，烘脆　太子参七钱，焙　潞党参一两　大有芪一两
何首乌一两五钱　大熟地一两五钱　白附片七钱，制透　川桂枝七钱
大白芍七钱　巴戟天五钱，切　山萸肉三钱　原枝山药七钱
茯苓神各五钱　覆盆子六钱，焙　菟丝子六钱，焙　五味子一钱半，焙

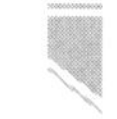

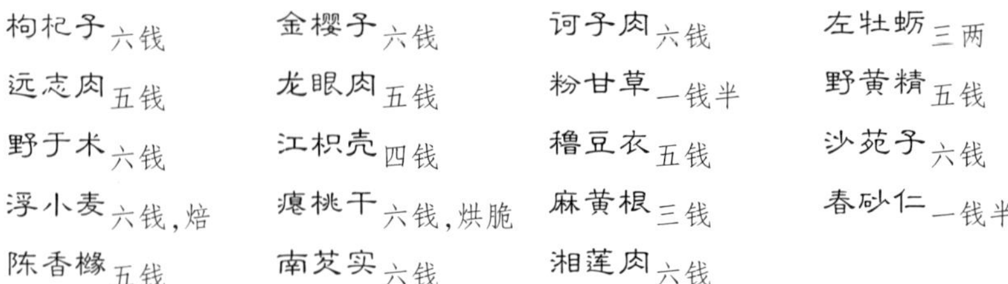
枸杞子六钱　金樱子六钱　诃子肉六钱　左牡蛎三两
远志肉五钱　龙眼肉五钱　粉甘草一钱半　野黄精五钱
野于术六钱　江枳壳四钱　穞豆衣五钱　沙苑子六钱
浮小麦六钱，焙　瘪桃干六钱，烘脆　麻黄根三钱　春砂仁一钱半
陈香橼五钱　南芡实六钱　湘莲肉六钱

21. 体虚已久，湿热内蕴

吴先生　体虚已久，湿热内蕴，肌肤癣瘰干无脓，水便不正常，或则泄泻，或则澼澼，日行数次。此系血液不清，肠内不洁，以致使然。舌苔黄腻，脉弦缓数。兹拟丸药图治，清血化湿，益气疏运。

党参三钱　明党参三钱　野黄精三钱　野于术三钱
江枳壳二钱　原枝山药三钱　白茯苓三钱　粉甘草生熟炙各一钱
金银花二钱　土茯苓四钱　赤芍二钱　鸡内金三钱
砂仁七分　木香五钱半　扁豆衣二钱　五味子五分
制半夏五钱半　广橘红五钱　炒枯芩一钱半　川黄柏五钱
绿豆衣二钱　炒谷芽四钱

22. 平日劳乏，频咳有痰

汪先生　平日劳乏，不克休养，行动稍多，右气海便觉隐痛，频咳有痰，苔白脉软。兹以便利调治，先行丸药治疗。

西洋参五钱　潞党参一两，砂仁末五钱拌炒　南沙参一两
淡元参一两　肥玉竹六钱　大有芪八钱
大熟地一两五钱，淡秋石粉三钱拌　何首乌一两　怀山药八钱
白茯苓八钱　粉甘草三钱　紫河车二具　山萸肉一钱半
五味子一钱半　家苏子五钱　苦杏仁五钱　象贝母六钱
竹沥夏六钱　广陈皮三钱　陈香橼五钱　旋覆花一两
枇杷叶卅张，去毛筋，两味煎水　白炼蜜二两，化水
陈阿胶五钱，敲化，四味泛丸

23. 失眠悠久，头眩耳鸣

许师母　失眠已悠久矣，头眩，耳鸣，心跳，气分上逆，攻撑作恶，便泄，自汗。舌苔薄黄，脉象细弦。阴亏肝旺，丸药调治，拟疏肝理气，宁心安神。

党参七钱　黄芪七钱　生熟地各一两　首乌八钱
白术六钱　枳壳四钱　木香三钱　砂仁一钱半
茯苓神各六钱　甘草二钱　远志六钱　枣仁六钱
柏子仁六钱　龙眼六钱　夜合花五钱，焙　镜面朱砂一钱，水飞
小川连二钱　香附米六钱　白残花三钱，晒脆　绿梅花四钱
枸橘梨四钱　乌梅饼七个　瓦楞子二两　陈佛手四钱
枸杞四钱　滁菊三钱　沙苑四钱　料豆四钱
石决三两　桑叶五钱，洗净　黑芝麻六钱，焙黄　阿胶五钱
灯芯一钱

24. 脑力亏损，头常疼痛

张某某砚弟　禀赋不足，营养不充，操辛太过，脑力亏损，头常疼痛，已历悠久，四肢寒冷，精神疲惫，夜辄少寐，胃纳尚可，脉象软小。气营并亏，丸药调治，拟以兼顾。

太子参一两　党参一两　有芪一两　生熟地各一两
首乌一两五钱　枸杞一两　滁菊七钱　沙苑一两
料豆一两　九孔石决明二两　磁石二两　桂枝三钱
白芍一两　白附子三钱　茯苓神各七钱　枣仁七钱
远志七钱　鲍鱼一两　猪脑二枚，去衣煮烂，捣浆和丸
牛膝一两

25. 肝旺犯胃，气机拂逆

王太太　肝旺犯胃，脾脏扩张，气机拂逆，上行则泛恶频频，横行则撑及腰膂，稽于肚腹则闷胀[1]，胃纳呆钝，消化不良，得腑气而较舒泰，夜寐少宁。苔满白，脉小弦数。丸药调治，拟以疏肝理气，运脾健胃而安神。

金铃子　延胡索　香附米　绿梅花
水獭肝　白檀香　紫降香　枸橘梨
小青皮　台乌药片　陈香橼　陈佛手
广郁金　台白术　江枳壳　广木香

〔1〕稽于肚腹则闷胀：原稿作“暨于肚腹闷胀”，似有笔误，今据上下文意改。

贡沉香	乌梅饼	广陈皮	扁豆衣
鸡内金	春砂仁	云茯神	白茯苓
香谷芽	盐半夏	北秫米	路路通
大腹皮			

26. 痰湿素重，肝阳上越

褚某某　头脑昏眩，目光锐绽，耳际颊车穴间常觉动响，咳痰不爽，舌苔黄腻，脉象弦滑。赋体肥胖，痰湿素重，肝阳上越，纵然阴虚肝阳、痰湿丰腴之躯，自不宜补，先当平肝之间，佐以化痰理湿为治。

明天麻四钱，制	茅山术七钱，切	川厚朴二钱，制	小川连二钱，拣净，切
龙胆草一两	川黄柏六钱	冬桑叶六钱	黄甘菊一两
生山栀六钱	湖丹皮四钱	绿梅花四钱	白残花四钱
宋半夏四钱	老卜子六钱	苦杏仁六钱	象贝母六钱
生石决七两五钱	紫贝齿七两五钱	灵磁石七两五钱	海蛤壳一两五钱
白茯苓六钱	薏苡仁六钱	广橘红三钱	扁豆衣三钱
旋覆花一两	铁落屑五两	料豆衣二两	江枳壳五钱

27. 气阴两虚，肝肾内亏

龚先生　气阴两虚，肝肾督脉内亏，腰膂酸软，屈伸不舒，步履乏力，举动懈怠，四肢麻木。舌苔浮白，脉象缓小。自服温经填肾之剂，颇合病机。拟将原意扩张，更佐益气之品。

别直参四钱	太子参七钱	潞党参一两	黄厚附块一两
川桂枝五钱	葫芦巴一两	巴戟天一两	山萸肉三钱
补骨脂八钱	胡桃肉六钱	川断一两	厚杜仲一两
金狗脊一两	川牛膝一两	桑寄生一两	大白芍八钱
全当归八钱	原枝山药八钱	台白术八钱	江枳壳五钱
白茯苓八钱	春砂仁二钱	嫩桑枝二两	丝瓜络一两

28. 肾阴亏弱，血虚内热

谭师母　肾阴亏弱，血虚内热，痛经已历六载，每次临期腰部酸软，右腹疼痛，时间甚短，质量甚少，舌绛有刺，大便艰难，胃纳不馨，脉数右旺。血不养气，肝脾不调，丸药调治，拟养血理气，疏运肝脾，以冀根除并希康泰。

大生地一两五钱，切	大熟地一两五钱，切	全当归一两五钱，炒	
紫丹参一两，猪心血拌炒		大白芍一两五钱，炒	小抚芎四钱，炒
老苏梗五钱，切	制香附六钱，杵	金铃子六钱，炒	延胡索四钱，炒
五灵脂五钱，焙	生蒲黄六钱，研末	泽兰叶六钱，炒	南渣炭五钱，炒松
小青皮四钱，炙	乌药尾五钱，切	川郁金四钱，原枝切片	
原红花四钱，焙	香橼皮四钱	江枳壳四钱，炒	大腹绒一两
路路通一两，煎水泛丸		霞天胶三两	
清阿胶三两，福珍酒半斤，敲化		远志六钱，炒	枣仁六钱，炒

29. 心肾两亏，胃病剧发

徐师母　小产更兼血崩，其血之伤耗不言可喻，因而心肾两亏，胃病剧发，脘痛背疼，纳食减少，运化不良，舌苔浊腻，脉象缓软，形凛憎寒，带下频频，屡服温燥之剂，诸恙略瘳。兹拟丸药调治，即以原意扩充，以冀康健来复。

太子参	党参	绵芪	附片
粉草	熟地砂仁炒松	桂木	白芍
当归	丹参	川芎	虎肚
高良姜	香附	川朴	白术
枳壳	扁豆衣	香橼	鸡内金
谷芽	陈皮	乌贼骨	椿根皮
川断	杜仲	狗脊	牡蛎
远志	枣仁	乌药	阿胶一两
元武胶一两			

30. 脾弱肺虚，头晕耳鸣

洪先生　脾为后天根本，先天禀赋不足，端赖脾胃运化健旺，纳食甘美，而尊体乃纳少运钝，精神何从而勃兴哉？略有咳嗽，亦由脾弱则肺虚，所谓母病及子焉。头晕耳鸣，不耐多劳，此皆系禀赋关系。舌淡绛，脉软小，胥属阴亏使然。兹将丸药调治，拟数方兼顾，以冀康健神爽。

别直参一两	太子参七钱	潞党参一两	淡附片四钱
五味子一钱	川桂枝四钱	大白芍五钱	炙绵芪五钱
甜冬术五钱	野于术五钱	江枳壳三钱	广木香三钱
御米壳四钱	紫河车二具	大熟地七钱	春砂仁一钱五分

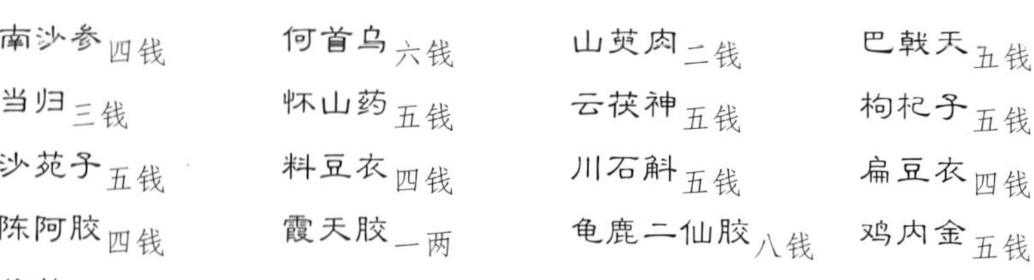

南沙参四钱　何首乌六钱　山萸肉二钱　巴戟天五钱
当归三钱　怀山药五钱　云茯神五钱　枸杞子五钱
沙苑子五钱　料豆衣四钱　川石斛五钱　扁豆衣四钱
陈阿胶四钱　霞天胶一两　龟鹿二仙胶八钱　鸡内金五钱
谷芽一两五钱

31. 外表充盈，内脏不足

李某某　禀赋外表充盈，内脏不足，昔年腰酸，平素步艰，前三载因右足被压而起酸痛麻木，迄今未瘳。按手足属人身之末梢，气血不能输走所及，遂致以上斯患。数进气血两补，佐以温通络脉，略奏薄效。兹将煎剂扩成丸方，以资久治，冀收宏功，窃厚望焉。

红弯须一两　太子参一两　潞党参一两　有芪一两
于术六钱　原枝山药六钱　制附片一两　连节麻黄一两
川桂枝一两　细辛二钱　红花三钱　归须一两
巴戟天一两　葫芦巴一两　胡桃肉五钱　补骨脂一两
山萸肉四钱　川断七钱　杜仲七钱　狗脊七钱
川牛膝一两　鸡血藤七钱　大熟地一两五钱　白芍六钱
紫河车一具　四腿虎骨胶六钱　鹿角胶六钱　陈阿胶四钱
霞天胶六钱

32. 腿骨痛麻，因循数载

李某某　腿骨酸痛麻木，内因气血两亏，外因压迫受伤，因循数载，自服补气养血、通筋活络之剂，痛苦减去半数光景。腰膂较健，步履较捷，舌苔薄白，脉稍有劲。兹再步武[1]原意，分作丸剂、药酒，异道同归。

丸剂：

红弯须　党参　黄芪　于术
山药　附片　菟丝子　巴戟天
葫芦巴　山萸肉　白芍　川桂枝
归须　紫河车　川断　杜仲
狗脊　牛膝　熟地　四腿虎骨胶

〔1〕 步武：跟着别人的脚步走，比喻效法。

鹿角胶　　霞天胶

药酒方：

尊恙病原已列丸方，兹拟药酒治疗。取其丸剂以顾气血，药酒而走筋络，仍是异曲同工。

连节麻黄	桂枝	白芍	细辛
牛膝	伸筋草	络石藤	归须
红花	川断	杜仲	狗脊
熟地	威灵仙	桑寄生	鸡血藤
千年健	血竭	补骨脂	胡桃肉
附片	明乳没	炙地龙	

按：以上两案皆属气血不足，腿骨酸痛麻木乃其主症，内因气血两亏，外因压迫受伤，补气养血、通筋活络为其正治，丸剂、酒剂并服，以增其效。第一册载其“气营两亏，轮转不利”一案，理法一也。

33. 肾阴不足，肝阳偏旺

张先生　肾阴不足，肝阳偏旺，血压高亢，面常红赤，着风头昏，每遇湿令，四末辄觉麻木，或时腰膂酸软，乃系督脉内亏。脉象左弦右数。丸药调治，拟养阴平肝，化湿固督。

党参	绵芪	首乌	生熟地
当归	白芍	鸡血藤	宣木瓜
枸杞	沙苑	黄菊	石决
天仙藤	豨莶草	海桐皮	五加皮
制茅术	枳壳	薏苡仁	陈皮
桑枝	丝瓜络 两味煎水	怀牛膝	川断
杜仲	狗脊	巴戟天	山萸肉
茯苓	泽泻		

34. 音声低弱，多劳头晕

汪先生　音声低弱，多劳头晕，腰膂辄酸，尾骶之上脊椎不暖，左胁肋偶然闪痛，咳嗽有痰，容易感冒较往年减少。归纳之下，肺肾两亏，乃以丸剂调理，拟益气化养。

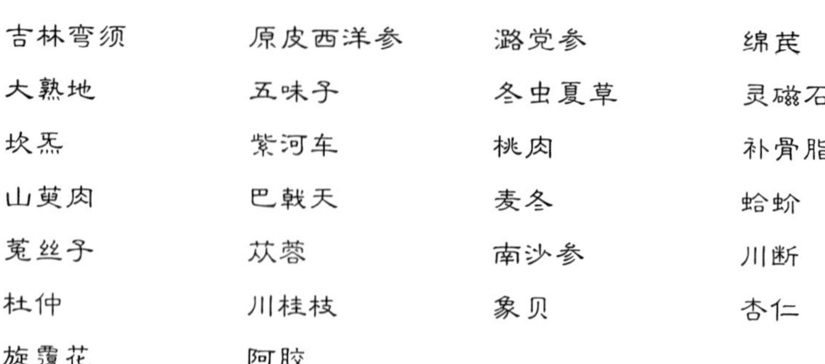

吉林弯须	原皮西洋参	潞党参	绵芪
大熟地	五味子	冬虫夏草	灵磁石
坎炁	紫河车	桃肉	补骨脂
山萸肉	巴戟天	麦冬	蛤蚧
菟丝子	苁蓉	南沙参	川断
杜仲	川桂枝	象贝	杏仁
旋覆花	阿胶		

35. 气阴两亏，湿热中阻

金先生　气阴两亏，肾肝并虚，湿热中阻，在上则胃病频发，在下则阳痿，及肾关约束无权。胸背胀痛，大便艰结，腰膂酸软，腹部气胀，痔漏黄水，寐无长寤。舌质碎裂，苔黄不厚，脉象左部软数，右部弦滑。丸剂调治，拟气阴兼顾，胃肠同疗。

台弯须	党参	黄芪	熟地（砂仁炒）
首乌	山萸肉	苁蓉	菟丝子
金樱子	覆盆子	五味子	牡蛎
芡实	莲肉	川断	杜仲
狗脊	于术	枳壳	山药
茯苓	甘草	香附	鸡距子
葛花	吴萸	构橘梨	旋覆花（煎水）
瓦楞子	川连	无花果（煎水）	线鱼胶（五钱）
阿胶（五钱）	鳖甲胶（五钱）	龟板胶（五钱）	

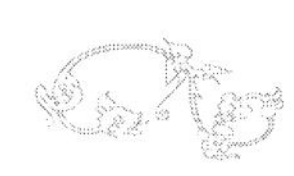

补遗

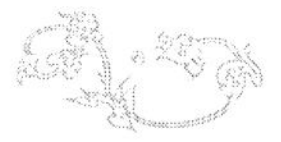

1. 肝脾不和，运化迟钝

李师母　肝脾不和，运化迟钝，大便不利，少腹酸痛。气滞互阻，丸剂治疗，拟理气疏肝，健运悦脾。

金铃子　陈香橼　老苏梗　香附米
檀降香各　淡吴萸　大白芍　全当归
台乌药　台白术　江枳壳　小青皮
九香虫　水沉香　广陈皮　春砂仁
扁豆衣　鸡内金　香谷芽　干佛手
绿萼梅　小生地　广郁金　路路通

2. 胃阳不振，遇寒辄发

永清先生　胸脘痞闷，消化不良，饮食索然，每易泛吐酸水，形寒肢冷，舌薄裂纹，脉象迟小软弱。按：《内经》云胃为水谷之海，脾胃为后天根本。水谷少纳，则气血何由充盈？自然抵御力薄，寒凉侵袭。兹拟丸剂长治，即以加强抗卫而图根绝。

潞党参一两二钱，炒香　白附子四钱，制块　陈虎肚五钱，酥炙
野于术七钱　江枳壳五钱，用麸皮炒　广木香四钱，煨

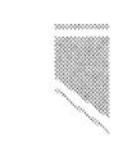

原桂枝五钱，炒　淡吴萸一钱五分，炒　高良姜二钱
制香附六钱，两味同炒　川椒目一钱，焙　荜拨一钱，焙
淡干姜一钱半，炒　乌梅饼四钱，打炙　广陈皮四钱，炙
陈香橼五钱，去瓤子炙　鸡内金六钱，去垢炙　扁豆衣七钱，炙
春砂仁二钱，拣　瓦楞子一两半，醋煅

上药如法炮制，共研纯细末，用路路通一两、旋覆花七钱煎水，代水泛丸，如梧桐子小一些，每日早晚各服二钱，开水送，忌闭气闷实之物，油腻少吃。

农历壬辰[1]十月，古吴祝怀冰拟。

3. 褪金散

苍术二两半，米泔水浸　厚朴一两，姜制　陈皮一两半，去白
针砂六两，醋炒　炙草半两　白术二两半　神曲一两半，炒
香附六两，童便浸　麦芽一两半

上味研末，每服三钱，入炒米粉拌匀，或以面糊，或以姜汤送，均可，每日早晚两次，食前为宜。

此方治黄疸有效，旋施之日本型血吸虫病，亦有验。究其原因，传染血吸虫病者，其原虫生于水中，由皮肤侵入人体，西医以三价锑治此病，效药，然反应颇剧，为期亦久。本方以醋酸铁为主药，对于皮毛表药特多，意即杀之，而仍由毛孔驱之体外，如兼入茵陈、四苓、胃苓等汤剂，则奏效更速。祈高明临证时有以教之。

按：此为祝氏为治疗黄疸所制散剂，后用于日本型血吸虫病，亦有验。

〔1〕壬辰：壬辰年，即1952年。

汤剂方

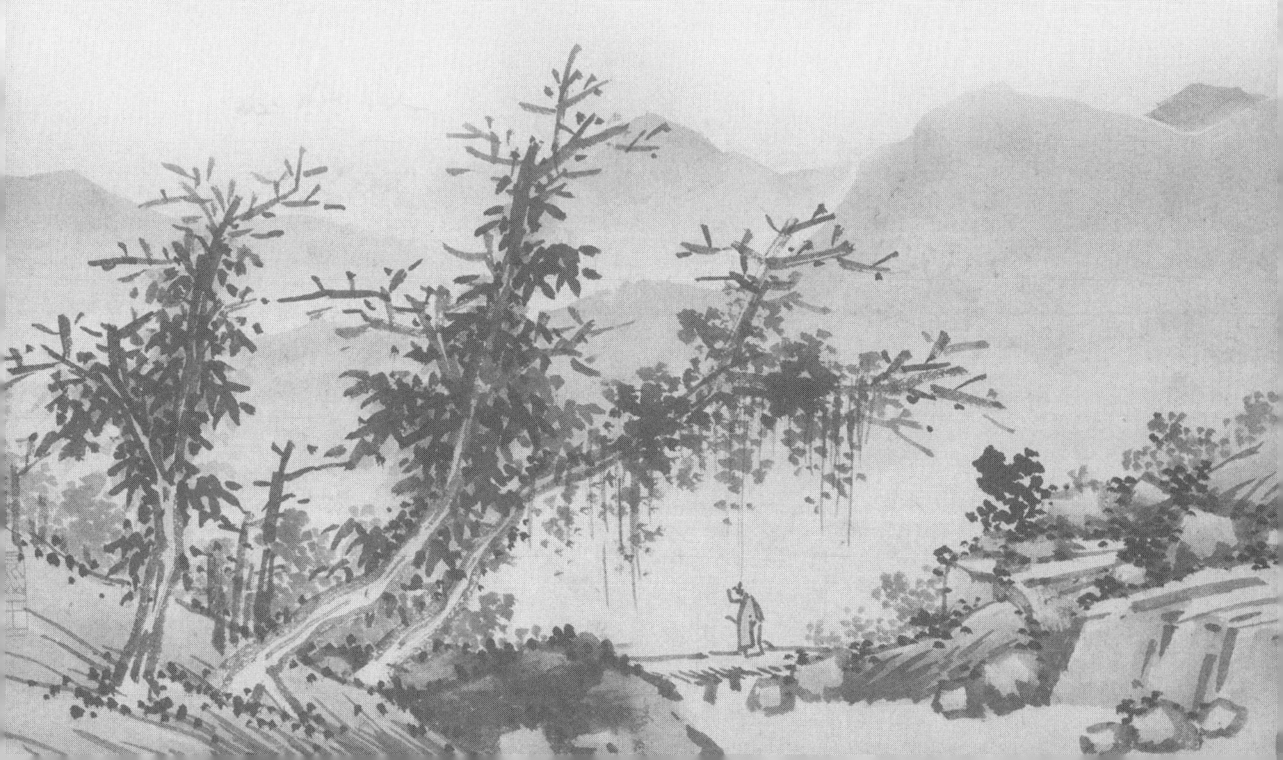

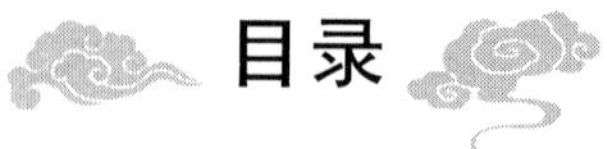

目录

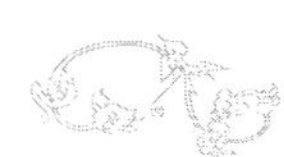

汤剂方

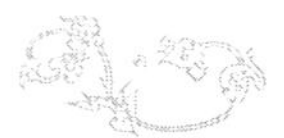

1. 咳嗽十案

案一　头胀痛，鼻塞流涕，寒热（热度在 38～39 ℃之间），咳嗽，痰稀薄白，苔白，胸闷，便通，气略粗，无汗，脉浮，恶寒（不拘时候，约冬春多）。

葱白头	大豆卷	叶苏子	黄防风
荆芥穗	白蒺藜	象贝母	制半夏
海浮石	光杏仁	广陈皮	

案二　形寒，怕风，肢冷，舌白，体痛，咳嗽，气或急或缓，无汗，脉小紧（多于冬天），寒热 38～39 ℃，或低不及格。

麻黄	桂枝	细辛	苏子
杏仁	防风	旋覆花	半夏
陈皮			

案三　形寒，体痛，苔白，咳嗽，痰白，头疼，寒热有，不甚高，或不及格，无汗，肢不暖，脉濡数。

桂枝	前胡	苏叶	淡豆豉
防风	白蒺藜	象贝母	桑枝
炒秦艽			

案四　咳嗽，痰吐不爽，气逆胸闷，无汗，脉滑数，寒热。

旋覆花　　小前胡　　苦桔梗　　老卜子
甜葶苈　　叶苏子　　淡豆豉　　海浮石
广郁金

案五　咳嗽，痰白质黏厚，咯吐不利，胸闷胁痛，气窒，呼吸不畅，苔白或黄，脉濡数或弦数，寒热高低不一，但不高。

旋覆花　　青葱管　　丝瓜络　　前胡
橘皮络　　蛤壳　　淡豆豉　　生香附
叶苏子

案六　咳嗽，喉间痰声，喉痒，呼吸胁痛，寒热不盛，苔薄白，脉弦数滑。

鲜沙参　　牛蒡子　　小前胡　　炙射干
黛蛤壳　　甜葶苈　　海石　　代赭石
桔梗

案七　咳嗽少痰，喉痒，无寒热，苔薄白质绛，口微干，脉细数。

桑皮　　马兜铃　　白前　　黛蛤壳
淡芩　　青蒿子　　山豆根　　枇杷叶

案八　咳嗽无痰，喉痒，舌绛，口干，脉数。

鲜沙参　　淡元参　　大麦冬　　肥知母
天花粉　　玉泉散[1]　　京贝母　　甜瓜子

案九　咳嗽，气浅，喘逆，不能偃息，痰声，舌绛，自汗。

人参　　蛤蚧　　坎炁　　灵磁石
麦冬　　五味子　　大熟地　　山萸肉

案十　咳嗽，气粗，头汗，肢冷，苔白厚，脉沉小。

黑锡丹[2]　　坎炁　　灵磁石　　葫芦巴

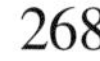

〔1〕玉泉散：方剂名，出自《景岳全书》卷五十一，又名六一甘露散。由石膏、甘草组方，研为极细末，新汲水或热汤或人参汤调下，功在清热除烦，治疗阳明内热、烦渴头痛、二便闭结、热痰喘嗽等病症。

〔2〕黑锡丹：方剂名，出自《太平惠民和剂局方》。由黑锡、硫磺、川楝子、葫芦巴、木香、附子、肉豆蔻、补骨脂、沉香、小茴香、阳起石、肉桂等组方，研细，以酒糊丸，如梧桐子大，每服3~6克，温开水送服。功在温潜真阳，散寒降逆，坠痰定喘，用于治疗真元亏惫、上盛下虚、痰壅气喘、胸腹冷痛等病症。

巴戟天　银杏肉　制附片　原桂枝
补骨脂　胡桃肉

2. 黄疸

王先生（1月31日）　湿热蕴蒸，面目肌肤皆黄，舌苔黄腻，略有咳嗽，胸闷噫嗳，脉濡小。先拟疏理。

叶苏梗三钱　杜藿梗三钱　制川朴八分　西茵陈三钱
川黄柏三钱　生茅术三钱　猪茯苓各三钱　泽泻三钱
车前子三钱，包　枳壳三钱　苡仁四钱　粉萆薢三钱
腹皮三钱　绛矾丸[1]五钱

二诊（2月2日）　舌苔略化，肌肤黄色稍淡，纳不甘馨，胸宇不展，脉小，溲深。再拟疏理。

老苏梗三钱　藿梗三钱　制川朴八分　西茵陈四钱
生茅术三钱　焦薏苡五钱　炙鸡内金三钱，砂仁末四分炙
枳壳三钱　大腹皮三钱　泽泻三钱　猪茯苓各三钱
车前四钱，包

三诊（2月5日）　舌苔黄腻，面目肌肤黄色不退，脉象小数。湿热充积，先拟疏理。

生苍术三钱　枳壳三钱　制川朴八分　西茵陈五钱
薏苡一两，炒　川黄柏三钱，炒炭　茯苓皮四钱　五加皮四钱
豨莶草四钱　车前子四钱，包　青陈皮各一两五钱　青麟丸[2]三钱，另吞
陈青紫葫芦各一两，煎水煎药

---

〔1〕绛矾丸：方剂名。《中药成方配本》载录此方，由醋煅皂矾三两、苍术四两、制川朴三两、广皮三两、炙甘草二两组方。各取净末，和匀，用枣子八两煮烂，去皮核，与前药末打和，冷开水泛丸，约赤豆大。功在燥湿化浊，主治黄疸腹胀、肌肤浮肿等病症。此方出自《重订广温热论》卷二。

〔2〕青麟丸：方剂名。《中药成方配本》载录此方，由大黄二十斤、黄柏八两、黄芩八两、猪苓八两、赤苓八两、泽泻八两、木通八两、车前子八两、米仁八两、粉萆薢八两、生侧柏八两、玄参八两、广皮八两、薄荷八两、制香附八两组方。制法：① 将除大黄外的药物煎汁去渣；② 将汁拌大黄蒸黑晒干；③ 将蒸余之汁加黄酒五斤，再拌大黄蒸3小时晒干；④ 将锅内余汁拌大黄，再晒干研末；⑤ 每斤净粉用白蜜四两，炼熟化水泛丸，如椒目大。功在清热利湿，通利二便，主治湿毒疮疡、目赤口碎、头痛齿痛、二便不利等病症。本方早见于《饲鹤亭集方》。

四诊（2月12日） 寒湿交阻，畏寒，面目肌肤憔黄，苔薄，脉细小。阳虚邪恋，拟进温透。

西茵陈三钱　漂白术三钱　江枳壳三钱　淡附片六分
良附丸三钱，包　淡吴萸五分，炒　制半夏三钱　青陈皮各一钱五分
茯苓皮四钱　车前三钱，包　泽泻三钱　梗通一钱
绛矾丸五钱

五诊（2月17日） 舌苔略化，肌肤黄色不净，纳仍不馨，脉数未扬。阳虚寒湿壅遏，再拟疏透。

淡附片七分　川桂枝七分　西赤芍三钱，两味同炒
淡干姜五分　漂茅术三钱，枳壳五分炒　茯苓皮四钱
江枳壳三钱　炙鸡内金三钱　连皮槟三钱　制半夏三钱
青陈皮各一钱五分　建泽泻三钱　干藿佩各三钱　杜苏叶三钱

六诊（2月26日） 黄疸寒湿郑重，苔垢久不能净，两日便行稀薄，形寒憎冷，脉小。再拟温化。

西茵陈四钱　淡附片一钱　淡干姜八分　葱头四个，打
桂枝一钱二分　西赤芍三钱，两味同炒　米仁六钱，炒
生茅术三钱　制川朴七分　青陈皮各一钱五分　大豆衣四两
泽泻三钱　连皮槟三钱　车前四钱，包

七诊（3月5日） 阴疸迭进温燥，阴霾之分渐化，形寒，舌苔均见疏化，食后口尚不和，脉数已起。再拟疏理。

西茵陈四钱　苏子梗各三钱　杜藿梗三钱　赤芍三钱
西桂枝七分　茅白术各三钱，炒　江枳壳三钱　焦薏苡五钱
川怀牛膝各三钱，炒　制半夏三钱　青陈皮各一钱五分　五加皮三钱
茯苓五钱　炙鸡内金三钱，春砂仁五分拌

3. 气短

顾师母　舌仍光剥，气机短促，夜无安寐，大便成条，晨起一次，脉象渐起，略有咳嗽，少腹酸软。古稀之年，再拟兼顾。

潞党参三钱，砂仁六分拌炒　野于术三钱，枳壳二钱合炒
原枝山药四钱，炒黄杵　川石斛三钱，先煎　桑枝四钱，炒

白芍四钱，炒　五味子五分　制香附三钱　金铃子三钱，炒
朱茯神四钱　台乌药二钱
绿萼梅花丸[1]匀两次，药送下。

4. 中风

祝怀冰（61岁，4月17日，即壬辰[2]三月二十三日上午10时）余突然左手足不能自主，头略晕，随即不能站立，乃成偏中。大抵气阴早虚，不自感觉，依然嗜酒如常，左手足一部分孙络致成欠强。当邀陆苏世先生施以金针，承陆同道与小仓兄扶之上楼，遂卧，如是卧病不能视诊，遂由陆先生日用金针，内服中药、西药（百络定），王厚苏先生注射恩妥碘。

中药：

18日。

石决明三两，先煎　珍珠母二两　黄甘菊四钱　龙胆草三钱
川连一钱　夏枯草四钱　桑叶三钱　丹皮三钱
鸡距子四钱，杵　生山栀三钱

20日。

煅牡蛎二两　潼蒺藜三钱半　川连一钱　生山栀四钱
老钩藤四钱，先煎　煨天麻四钱　石决明三两　寒水石一两
灵磁石二两，三味先煎　清金散[3]二两　鲜生地二两，打
鲜首乌二两

23日。

鲜生地一两五钱，打　鲜首乌一两五钱　潞党参四钱，炒香　虎胫骨二钱，酥炙
川怀牛膝各一钱半，炒　大白芍三钱，炒　伸筋草三钱　络石藤三钱
鸡血藤三钱　桑寄生三钱，炒　片姜黄一钱半　宣木瓜三钱，炒

---

〔1〕绿萼梅花丸：方剂名。《中药成方配本》录入此方，由蓬莪术五钱、桔梗一钱、党参三钱、益智仁三钱、甘松五钱、甘草七分、滑石七两、茯苓三钱、丹皮八两、山药一钱五分、黄芪一钱五分、广木香二两、远志肉二钱五分、制香附二两、砂仁三钱、绿萼梅花瓣三两组方。先将丹皮煎浓汁，去渣，投入滑石煮透，晒干研末。余药共研细末，加入已煮过的滑石末，和匀，用生蜜十二两炼熟为丸，分做165粒，每粒干重约一钱二分，每用一至二丸，开水化服。功在柔肝理气和中，主治中虚气滞、肝胃不和等证。此方出自《续名医类案》卷十八引沈月枝方。

〔2〕壬辰：壬辰年，在此即1952年。

〔3〕清金散：方剂名，见载于《中药成方配本》。由生石膏九两、青黛一两组方，研末，功在清肺降火，主治肺胃热盛、咳呛失血、咽痛、口疮等病症。每服一至二两，绢包，水煎服。

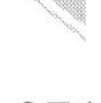

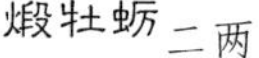

煅牡蛎二两

25日。

鲜金斛六钱，先煎　鲜生地一两五钱，打　鲜首乌一两五钱　潞党参六钱，炒
炙绵芪四钱　沙苑子一两　伸筋草二钱　络石藤三钱
鸡血藤三钱　川牛膝三钱，炒　虎胫骨六钱，酥炙

鲜生地一两五钱　鲜首乌一两五钱　潞党参四钱，炒　连节麻黄一钱半，拣净
虎胫骨四钱，酥炙　片姜黄一钱半　川牛膝三钱，炒　伸筋草三钱
络石藤三钱　鸡血藤三钱　煅牡蛎二两　沙苑子三钱

按：此为祝氏中风后所拟自服方，首以镇肝熄风、清心养阴为治，病情企稳后，即以益阴补气、壮骨通络为主治。最后一方，原稿本未出具体时日。

附录一 名中医祝怀冰传略

先父祝怀冰（1892—1960），无锡荡口镇人。幼年敦敏好学，通读孔孟四书、《古文观止》，少年秉承庭训，家学渊源。从师于姑苏名医侯子然先生，精研岐黄，谙熟《黄帝内经》《伤寒论》等中医经典著作。年及弱冠，赴无锡荡口、洞庭东山行医，由于诊病细心、贫贱不计，悬壶不久即初露头角，医名大噪，人称“祝一帖”。抗日战争期间，山人纷纷外出避乱，先父来苏州行医，先后在蒲林巷、景德路挂牌行医达十多年之久，颇负盛名。当时先父与李畴人、朱葆良、葛云彬、钱伯煊、金昭文、黄一峰、奚凤霖等12位名医，每月轮流在其中一家聚会，并有匾额“同舟共济”，畅谈友情、交流医术，抨击国民党当局诋毁中医中药、主张全盘西化之劣举，为杏林团结奋斗一大韵事。

中华人民共和国成立后，为中国共产党的政策所感召，苏州市成立中医协会，先父被推选为内科学组主任委员，为了继承发扬祖国医学遗产，广收弟子达十余人。1956年，国家中医研究院筹建伊始，延聘先父同钱伯煊、葛云彬、金昭文等去北京，先父因患高血压病未能成行。同年，先父参加中国农工民主党后，更激发热情，积极响应号召，带头筹建联合诊所。1958年，根据卫生部关于继承名老中医学术经验的通知精神，先父被正式定为苏州市名老中医，受聘为中医诊所（现苏州市中医医院）特约医师，苏州市卫生局指派市第二人民医院毛惠人医师为流派继承人，省市有关领导均出席隆重的拜师大会。时任卫生部副部长傅连璋来苏州市视察期间，特邀中医医院黄一峰院长和先父去南林宾馆共同切磋医艺。

先父学识渊博，理法圆通，20 世纪 50 年代负责编纂的《中医中药固有成方汇编》一书，至今还是雷允上中药厂保留的传统成药著作。先父从医 40 余年，擅治内科、妇科疑难杂症，审证精细，用药果断，组方遣药，立意清新，常常能出奇制胜，屡起沉疴。例如，治疗寒喘用紫金丹（内含白砒）；对伤寒热症及时运用下法；当时患臌胀病者（血吸虫病肝脾肿大腹水）常被判为不治之症，而先父善用温阳逐水之剂，从而化险为夷者甚多，经常得到病家登报致谢。

先父一生淡泊名利，生活简朴，为人和蔼，处世坦诚，治病不分贵贱贫富，一视同仁，有经济困难者，常义诊周济以行，云："医乃仁术，医无术不行，术无道不久，为医者首重立德，医者必须德术并重。"

中华人民共和国成立前，中医没有规范系统的理论教育模式，不少临床经验丰富的名中医都苦于缺乏基础知识，而先父古文知识扎实，对中医学术孜孜以求，精通历代中医经典著作，理论与临床多有建树，许多中医将自己的门人以及后代，如汪达成、朱筱良、叶洪钧等送至先父处聆听教诲。先父对自门弟子和其他弟子均严格要求，谆谆教导，考虑到《黄帝内经》《温热经纬》《金匮要略》等古医籍文字古奥，旨意深邃，后人实难卒读，为了能将古人学说为今人所用，便扼要讲解，根据弟子的不同水平注释分析，使其理解弄通。现苏州市中医医院何焕荣、徐亮亮等均为先父弟子。先父平时著述医话多卷，惜毁于"文革"之劫。

先父酷爱书画，自幼习颜真卿体，成年后书法臻熟雄伟，一泻千里，有大家风范，堪称"姑苏杏林一绝"。先父经常与国画大师刘海粟在一起题书作画，来往甚密。当时苏州"太和堂""良利堂"等几家中药材店的店牌均出自先父手笔。病家将先父诊病的脉案置于案头，视为墨宝，索求条幅、扇面题书挥毫者众多，至今同道中尚有保存者。

祝孝先

（作者为祝怀冰先生之女，苏州市中医医院中医二班学员，师从朱筱良先生，原苏州市金阊医院副主任中医师。原文刊载于政协苏州市金阊区委员会编写的《金阊文史资料》第三辑，1994 年 10 月版，有改动）

附录2　祝怀冰老师临床用药经验拾撷

2024年3月26日下午，苏州市中医医院吴门医派研究院学术报告厅隆重举行了“祝孝刚先生捐赠仪式”活动，会上祝孝刚先生将其父亲祝怀冰老中医的医案遗作捐赠。本人于1954年9月拜祝怀冰老师为业师，距今整整70个年头，应邀参加。光阴荏苒，岁月如梭，百感交集，能亲眼目睹，视物如见人，真是喜出望外，激动万分。

忆往昔，那是1954年9月某日早晨，父亲带我到景德路祝怀冰老师家行大礼，拜师学习中医。之后有刘志东、丁欣时、曾宪华、薛建中、张世昌、蒋志德、徐亮亮、钱超等同学拜师学习，彼此结为师弟兄。当时苏城医家有个说法：

祝怀冰老师精通岐黄，医理深厚，善于教书育人，口碑甚好。故在我之后，求学者达 10 人之多。

当时的学习方法一般是上午临诊、抄方，下午祝老师讲解中医基础，如《医方概要》《内经知要》《本草便读》等，并嘱背诵牢记，有时跟随祝老师出诊。随着党的中医政策落实等形势的变化，1955—1956 年间，私人诊所逐步合并成中医联合诊所，以便更好地为百姓服务。当时祝老师参加了景德路联合诊所，主治内科、妇科。因祝老师系侯子然先生的高徒，其师弟李畴人、侯锡蕃均是苏州侯派的佼佼者，在群众中享有极高的威望（注：中华人民共和国成立初期，苏州的中医流派中还有一个经派，以经绶章老师为代表，经派的高徒有奚凤霖、吕一平、沙星垣等前辈名医），所以组建中医联合诊所后，求诊者与日俱增，祝老师也是联合诊所的骨干之一。祝老师尤其对温热病、疑难杂症、妇科疾病用药精辟，颇有独到之处。兹将本人于 1956 年在景德路联合诊所跟师临诊时手抄病案摘录数则，以了解六七十年前祝怀冰老师的临床思维和辨证论治法则。

1. 内科病案

例案　邵某某，男，30 岁，1956 年 8 月 8 日初诊。

体温：38.4 ℃。暑温病交九日，白痦、斑疹并见，神志略有昏糊，舌音不清，舌质光绛，稍有咳嗽，大便通行，夜寐不安，小溲赤深不多，脉弦滑数。病势郑重，拟以清血化热，安神利水，恐其昏闭内陷，动风之变。

乌犀角粉三分	蔷薇花露八两	神犀丹一粒	鲜金斛四钱
鲜大青二两	鲜首乌二两	淡元参四钱	芦茅根各三两
紫草三钱	生龙骨三两	朱连翘三钱	朱茯神三钱
生山栀四钱	银花三钱	生石决一两五钱	

二诊（1956 年 8 月 9 日）

神犀丹一粒　　珠黄散二分

两味研末，蔷薇花露半斤，另先送服。

鲜金斛六钱	鲜沙参二两	牛蒡子三钱	薄荷
青蒿	辰连翘	生淡芩	山栀
保和丸一两			

三诊（1956 年 8 月 12 日）

疹痦渐见茂密，身热不高，汗仍不少，睡眠渐安，大便不行，舌绛根黄腻，胸闷气痞，脉弦数。暑温重症，再拟清降通利。

神犀丹一粒	珠黄散二钱	银花露八两	鲜金斛七钱
鲜首乌二两	生石膏二两	生石决一两	桑叶三钱
黄菊三钱	凉膈散一两五钱	明玳瑁三钱	紫草根三钱

四诊（1956年8月13日）

身热晨衰午减，并不过高，汗泄不多，大便灌肠而通，舌光红根黄略薄，疹痦渐密，睡寐尚安，略觉怕烦，脉尚弦数。斑疹暑温，再拟清化。

神犀丹一粒	银花露四两	鲜金斛六钱	生石决一两五钱
知母三钱	鲜芦茅根各二两	紫草根三钱	粉丹皮三钱
西赤芍三钱	桑叶三钱	淡芩三钱	

五诊（1956年8月14日）

身热不高，汗泄仍少，颈后白痦，粗粒灌浆，胸襟红斑密布，逐渐透澈，夜寐仍安，神志清晰，苔黄，根原灰退，质光绛，胸闷腹胀，脉略数。暑温热毒蕴结阳明，再拟清泄疏化。

神犀丹一粒	绿豆衣三钱	银花露八两	生地八钱
鲜首乌二两	芦茅根各二两	生石膏二两	玳瑁三钱
紫草根三钱	夏枯草三钱	枳壳二钱	保和丸一两
牛蒡子三钱	薄荷一钱	鲜金斛六钱	

六诊（1956年8月15日）

身热略高，汗泄不多，睡觉不安，苔黄根厚，脉象浮数。胃肠热炽，再拟清化解毒。

神犀丹一粒	珠黄散二分	银花露八两	细生地一两
鲜沙参二两	鲜首乌二两	紫草根三钱	明玳瑁三钱
川连一钱	青蒿三钱	丹皮三钱	山栀三钱
鲜芦根二两			

七诊（1956年8月16日）

身热平缓，汗泄不多，大便已通，舌根尚厚，斑疹满体，背部茂密无隙，胸部灌浆绽起，手臂渐多，夜少安寐，脉象大数。暑温险症，血热如沸，再拟凉血解毒，以安神明。

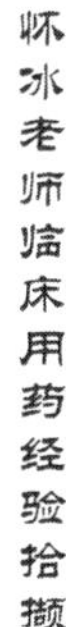

神犀丹一粒	珠黄散二分	银花露八两	鲜大青
细生地	鲜石斛	生淡芩	鲜首乌
明玳瑁	紫草根	清金散	小川连
生山栀	生丹皮		

八诊（1956年8月17日）

昨以接血，身热缓和，舌尖又布黄苔，口干头重，斑疹茂密，非但全体，布及四肢，夜寐尚安，脉象弦数。暑温热毒，气血并染，再拟清血解毒，并以候尚未离险。

神犀丹	银花露	鲜金斛	鲜首乌
鲜大青	鲜芦根	冬桑叶	黄甘菊
紫草茸	石决明	粉丹皮	生山栀

九诊（1956年8月18日）

身热较淡，斑疹有布有还，胸前白瘖如泡更密，舌根黄厚，便行有溏有结，头部较清，睡寐较安，脉象缓数。暑温重症，病情转圜，再拟清化。

鲜金斛	鲜首乌	鲜芦茅根	金银花
紫草根	生丹皮	生山栀	生淡芩
夏枯草	知母	竹叶	

十诊（1956年8月20日）

身热所存无几，斑疹尚又布又还，苔黄，睡眠颇安，脉缓数。再拟清化，前法简单。

金银花	紫草茸	生淡芩	鲜芦茅根
淡竹叶	夏枯草	鲜金斛	

按：本例邵某某患暑温重症，发病时值八月中旬，暑热酷烈，传变迅速，发热9天初诊，神志似有昏糊，语言不清，瘖疹并见，舌质光绛，是典型的暑温阳明经腑同病，邪热鸱张期。温邪已迫入营血，不得透发，故见斑疹、舌绛苔黄等，都是热毒盘踞营血，夹杂痰滞，使其“津涸”所致。祝师遵叶氏指出“……入营犹可透热转气，如犀角、元参、羚羊角等物；入血就恐耗血动血，直须凉血散血，如生地、丹皮、阿胶、赤芍等物”，故每日投神犀丹（犀角、石菖蒲、黄芩、生地、银花、连翘、淡豆豉、元参、花粉、紫草、板蓝根等）1粒，研粉灌服，配以大队养阴生津、清热解毒鲜品之剂。三诊时因大便不通，还曾用凉膈散表里双解法，加强清热通利作用。迭经十诊治疗，病涉坦途，续以鲜金

斛、鲜首乌、鲜芦茅根、银花、紫草茸、丹皮、山栀清热养阴，以冀巩固，清泄余邪，足见祝师对温病的论治，在急性加重期运用清热解毒重剂顿挫，在温病治疗全过程大量使用养阴清热鲜品，认为阴液之存亡与疾病预后有着密切关系。正如吴鞠通所说："盖热病未有不耗阴者，其耗之未尽则生，尽则阳无留恋，必脱而死也。"又如"存得一分津液，便有一分生机"之明理。

另外值得一提的是，该患者白痦、斑疹均见，白痦多为湿热蕴蒸，气分不解，汗出不彻而成，随着病情加重，白痦已隐，斑疹满身，背部茂密无隙，说明阳明胃热深入营血，迫血外溢，乃热盛毒重之象，神犀丹合犀角地黄汤外，掺入珠黄散、玳瑁、鲜大青等，加强凉血解毒。如今临床温热病，白痦、斑疹很少见到，除非重症感染性疾病出现弥散性血管内凝血（DIC）患者可见，提示预后不良。

2. 妇科病案

例一：先兆流产

葛某某（女，44岁） 经居三月，近日劳动突然见红，腰膂微酸，脉象弦滑。拟以固摄，恐其流产。

阿胶珠	陈艾炭	陈棕炭	熟地炭
炒子芩	焦白术	川断	杜仲
陈苎麻	牛鼻保胎丸		

例二：流产后未复

邹某某（女，24岁） 流产之后恶露未尽，腰痛体酸，头眩眼花，舌薄脉软，饮食减少。拟以调理。

炙绵芪	全当归	炙龟板	白芍
川断	杜仲	山萸肉	葫芦巴
焦白术	山药	茯苓	

例三：产后风疹

陈某某（女，27岁） 产后血虚，外感风寒，恶露遂净，风疹满布，苔黄，脉软数。拟理疏散，先治其表。

黄防风	荆芥穗	白蒺藜	蔓荆子
藁本	赤芍	青陈皮	五加皮
白鲜皮	海桐皮	茯苓皮	

例四：产后咳嗽

顾某某（女，23 岁） 胎前咳嗽，产后不已，喉痒胸闷，痰吐不爽，舌苔黄腻，脉来滑数。拟以泄肺疏理。

前胡	苏子梗各	杏仁	桔梗
射干	蛤壳	旋覆花	海石
陈皮			

按：祝师擅长妇科疾病调治，上述例举 4 则，即先兆流产、流产后未复、产后风疹、产后咳嗽，均是临床上十分常见的病。考女子以血为本，以肝为先天，而血之化生源于脾胃，又“经水出诸肾”，故肾气的盛衰主宰天癸盛衰，决定冲任胞宫虚实变化。例一、例二偏于虚证，故均以补益脾胃、固摄冲任为主；例三、例四系产后虚中夹实，风疹满布，咳嗽不已，乃外邪袭表、虚中夹实证，方以宣肺疏风为主，遵“急则治标，缓则固本”之旨意，且用药轻灵，避免损伤正气，值得后辈学习。

我在祝怀冰老师处学习一年多时间，其间服从苏州市卫生局组织血防下乡检验工作半年，至 1956 年 11 月 20 日苏州市中医医院成立，被分派至苏州市中医医院参加苏州市第一届中医大专班学习，1960 年 7 月毕业，留院工作至今。应该说祝师是我学习中医的启蒙老师，跟随祝师学习是我从医 60 余年中非常难忘和重要的经历，恩师的遗著，给了我再次学习的机会。

何焕荣

（何焕荣，祝怀冰先生的弟子，苏州市中医医院主任中医师，上海中医药大学硕士研究生导师，南京中医药大学教授、博士研究生导师，享受国务院政府特殊津贴；全国第五、第六批老中医药专家学术经验继承工作指导老师，江苏省首批老中医药专家学术经验继承工作指导老师，江苏省名中医；先后担任苏州市中医学会副理事长，苏州市中医学会名誉会长，苏州市中医学会呼吸专业委员会主任委员，苏州市中西医结合学会呼吸学组副组长、呼吸专业委员会名誉主任委员，江苏省中医药学会瘀血专业委员会副主任委员，江苏省中医药学会肺系专业委员会名誉主任委员，江苏省药品评审委员会委员等。）

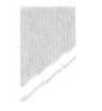

附录3 怀念家父祝怀冰

我的父亲祝怀冰，生于1892年8月，殁于1960年9月，师从吴门名医侯子然先生学习中医，精研岐黄，学业有成，后医名大噪，悬壶苏城。他的人品，他的医德，深得民众爱戴和敬重，即使几十年过去了，仍有患者及其家人珍藏着父亲的脉案（处方），挂念着父亲的点点滴滴……父亲过世时我才13岁，但许多往事仍清晰在目，父亲的每一次积德善举，都一直铭刻在我心头。

父亲喜欢养鱼。记得儿时，家里天井墙角边放了一口大缸，父亲去玄妙观花鸟市场，买了一些活蹦乱跳的金鱼放养观赏。有一天，父亲叫上我，一同乘坐黄包车出诊。记得大概是在白塔东路一带，从一扇小门进去，进去后是一个偌大的园子，园子里整整齐齐摆放了一二百口大缸，每口缸里饲养了大大小小、各种各样的金鱼，五彩斑斓，自由自在。沿着中间一条铺砖小路，就走到了墙角边上的玻璃花房，里面住着一对年迈的夫妻，男的生病了，卧躺在床上。父亲前去搭脉看病，询问了一下，开了药方。面对没钱医治的病人，父亲二话没说，立马留下了抓药钱。老夫妻过意不去，妻子赶忙去园子里舀了一些金鱼，让我们带回家。

景德路与中街路交叉口，应该是叫清嘉坊，路口住着李姓一家。李师傅育有一男二女，格外宠爱男孩，因为他是李家的“传脉根”。男孩小时候突然患了伤寒。20 世纪 50 年代，这种疾病是很严重的，治不好是要死人的。于是李家立刻请了一位相当著名的医师上门治疗，结果却不见效，医师无能为力之下，只能吩咐李家人去买一口小棺材，了却后事。李家人不甘心，转头向我父亲求救。谁知，在我父亲的精心治疗调理下，男孩奇迹般地被救活了。李师傅感激涕零，特地做了一面锦旗，上门千恩万谢。李师傅是观前街东来仪隔壁无线电修理部的一位修理师，其手艺在苏州这块地方相当出名。对他来说，儿子能从死亡的边缘被拉回来，真是一件天大的喜事，为回报这“大恩大德”，李师傅主动承担了我家所有电器的安装以及维修工作。

20 世纪四五十年代，父亲在景德路开设门诊行医，出诊时要用到黄包车。黄包车是包租还是常租，我已记不清楚了，毕竟我还年幼。记得有一天，拉黄包车的师傅突然来家里与我父母亲郑重告别。当时我在客厅里跑来跑去，也不知大人在说什么，事后才知道，当时替我父亲出诊拉黄包车的师傅是从事党的地下工作的共产党员，现在解放了，需要归队了，所以前来告别。

父亲在景德路挂牌行医的房子，不是我家的，是向一家姓谢的人家租的。回想当时的住房，建筑风格都是讲究一进一进的。有一天，沿马路的二楼搬进了一对中年夫妇，男的姓寇（因姓氏特别，记忆尤为深刻），看上去应该是一位知识分子，很清高。有一天，男人突然身患急性痢疾，腹泻不止，无奈只好放下架子，上门求医。父亲开了处方，熬了中药，结果男人一喝就好了。男人感到天外有天，不可小觑他人，也做了一面锦旗送到我家，以表谢意。我依稀还记得，锦旗上面是赞扬父亲医术精湛之类的词语。从此，这对夫妇每次遇见我父亲，毕恭毕敬，颇为谦卑。

中华人民共和国成立初期，卫生部给父亲在景德路开设的私人诊所颁发了营业执照，上面是宋体标题——中华人民共和国大医师，下面是从右到左，竖式排列的一枚枚部长、副部长的印章。彼时求医者蛮多的，慕名前来学医的人也不少，记得收入父亲门下的先后有十几位学生，何焕荣先生是大师兄，他后来任苏州市中医医院副院长，他是主任中医师，南京中医药大学博士研究生导师，江苏省名中医，苏州市中医学会副理事长，江苏省中医学会呼吸专业委员会副主任委员，享受国务院政府特殊津贴，为当今吴门医派的杰出代表人物之一。父亲一边行医，一边授课。一块木板上涂着白色油漆，父亲将为病人开的处方用毛笔书写在其上，学生们纷纷抄写，完毕后用抹布擦掉，反复操作。空隙时段，父亲为学生进行理论讲解，传授知识。

1955年底，卫生部遵循党中央关于弘扬中医的指示精神，筹建国家中医研究院。一纸调令下达苏州，祝怀冰（我父亲）、钱伯煊、葛云彬、金昭文四人赴北京参与组建工作。父亲因血压偏高，以及其他众多因素而未能成行。这个中医研究院于1971年与北京中医学院合并，更名为中国中医研究院。2005年12月，举办五十周年院庆时，其更名为中国中医科学院，为国家中医药管理局直属单位。

父亲上过私塾十年，文化底蕴十分厚实，平时动笔就是写毛笔字，长年累月练就了一手遒劲隽美、神采飞扬的行书和结体严谨、端庄敦厚的楷书。空隙时候，父亲就与社会名流聚会切磋，家中客厅悬挂的就是“中国人民的教育家”陶行知先生的一副行书对联。我前两年在网上发现，山东省文物总店正在拍卖父亲书写的扇面。苏州的“太和堂”“良利堂”等几家中药材店的店牌，均为父亲手笔。当时上海有家赫赫有名的肥皂厂，其老板特地邀请父亲为其书写厂名，并制作模板，将其手迹字体嵌刻在肥皂上出售。为答谢父亲，肥皂厂的老板特地从上海运送了好多箱肥皂至我家，作为馈赠。

大约在1955年，为响应国家号召，私人诊所合并，组建了苏州市金阊联合诊所，父亲被任命为所长，当时核定的工资是每月三四百元（具体的金额记不清了）。在国家经济困难时期，父亲还享受专家级的特殊待遇和照顾，每月有三斤肉、三斤鱼、三斤鸡蛋的配给。现在回想起来，在那个年代，党和政府对父亲这一类的高级知识分子，是相当尊重和重视的，方方面面关怀备至，极尽呵护。

20世纪50年代末到60年代初，全国进入困难时期，父亲与国家同舟共济，共渡难关，曾多次要求降薪，以减轻国家负担，这种舍小家、护大家的高风亮节，让人钦佩。父母生育了我们兄弟姐妹六人，各种开支不菲，但与社会上其他家庭相比，应该是很好了。但是，风云突变，父亲不幸中风，卧床不起，半身瘫痪，拖了大半年，驾鹤西去。家里顶梁柱倒了，我们家顿时失去维持生计的经济收入，日常生活一下陷入绝境。那一年，正好大姐高中毕业，二姐初中毕业，哥哥与我，还有弟弟、妹妹均在读书。

父亲医名远播，国家也很器重父亲，记得时任国家卫生部副部长傅连璋同志莅临苏州，市政府特地派车接我父亲去南林宾馆，我父亲与黄一峰先生一起，与其接洽商谈。每年的国庆节，市政府组织的庆祝宴会，都要派车邀请父亲出席。鉴于父亲身体的健康状况，市领导一再叮嘱父亲爱惜身体，不要看病行医了，只需做好弘扬传授工作，不要让中医后继无人。父亲曾乘一次宴会之际，向有关领导表达了一个夙愿，希望自己的子女中，也有人传承中医，有关领导当即表态允

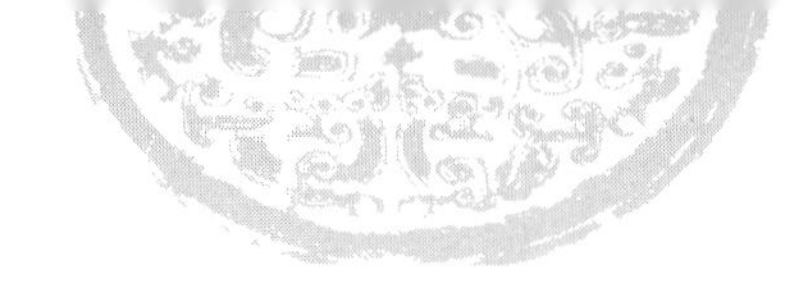

诺。所以，当时大姐和二姐都没有填报升学志愿，直接由市政府出面，安排到苏州市中医医院拜师学医……

祝孝刚

（作者为祝怀冰先生次子，苏州医药集团苏州第一制药厂设计师，江苏省档案学会会员，江苏省书法家协会会员，苏州市工艺美术师。此文为祝孝刚先生纪念其父逝世六十周年所写，有改动。)

附录4 捐赠感言

在座的各位领导、女士们、先生们，你们好！

参加今天的捐赠活动，我心里十分激动。

这次捐赠，首先要感谢我二姐祝孝先女士，是她精心保存了父亲遗存的膏丸方稿，时间跨度长达64年之久，才有了今天的“重见天日”。

这次捐赠，是著名书法家宋季丁先生的儿子宋采先生的提议。

这次捐赠，承蒙浦明之主任、潘丽敏女士的牵线搭桥。

这次捐赠，是欧阳八四主任、浦明之主任，亲自登门造访，向我们一家人阐明了捐赠的意义，促成了这次捐赠的圆满成功。

这次捐赠，征得了兄弟姐妹的认可和支持，并咨询了亲朋好友，获得了一致的赞许，尤其是获得了远在日本的好友孙大雄董事长的首肯和赞同。

这次捐赠，苏州市中医医院领导高度重视，黄菲副院长对挖掘和传承工作极为关切，代表苏州中医药博物馆接受捐赠，并颁发证书。老院长何焕荣主任更是激动万分，欣然出席仪式并讲话。

为此，我和夫人樊丽华、女儿祝菁，向所有支持、帮助的各位领导、亲朋好友及相关人员，表示衷心的感谢！

父亲的一生，从事的是治病救人、救死扶伤的崇高职业，他热爱党，热爱祖国，热爱人民，不为名，不为利，为人低调，尽心尽职，默默耕耘，鞠躬尽瘁。

这次捐赠的膏丸方稿，每一字，每一行，都凝聚着父亲对每一位患者的关怀和认真态度，充分体现了老一代医务工作者兢兢业业的工作作风和对人民高度负责的敬业精神。

这次捐赠，就是一种传承，让老一辈医务工作者的优良传统，世世代代，薪火相传。

谢谢大家！

祝孝刚

附录5 与师兄何焕荣相会

2024年3月26日，是我人生中最激动、最难以忘怀的日子，经朋友的点拨，我和家人毅然决定将珍藏了64年之久，父亲的《膏丸方稿》（三册），全部无偿捐赠给苏州中医药博物馆。而这一天，我也与欣然出席捐赠仪式的师兄何焕荣相会。

师兄何焕荣容光焕发，精神矍铄，步履轻盈；与之交流，思维敏捷，思路清晰；会上发言，情深意切，追溯与老师的师生情谊，真切可嘉，令人动容。缅怀老师的家人家事，如数家珍，丝毫不爽；追忆当初救治病危的老师，历历在目，记忆犹新。师兄何焕荣身体之康健，思维之敏锐，令吾自惭不如。今与其相会深感欣慰，与之相比汗颜不已。

师兄何焕荣积极参与整理、点校父亲的《膏丸方稿》，并拟《祝怀冰老师临床用药经验拾撷》纪念文章，追溯当年拜师学艺之经历，诉说师生深切情谊，难以忘怀。文中所列珍藏70年之久的老师的脉案，保存完备，令人惊叹不已。今闻师兄何焕荣一生，勤勉好学，拜众师学艺，撷众师所长，融众师医艺之精髓，增自身之技能，终成一代名医大师，实至名归。

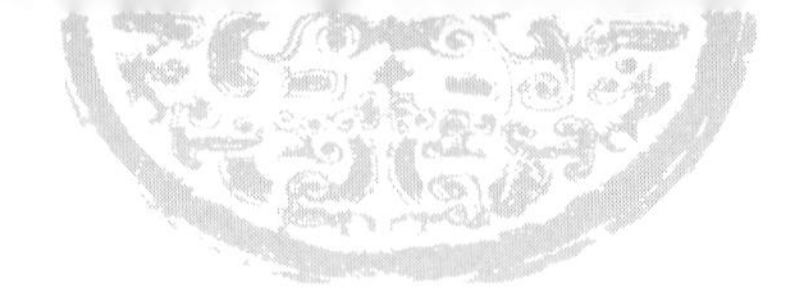

师兄何焕荣从医数十年，为人谦和，处事低调，与人相处，和蔼可亲。工作上兢兢业业，尽责尽力，德术双馨，口碑极佳。切脉诊断，尤为精准，成果成就，可贺可嘉，诚为当今吴门医派的杰出代表人物之一。衷心恭祝焕荣师兄身体康健，为国为民，再立新功！

祝孝刚

附录6 “祝一帖”手稿今捐赠，中医药经验得传承

老同事祝孝刚先生原是苏州第一制药厂技术科资深技术人员。最近得知，他退休后，为振兴祖国的中医事业，向苏州市中医医院、苏州市吴门医派研究院和苏州中医药博物馆无偿捐赠其父——名中医祝怀冰先生的膏丸方手稿（三册）。

据报道，2024年3月26日下午，苏州中医药博物馆举行了“祝孝刚先生捐赠仪式”，苏州市中医医院、苏州市吴门医派研究院的领导、专家和相关工作人员参加了仪式。捐赠仪式上，祝孝刚先生携其夫人樊丽华、女儿祝菁向苏州中医药博物馆无偿捐赠祝怀冰先生膏丸方稿三册、祝怀冰先生手稿方若干，以及祝怀冰先生生前照片。祝孝刚先生介绍，其父祝怀冰原籍无锡荡口，少年秉承庭训，家学渊源，从师于姑苏名医侯子然先生，精研岐黄，谙熟《黄帝内经》《伤寒论》等中医经典著作。年及弱冠，先后赴无锡荡口、洞庭东山行医，由于诊病细心，贫贱不计，悬壶不久即初露头角，远近闻名，人称“祝一帖”。抗战期间来

苏，先后在蒲林巷、景德路井牌行医，颇负盛名。1958 年，被正式定为苏州市名老中医，受聘为中医诊所（苏州市中医医院前身）特约医师。祝怀冰先生从医 40 余年，擅治内科、妇科疑难杂症，审证精细，用药果断，组方造药，立意清新，常常能出奇制胜，屡起沉疴。其手稿为家族收藏，尘封 60 余年，是祝怀冰先生行医经验累积的实物展示，捐赠给苏州中医药博物馆收藏管理，可以让这些手稿惠及更广的人群，发挥更大的社会价值。

江苏省名中医何焕荣师从祝怀冰先生，对祝老有着深厚的感情。在捐赠仪式上，他表示祝老是苏州市名老中医，医术精湛，造诣深厚，医德高尚，对中医学术孜孜以求，在理论与临床上颇有建树，尤其擅长中医内科、妇科疑难杂病的治疗和研究。祝怀冰手稿的捐赠及面世将造福广大的中医后辈，为推动中医药事业繁荣兴盛添砖加瓦，为吴门医派传承发展贡献力量。苏州市中医医院副院长黄菲为祝孝刚先生颁发捐赠证书，以表达对其慷慨捐赠的衷心感谢。

吴医文化的保护与传承，离不开中医药人的辛勤耕耘与智慧结晶，更得益于老一辈中医药人后代的鼎力支持与无私奉献。祝怀冰先生的珍贵手稿是不可多得的中医药珍宝，不仅充实了博物馆的中医药文献资源，提升了博物馆馆藏品质与内涵，而且可以让广大中医药人深入了解近现代吴门医派名中医的学术精髓与临床经验，有利于总结当代吴门医派学术特点和水平。

老同事祝孝刚先生的捐赠义举，不仅有利于培养新时期吴门中医人才，更有利于保护与传承吴医文化，也为抢救性保护近现代吴门医派中医临床资料作出表率。进一步整理挖掘祝怀冰先生膏丸方稿，将为吴门医派的传承发展以及揭示其中所蕴藏的内涵与智慧作出贡献。

苏州市市场监督管理局　裴东琛　金伟德

后记

祝怀冰先生是苏城早年的名医。2015 年底在进行苏州市科技局课题《现代吴门医派代表医家口述档案的建立与利用研究》时，采录何焕荣老先生的视频，何老提到了他中医的启蒙老师祝怀冰，这是我第一次听闻祝怀冰先生的名号，也了解到祝怀冰老先生以内科、妇科见长。随着课题研究的深入，越来越多早年苏城的中医前辈进入我们的视角，葛云彬、金昭文、钱伯煊、李畴人、黄一峰、陈明善、沈养吾、费浩然、王寿康、曹鸣高……课题组萌生了一个强烈的愿望，就是收集这些前辈的手稿、遗物之类，留下历史最为真实的资料，或者探访这些前辈的后人、学生等，将他们有关前辈的记忆留存下来，充实现代吴门医派代表医家的口述档案内容，也作为研究这些前辈的第一手材料。

机缘巧合，今年三月初，祝怀冰老先生的儿子祝孝刚先生通过浦明之主任和潘丽敏女士，向苏州中医药博物馆表达了捐赠祝老手稿的愿望。第一时间我代表博物馆与祝孝刚先生进行接洽，欣喜地看到了祝老留下的三册膏丸方稿，以及散存的一些诊疗处方。尘封了 60 多年的文稿，自然是祝孝刚先生颇为珍视的传家宝。听着祝先生讲述他父亲的往事，以及为保存这些珍贵文稿所作的种种努力，我反而有些惴惴不安了，不知道祝先生会提出什么样的捐赠条件，我们又能否满足他的要求。祝先生似乎看出了我的不安，说他代表全家将父亲的遗稿捐赠给博物馆，不附加任何条件，唯一的愿望就是希望父亲的医术可以造福更多的人。这番话不由得让我肃然起敬，为祝孝刚先生的这份情怀，这份大爱。

祝怀冰老先生的《膏丸方稿》，是历年来先生以膏丸方诊病的实录，时间跨度整整 30 年。“病之为患也，小则耗精，大能伤命”，医者仁心，恍惚间，仿佛看到寒冬中，祝老在给病家把脉诊疾，望神色，别脏腑，细细体察病情的微妙转变；酷暑中，祝老端坐在桌前，审脉案，辨药性，参经方，记录着诊病过程中的点滴与得失。捧读祝老的手稿，字里行间，有的像一幅书法作品，行云流水，一副快意跃然纸上；有的则下笔凝重，删改增减，或以补剂益其正气，抑或以泻品伐其邪气，总虑制方之不周全，殷殷之心见诸笔端。“这次捐赠的膏丸方稿，每一字，每一行，都凝聚着父亲对每一位患者的关怀和认真态度，充分体现了老一

代医务工作者兢兢业业的工作作风和对人民高度负责的敬业精神。”祝孝刚先生在捐赠仪式上的感言，道出了我们共同的心声。

“传承精华，守正创新”是我国中医药事业发展的主旋律，中医药的创新发展建立在传承的基础上。《中医药发展战略规划纲要（2016—2030年）》《中共中央 国务院关于促进中医药传承创新发展的意见》等纲领性文件明确指出，充分遵循中医药自身发展规律，以推进继承创新为主题，建立健全体现中医药特点的现代医院管理制度，建立健全符合中医药特点的中药安全、疗效评价方法和技术标准，优化基于古代经典名方、名老中医方、医疗机构制剂等具有人用经验的中药新药审评技术要求，加快中药新药审批。名老中医学术经验是中医学术内核思想的一种延伸，历代医家通过对一些中医理论的不同理解和发挥，或者通过对同一病症的不同观点和看法，在不断扩充、凝聚的过程中，衍生出新的认识，产生出新的学说。例如伤寒论，从《黄帝内经》简要地论述其概念和治法，到《难经》“伤寒有五”的范畴规定，再到张仲景《伤寒论》理论体系的初步形成；又如伤寒传变的六经本质，自朱肱的六经经络说启其端，柯琴提出六经地面说，俞根初倡言六经形层说，张志聪主张六经气化说等；再如从伤寒学的寒邪主病，到寒温并重、寒温分述，直至温病学说的形成，无不体现出学说发展的这种过程。

名老中医的学术经验和临床技能是中医药宝库中的珍贵财富，传承名老中医的学术思想和经验是中医药事业发展的重要组成部分。深入研究名老中医的学术观点和思维方法，总结其独特的学术见解和创新之处；整理名老中医的临床案例和用药经验，分析其辨证论治的规律和特色；挖掘名老中医的独特诊疗技术和方案，探索其作用机制和临床应用价值；等等。这些是这项工作开展的主题内容和基本方法，也是我们提高理论水平和实践能力的捷径。

祝怀冰老先生的遗著——《膏丸方稿》，是祝老运用膏丸方诊治疾病的集萃，凝聚着他对膏丸方临床应用的理解和主张。整体来说，祝老对膏方的应用，着力于治病与调养兼顾。治病者，辨其证，参其病，以药物之偏性，攻脏腑之偏胜；调养者，平其虚，固其本，补气温阳、养血滋阴合参。祝老对丸方的应用，重在疾病的后续治疗，即在汤剂去其病势的基础上，以丸方续其治疗，意图方便疾病的后期调治。兹以两则具体案例说明之。

“膏滋方”第一册第50案，患者面浮肢肿，胸痞腹膨，按之坚实，眠不安然，头响耳鸣，喉燥口干，行动气促，四肢无力，腰酸背紧，便坚溲少。辨之为“肝旺气滞，脾虚胀满”，即以“养阴平肝，理气疏润”为治。方中以人参、党参、黄芪、生地、熟地、首乌、枸杞子、沙苑子等补虚调养；以沉香末、绿梅花、香橼、佛手、枳壳、郁金、香附等疏肝理气；以白术、茯苓、山药、九香虫、红枣等健脾助运；以枣仁、远志、龙眼等养心安神；以瓜蒌、麻仁、郁李仁等润肠通坚；以川断、杜仲、狗脊、路路通、秦艽、伸筋草等补肾通络；以阿胶、元武胶、鳖甲胶、白蜜、冰糖等作为膏滋基质，膏方调治。本案体现了祝老肝脾肾同调、治病调养兼顾的膏方应用思想。

“丸药方”第三册第 30 案，患者纳少运钝，略有咳嗽，头晕耳鸣，不耐多劳，舌淡绛，脉软小。祝老析之：“脾为后天根本，先天禀赋不足，端赖脾胃运化健旺，纳食甘美，而尊体乃纳少运钝，精神何从而勃兴哉?”咳嗽者，“亦由脾弱则肺虚，所谓母病及子焉”；头晕耳鸣者、不耐多劳者，“此皆系禀赋关系”。辨证为脾弱肺虚，“胥属阴亏使然”。由此而“数方兼顾，以冀康健神爽”。即以人参、太子参、党参、黄芪、白术、山药等健脾益气，以益肺气；以五味子、白芍、熟地、石斛、南沙参、何首乌、紫河车、陈阿胶、霞天胶等养血滋阴，补肾益精；以附片、山萸肉、巴戟天、枸杞子、龟鹿二仙胶等温肾助阳，阳中求阴；又以枳壳、木香、鸡内金、谷芽等利气消食，以助运化。如此脾肾并补、阴阳兼顾，丸药调治。

研读《膏丸方稿》，祝老膏方用药多在三四十味，丸方用药多在二三十味，调养重体质辨识，把握气血阴阳的平衡，补而不滞；诊病重辨证辨病，强调脾肾先后天的作用，攻补相宜。《膏丸方稿》是吴门医派乃至中医膏丸方发展演变的一个缩影，是一份不可多得的名老中医珍贵手稿文献，此次经过初步整理，易名为《吴门名医祝怀冰膏丸方稿》出版，仅仅是工作的第一步。我们更有责任加以系统地整理和研究，挖掘其学术内涵，为吴门医派的传承发展贡献力量。

在《吴门名医祝怀冰膏丸方稿》即将出版之际，感谢祝孝刚先生全家的无私捐赠，感谢苏州市中医医院何焕荣主任和江苏省中医院何伟明教授学术上的不吝赐教，感谢苏州市吴门医派研究院工作团队的辛勤付出，感谢黄菲副院长及笔者研究生团队的努力工作，感谢出版社多位编辑的辛苦校勘，感谢江苏省中医流派研究院吴门医派分院资助项目、苏州市吴门医派传承发展资助项目、江苏省中医药领军人才资助项目（SLJ0330）、江苏省“333 高层次人才培养工程”资助项目、江苏省医学创新中心资助项目（CXZX202233）等项目资金的资助。限于编者工作能力，不当之处欢迎读者批评指正。

欧阳八四

2024 年 10 月